U0145334

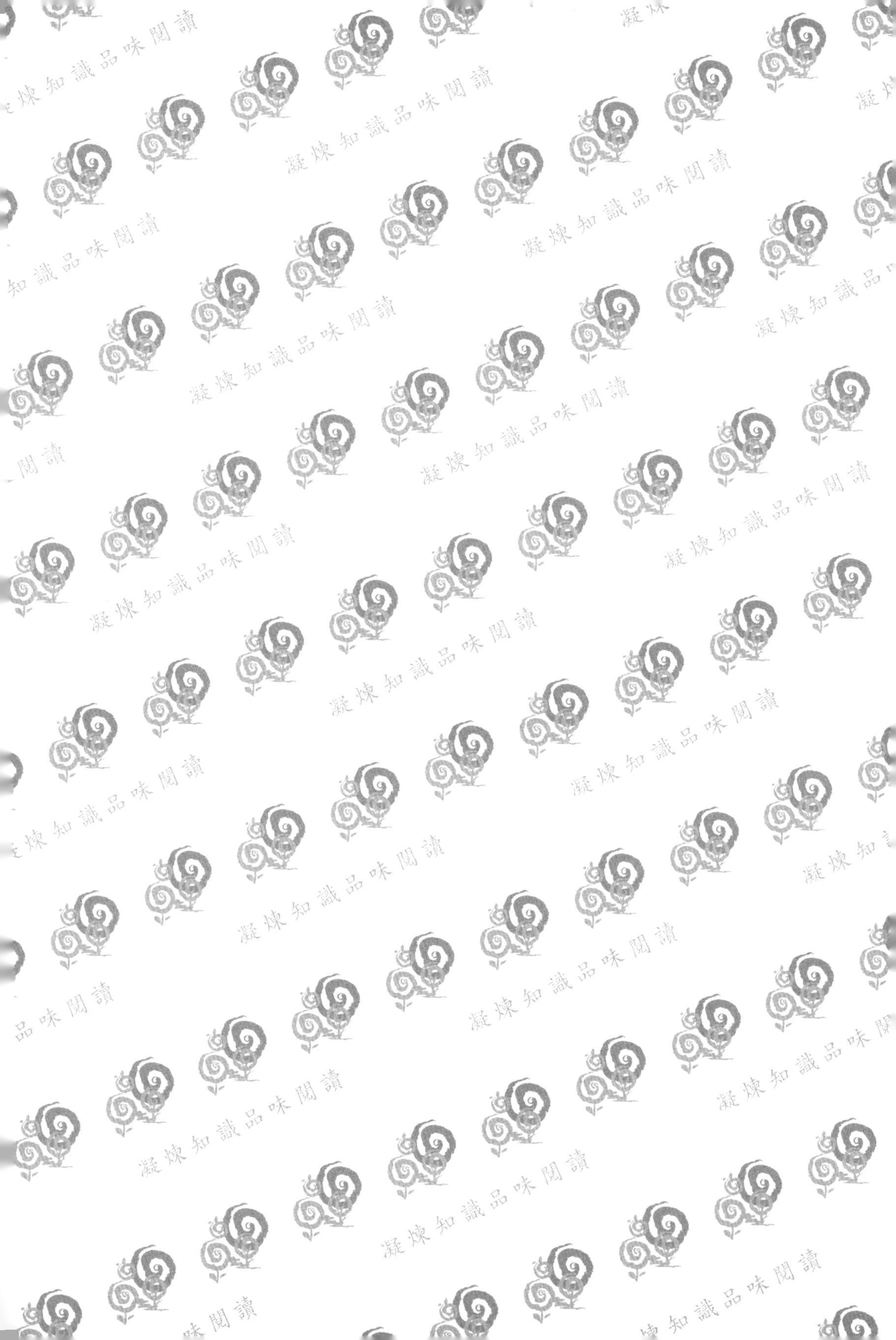

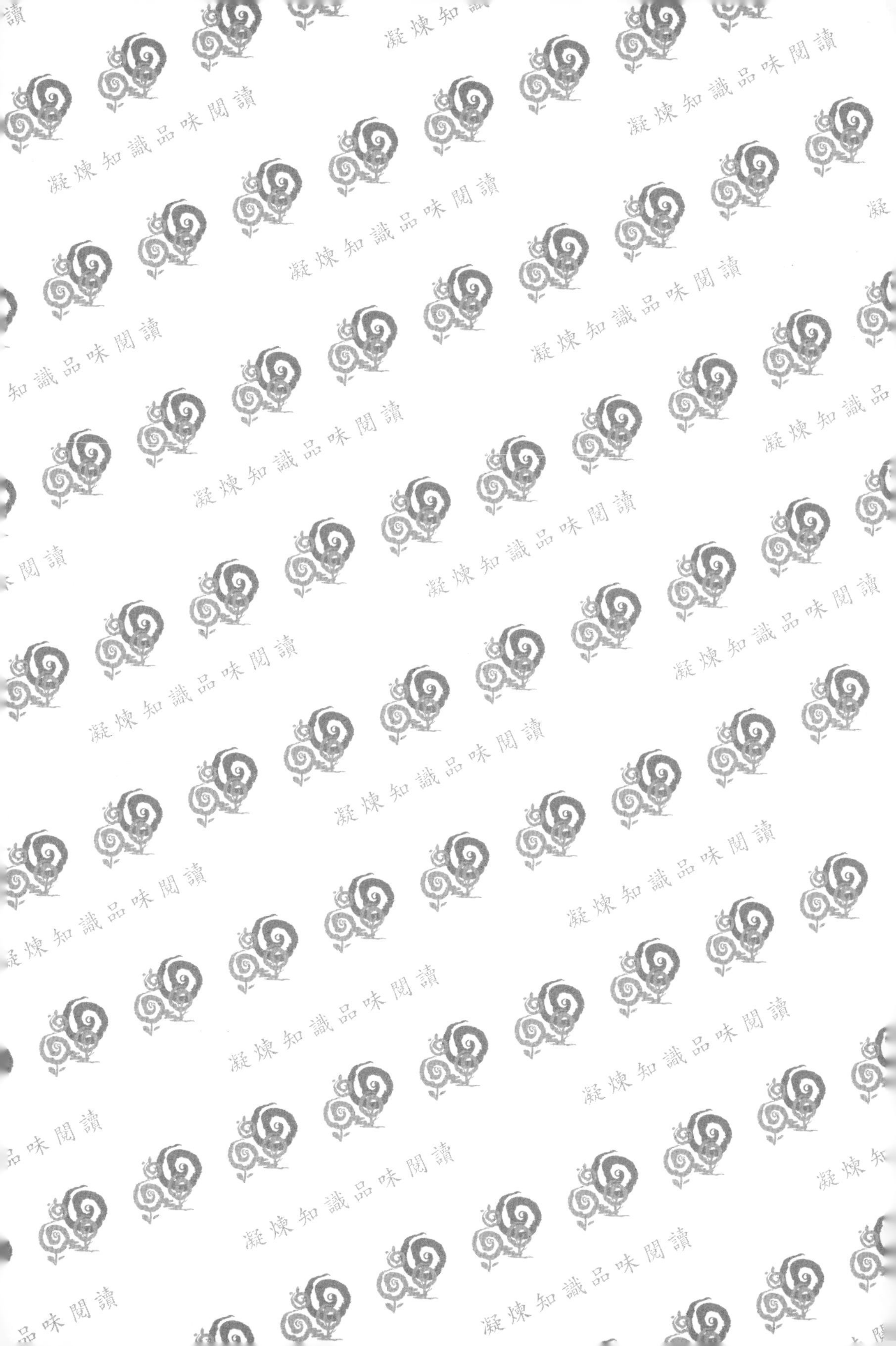

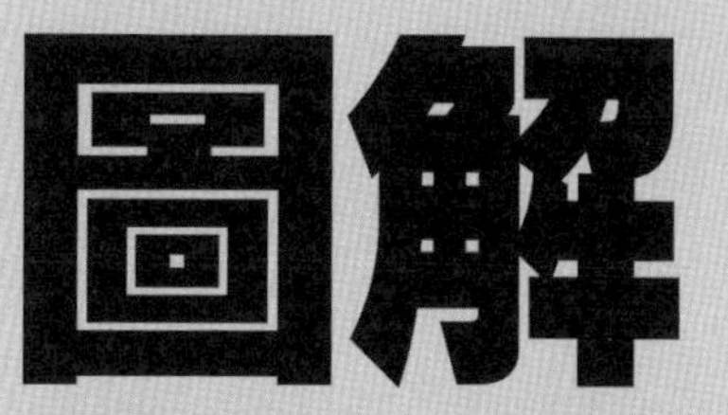

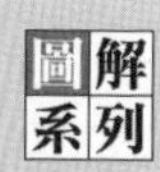

五南圖書出版公司 印行

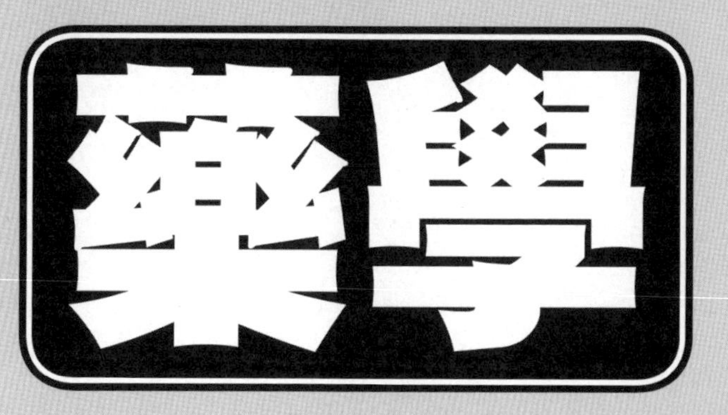

閱讀文字

理解內容

觀看圖表

圖解讓

藥學

更簡單

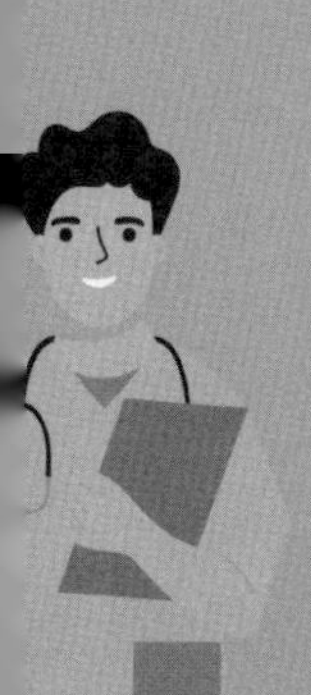
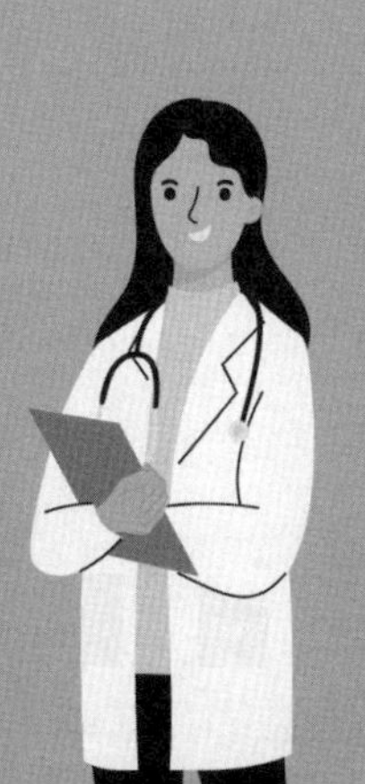
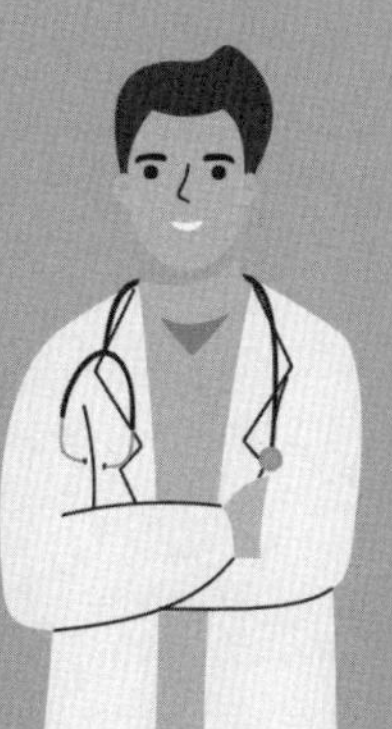
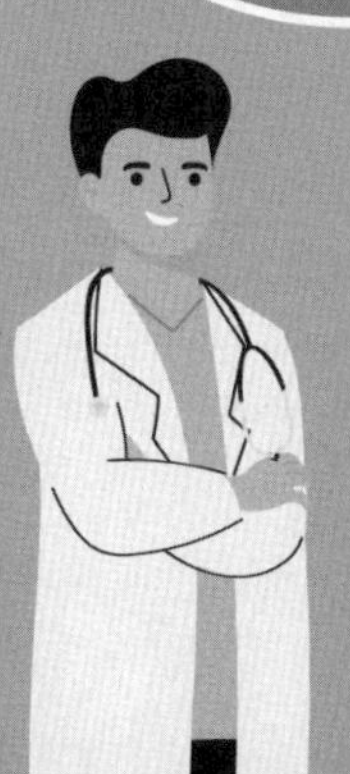
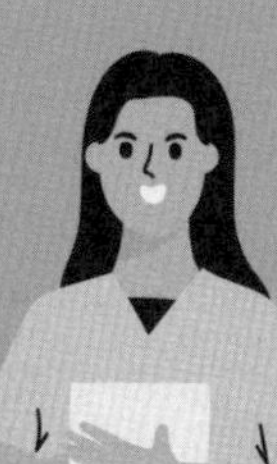

作者序

說起來這本書可以算是我在2007年出版的《藥學的第一堂課》的再版，但是加入大量的圖及表，誠如封面標榜的「圖解讓藥學更簡單」，所以與《藥學的第一堂課》大異其趣。

這本書保留《藥學的第一堂課》的章節，但是依照圖解書的型式，將內容分割為一百二十幾個單元，保留原書大部分的內容，增加了很多新的發展趨勢，如AI製藥、3D印製藥、藥物基因學等。當然，最重要的是每個小單元都加入圖或表，提升這本書閱讀的樂趣。

我一生從事藥學的工作，對於藥學的發展一向關心，至今也編寫了多本藥學相關的書籍，這本書的完成，算是對藥學有一個交代。

本書呈現的是藥學大致的內容，從藥的概念、藥的誕生、生產製造、使用藥物、藥品檢驗到和國人息息相關的中藥，都可以在書裡找到有關的資料。

本書跳脫以藥學的學科做章節，但是內容均顧及藥學的各個領域，深入淺出，可以當作藥學簡介或導論來閱讀，一窺藥學的面貌。適合藥學、公共衛生、醫事、生物科技等相關科系學生及從事衛生行政、醫療工作者或對藥學有興趣者閱讀，也適合想要報考藥學系的高中生，預先了解藥學到底是什麼以及藥師的工作，做好生涯規劃。

CONTENTS目錄

第一篇：藥學從頭說

第1章：藥言不煩——藥學種種

第2章：藥從哪裡來？——藥品的誕生

第3章：一枝草一點露——藥學發展

第4章：日新月異——新藥開發

第5章：有病治病，無病強身？——藥品、食品分清楚

第6章：相見歡——藥品買賣

第二篇：製造藥品的科學

第7章：透視製藥業——臺灣製藥產業

CONTENTS目錄

第8章：從烏龜殼看藥品——藥物化學

第三篇：使用藥品的科學

第9章：藥到病除——藥品如何發揮作用

第10章：藥即是毒——藥品不良反應

第11章：搖頭丸——藥物濫用

第12章：拖垮健保的最後一根稻草——藥價黑洞

第四篇：檢驗藥品的科學

第13章：李麥克的霹靂車——藥品檢驗

第14章：藥的把關者——政府扮演的角色

CONTENTS 目錄

第五篇：老祖宗的寶貝

第15章：金木水火土——中藥的學理

第16章：丸散膏丹——中藥方劑

第17章：中西合一——中西藥合用問題多

第18章：傳統與現代——中藥現代化

第19章：烏鴉變鳳凰——從藥用植物到中藥之路

第20章：藥食同源——中醫食療養生藥膳

參考資料

第一篇
藥學從頭說

1.1 什麼是藥

隨著時代的變化、社會及經濟的發展，以及醫療水準的提升，我們對「健康」的定義已不再僅關注於死亡率的變化或罹病率的多寡。世界衛生組織定義健康為「健康不僅是沒有病，而是身體、心理和社會適應方面都處於完好狀態」。隨著壽命之增長，大家也越來越重視生命中每天生活品質的進步。

人類在與大自然對抗中創造了原始的醫藥，醫藥科學與其他科學一樣，來源於人類的社會實踐和物質生活的需要。藥學的發展，對全人類的健康、種族的繁衍，十分重要。

「藥」（drugs）是指用於醫療的物，《康熙字典》：「藥，治病草」。除了藥外，一般人還會稱為「藥品」或「藥物」，藥品和藥物到底一不一樣？二者是相同的，但是，依照《藥事法》的定義，藥物，係指藥品及醫療器材，藥品是包括在藥物內，醫療器材也屬藥物之一。

除了法律的條文外，一般人不特別去做區別，把「藥」稱為藥品、藥物或藥！本書也不例外。

藥品是指泛指用於診斷、治療、減輕或預防人類疾病或其他足以影響人類身體結構及生理機能的物質。研究藥物的來源、組成、物理化學性質、作用、治療用途、製劑、劑量、毒性，以及人體對藥物之吸收、分布、代謝、排泄及與各種藥物間相互關係的科學，即稱為藥學（pharmacy）。

藥學的範圍包括了許多種學科，例如藥理學、藥理化學、生藥學、調劑學、藥劑學、製藥工程、藥品鑑定學、毒理學等。所以藥學乃是一門綜合各種藥學相關學科的知識。

凡用於治療、預防、診斷疾病之物質均稱為「藥」，這些物質往往會影響人體的生理功能，對正常的健康者或未經正確診斷而使用的病人都是非必要的，故自古即有「藥即是毒」的觀念！

藥物及一些生物製劑主要來自植物、動物、礦物、基因工程及化學合成等來源。由於藥物化學的研究和進步，現在化學合成是藥物最主要的來源。

藥用植物的葉、根、莖、種子及植物的其他部位（樹皮、花、樹液等）經過乾燥後，再純化而製成供醫療使用的藥物。許多植物含有醫療價值之成分，而此種成分常存在於植物的某特定組織中，例如毛地黃的葉子、罌粟的未成熟果實、金雞納的樹皮、大黃的根莖等。

供藥用的動物來源不多，重要的藥物如胰島素、甲狀腺素、魚肝油、消化酵素、抗血清及其他生物學製劑等。傳統中藥材中有關保育類野生動物之虎骨、犀牛角、熊膽等，目前已有其他藥物可取代，而不再使用了。

某些由蛋白質構成的激素製劑，昔日使用於人體時，容易產生抗原性，所以現在都以基因工程取代。

藥學學術名詞領域所涵蓋之專業內涵

領域	範圍
基礎藥學	藥劑學、生物藥劑學、藥用植物學、本草學、生藥學、藥物化學、藥物分析學、中藥概論、中藥方劑學、中藥炮製學、藥學導論
臨床藥學	社會藥局、調劑學、非處方藥、藥物治療學
藥學行政及社會科學	藥事經濟學、藥學倫理學、藥事行政法規

藥學學類的必修或核心課程

基礎科學

普通化學、普通物理、普通生物、微積分、有機化學、分析化學等

基礎醫學

解剖學、生理學、生物化學、病理學、微生物及免疫學等

藥學專業

藥物化學、藥理學、生藥學、藥劑學、藥物分析學、藥物治療學、生物藥劑學、藥事行政法規等

藥物的來源

來源	說明
發酵	抗生素類藥物（如盤尼西林、紅黴素、鏈黴素及四環黴素等是利用各種菌種發酵而得；其中大多是微生物（如細菌、黴菌、放射線菌）新陳代謝的產物。
化學合成	藥物最主要的來源，也常取材於天然產物，利用類似的化學結構骨架，再略加修飾某些官能基，即可得到所要的藥物（如鎮痛藥物海洛因、可待因）。
天然物	1.植物：很多藥物都是自植物的根、莖、葉、果中萃取而得。許多植物含有醫療價值之成分，而此種成分常存在於植物的某特定組織中，例如毛地黃的葉子（digitoxin、digoxin）、罌粟的未成熟果實（morphine）、金雞納的樹皮（quinine）等。 2.動物：供藥用的動物來源不多，重要的藥物如胰島素、甲狀腺素、魚肝油、消化酵素、抗血清、雌激素、各種疫苗。
其他	礦物來源（瀉藥MgO、胃藥$NaHCO_3$）、基因工程。

1.2 藥典

各國衛生機關均依據其製藥標準來確保一切的用藥品質。制定藥物標準的書籍稱為藥典。藥典中收載的藥物稱為法定藥，藥典的內容主要記載供預預防、治療、診斷及製藥用的法定藥品及製劑的名稱、來源、性狀、純度、含量、鑑別、用途分類、劑量及貯存法的規定，其內容標準均具有明確的法律效力。

世界上最早的全國性藥典是中國歷史上出現的《唐本草》（又名《新修本草》成書於唐顯慶4年，西元659年）；而最早的官方頒布的成方規範是《太平惠民和劑局方》收錄了處方788種。

目前世界上大約有將近40個國家和地區有自己的藥典，此外還有很多國際和地區藥典（如《歐洲藥典》），其中比較有影響力的是《美國藥典》、《英國藥典》、《日本藥局方》、《國際藥典》。《國際藥典》是世界衛生組織綜合世界各國藥品品質標準和品質管制方法編寫的，其特殊之處在於僅供各國編定各自的藥品規範時作為技術文獻參考，並不具有法律約束力。

我國藥典及各國藥典簡述如下：

1.《中華藥典》

（The Chinese Pharmacopeia, Ch.P.）

我國藥典於1949年出版了《中華藥典》第二版，之後陸續出版了1980年第三版、1995年第四版、2000年第五版及2006年第六版。目前為第九版正文共計收載3,004品目，其中新增804品目，修訂863品目；通則部分共計343篇，新增140篇，修訂51篇。

2.《臺灣中藥典》

（Taiwan Herbal Pharmacopeia, THP）

我國首部中藥典《中華中藥典》，於2004年出版，內容分正文與附錄二部，該藥典於2005年更名為《臺灣傳統藥典》。2012年完成第二版編修，共收載300項中藥材品項，2013年再度更名為《臺灣中藥典》。

3.《中華人民共和國藥典》

（P.R.O.C Pharmacopeia）

於1953年出版第一版；以後又出版了1953年版第一增訂本、1957年版、1963年版、1972年版、1985年版，之後每5年發行新版。

4.《美國藥典》

（The United States Pharmacopeia, U.S.P.）

由美國政府所屬的美國藥典委員會編輯出版，制定人類和動物用藥的品質標準並提供權威的藥品資訊。於1820年出第一版，1950年以後每5年修訂一版。

5.《英國藥典》

（British Pharmacopoeia, B.P.）

1864年首版，每5年修訂一次。1999年17版後分為兩卷本，第一卷內容為藥劑與藥物專論，記載藥物的名稱、分子式、分子量、結構式、化學名稱、CAS登錄號、物理常數試驗分析方法及規格標準等，條目按照英文字順編排。第二卷除繼續第一卷的條目外，還有配方、血液製品、免疫製品、放射性製劑等，書後附有索引。

6.《日本藥局方》

（The Japanese Pharmacopoeia, J.P.）

由日本藥局方編輯委員會編纂，分兩部出版，第一部收載原料藥及其基礎製劑，第二部主要收載生藥、家庭藥製劑和製劑原料。

7.《歐洲藥典》

（European Pharmacopoeia, E.P.）

歐洲藥典委員會1964年成立，1977年出版第一版。2023年發行第十一版。

《中華藥典》內液劑之分類

項目	說明
溶液劑	係含是一種或多種藥品溶解或分散於一適當溶劑，或相互混合溶劑之混合物。
酏劑	為一種供內服用之澄明、甜味、含乙醇水溶液。
醑劑	為一種含有揮發性物質之乙醇溶液，或含水乙醇溶液。
酊劑	為生藥或化學藥品，經滲漉法、浸漬法或溶液法製成之一種乙醇溶液，或含水乙醇溶液。
乳劑	為一種二相系統之液體製劑，其中一種液體呈小球狀分散於另一種液體中。

三種藥典收載中藥品項內容及數量比較

藥典	《臺灣中藥典》第四版	《中華人民共和國藥典》2020年	《日本藥局方》第18版改正
品項內容	正文記載預防、治療為目的所使用之法定中藥材及中藥濃縮製劑	(1) 藥材和飲片 (2) 植物油脂和提取物 (3) 成方製劑和單味製劑	(1) 藥材 (2) 油脂和提取物 (3) 中藥製劑
品項數量	394 種	2270 種	327 種
	(1) 中藥材355種 中藥材飲片30 種	(1) 藥材和飲片：616 種	(1) 藥材：128 種
		(2) 植物油脂和提取物：47 種	(2) 油脂和提取物：162 種
	(2) 中藥製劑9 種	(3) 成方製劑和單味製劑：1607 種	(3) 中藥製劑：37 種

《中華藥典》編修架構圖

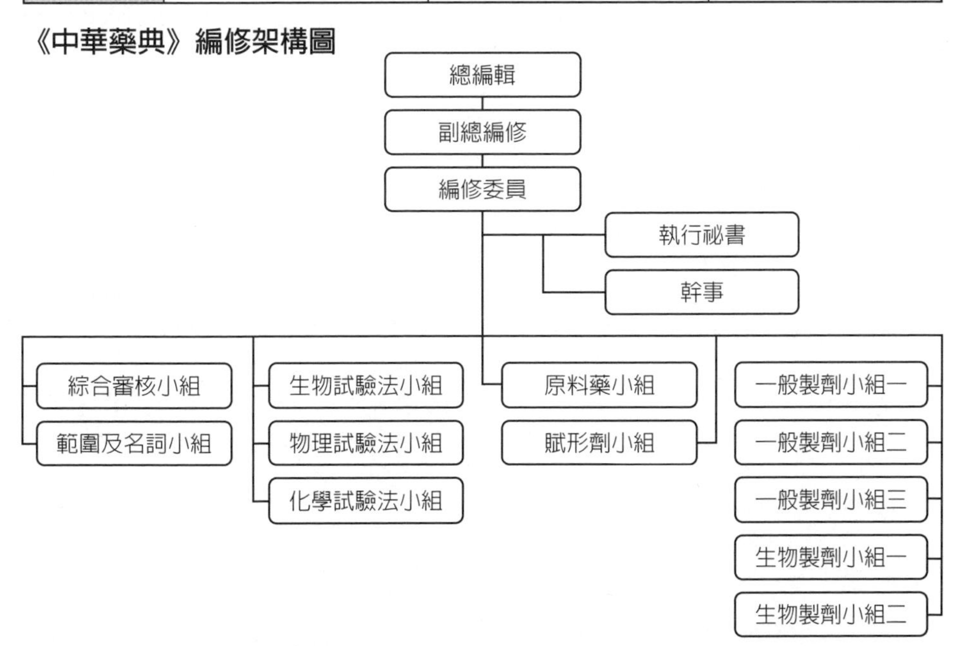

1.3 藥的名字

一個藥物通常有好幾種不同的名稱，當然，藥在不同的國家也各有各的名稱，所以很容易引起混淆。

1. 公定名或一般名（nonproprietary name，general name）：是由最原始研究發展此藥的藥公司所命名的，公定名較化學名簡單且受到法律的保護，並可在全世界各國通行。
2. 學名或法定名（generic name，official name）：指藥典或其他有關藥物的法定刊物中的藥物名稱，大部分藥物的法定名和公定名完全相同。
3. 化學名（chemical name）：化學名通常專由化學家使用，以了解藥物的化學組成及原子或原子團的排列情形。優點爲絕對沒有兩種化合物具有相同的名稱，沒有同名異物之弊，但缺點爲過於繁複而不實用。
4. 商品名（proprietary name，brand name）：某藥廠發明一種新藥而向政府申請許可證時，所用之名稱如經核准，該名稱即爲該新藥的專屬名稱，商品名的英文名稱在右上角會有 ® 的符號，表示該名字已註冊過，擁有專屬權。

具有解熱、鎭痛的 acetaminophen（學名），化學名是 N-acetyl-p-aminophenol，由美國某一藥廠製造的商品名爲 Tylenol®，而由英國某一藥廠製造的商品名則爲 Panadol®。

藥物的中文名稱（商品名）的命名，有嚴格的規定，是不能隨心所欲的命名，衛生福利部食品藥物管理署的審查重點如下：

1. 對於同一成分、不同含量之單一製劑（例如：×× 錠 300 毫克及 ×× 錠 500 毫克），可在已核定之品名，與相關規定不抵觸之原則下，冠上單位含量以示區分，以便使各廠同一成分之產品品名一致。但申請時，應檢附原領有藥品許可證之影本供參考。
2. 品名必須包含該藥品之劑型，且不得以該藥品不同劑型名稱爲品名。
3. 不得使用形容食品滋味之「美味可口」、「香甜可口」、「滋養美味」等詞句。
4. 複方製劑中文品名可採用商品名，不須加冠廠名；單方製劑中文品名可以統一命名加冠廠名，或可採用商品名而無須加冠廠名或統一命名。統一命名以《中華藥典》收載爲準，藥典若未收載，則由本署以音譯或意譯予以統一（例如：「商品名」－ 毫克，或「廠名」統一命名－毫克）。
5. 商標如不適用於藥品時，不得使用。如以我國歷史人物名爲註冊商標而加冠於藥品名稱，不予核准。
6. 藥用空膠囊之名稱應統一爲「×× 牌藥用空膠囊 × 號」。
7. 藥品品名若涉及仿冒、影射情事，依商標主管機關認定，或法院裁定。
8. 除藥典及固有成方之製劑外，不得以「×× 酒」爲品名。
9. 爲防止品名虛僞及誇大，不得使用「新」、「強力」、「高單位」、「聖藥」、「靈藥」、「特效藥」等字樣，如須表示主成分相同而含量不同之製劑者，只限標示含量單位；有些製劑其處方成分無肝方面之效能，則不得以「肝」字爲品名。
10. 藥品於未提供資料佐證並經簽辦同意者，不得使用「加強」等字樣。

學名藥

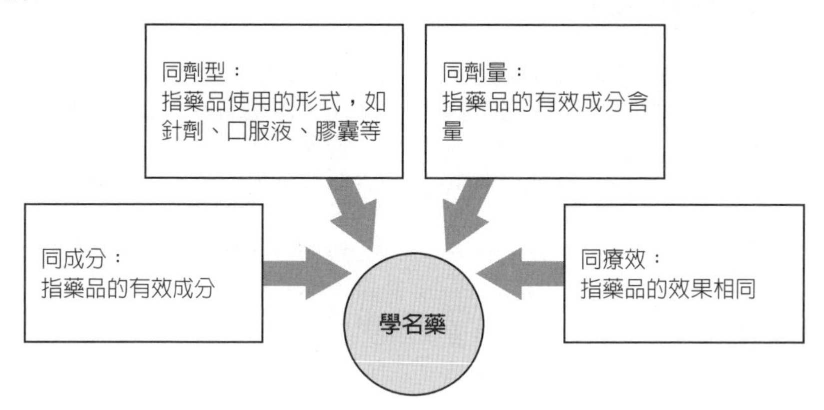

學名藥（generic Drug）是指原廠藥（brand drug）的專利權過期後，其他合格藥廠可以以同樣成分與製程生產已核准之藥品。

Sulfanilamide（磺胺類藥物）的化學名

H_2N — 苯環（1–6）— SO_2 — NH_2

4-Aminobenzenesulfonamide

三種藥物的化學名、學名和商品名

化學名	學名	商品名
7-chloro-1,3-dihydro-1-methyl-5 phenyl 2H-1, 4-benzodiazepin 2-one	diazepam	Valium®
ethyl 1-methyl 4-pheyli-sonipecotate hydrochloride	meperidine	Demerol®
acetylsalicylic acid	aspirin	Ecotrin®

1.4 藥的形式

藥物因爲吸收、代謝的過程不同，而需要做成口服、注射、外用等各種投藥（給藥）方式，按照不同的投藥方式所生產出來的藥物形式，就稱爲劑型（dosage form）。

液態口服藥

1. 糖漿劑：高濃度的糖有防腐作用有助於藥物的保存及去除苦味，製程中會加入調味料以增加口感，常見的藥品有咳嗽糖漿、綜合感冒糖漿。
2. 口服液（液劑）：有些製成水狀溶液有效成分可完全溶於液體中，不需像懸浮液搖勻使用。有些則製成粉末狀，但不可直接使用需加入液體攪拌服用。
3. 懸浮液：藥物不易溶解但因使用需要而加入液體製成懸浮液；如：胃乳，不管何種類型的懸浮液於使用前需搖勻使用以免有效成分沉澱而影響療效。
4. 酏劑：是一類口服的、澄清的、具有甜味的液體。

固態口服藥

1. 粉劑及顆粒劑：爲粉末或細小顆粒狀較容易吞服且易吸收，適合用於老年人及兒童。
2. 錠劑：

(1) 口含錠：藥品的有效成分於口腔或咽喉發揮，如果直接吞下；藥品的有效成分反而會被破壞無效，如：喉片。

(2) 舌下錠：可迅速經由口腔分布的豐富血流直接吸收，不需經由消化道吸收藥品，成分不容易被破壞；使用時需含在舌下使藥品成分慢慢融化釋出，服用時不可磨碎或吞服，常見的藥物爲狹心症治療劑——硝化甘油（NTG）。

(3) 腸衣錠：它是藉由延遲藥品的起始作用，讓藥品能完整無缺地通過胃，使藥物的成分到小腸才被釋放，避免被胃酸破壞，增加藥品活性，降低對胃的刺激性。腸衣錠服用時不可磨碎使用，因其劑型破壞會影響藥效而降低療效。

(4) 膜衣錠：藥品成分由一層膜衣所包覆，可以使藥物較不易受潮起變化有利於保存。

(5) 咀嚼錠：應先在口腔內咀嚼後再吞服，療效較佳。常見的藥物爲制酸劑。

(6) 發泡錠：加水後溶解發泡使藥物容易吸收，如：發泡鈣片。

(7) 膠囊劑：是把藥品放入硬或軟明膠殼中的一種固體劑型。膠囊又分爲軟膠囊和硬膠囊；軟膠囊一般爲半透明的圓形或卵圓形，不能打開，安定性不如硬膠囊，裡面包的是油狀的藥品，常見維生素 E 及魚肝油等藥品。硬膠囊內包含藥粉或顆粒，可以打得開，除非醫師指示，不要打開將內容物分開使用。

(8) 糖衣錠：糖衣錠因外表的糖衣易吸溼及怕熱，儲存環境需乾燥陰涼，藥品才不易變質。

注射劑

1. 安瓿劑：內含液體注射用藥品，玻璃容器是完全密封的，使用前須割破封口。
2. 小瓶劑：內含液體或粉狀藥品，玻璃容器具橡膠塞子，使用時須加稀釋劑。
3. 大容積靜脈點滴劑：例如生理食鹽水、葡萄糖點滴劑。

外用劑型： 分爲肛門直腸、皮膚、眼睛、耳朵用藥及噴霧劑。

劑型的分類

依給藥途徑	依物理性質
口服 注射 穿皮 外用 吸入 眼睛 陰道 耳	固體 半固體 液體 氣體

外用劑型的種類

項目	說明
肛門直腸用藥	將藥物從肛門塞入直腸，栓劑變軟應放置於冰箱內約30分鐘使之變硬後再使用。如小兒退燒藥。
皮膚用藥	塗抹或貼附在皮膚表面的藥物，將藥塗抹在皮膚後不可用力揉搓，懸浮劑使用前應搖勻。
眼睛用藥	滴入或塗抹於眼部的藥物，使用兩種以上藥水需間隔5分鐘，先使用溶液再使用懸浮液，需同時使用藥水和藥膏時，先點用眼藥水，隔10分鐘後再用藥膏。
耳朵用藥	滴入或塗抹於耳朵的藥物。
噴霧劑	經由吸入藥物的方式，從支氣管吸收支氣管擴張劑、抗發炎或抗過敏的藥物。

肛門栓劑的使用方法

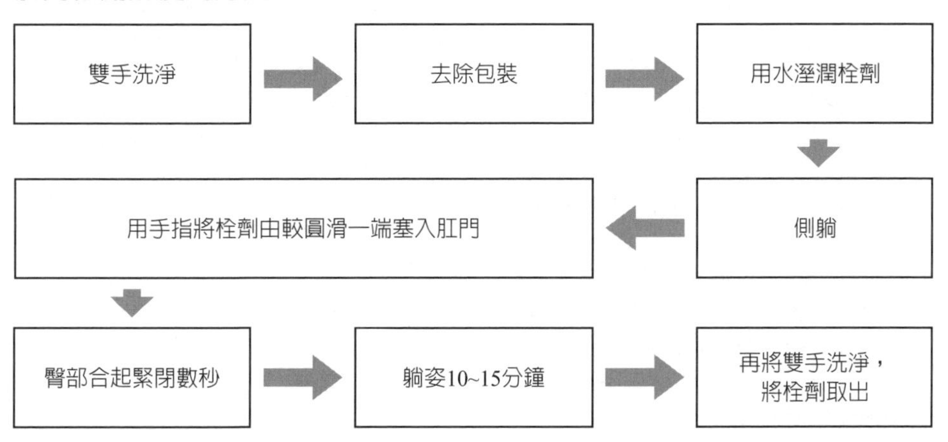

1.5 安全的藥品

藥物的安定性

藥物的安定性是指藥物經過貯藏及使用後，仍能維持原來製造時之品質及特性。通常以標誌效價之 90% 爲最低要求標準。有效期限或失效期限是指藥物按照規定方法貯存，超過此特定時期即不能保持其標準的含量或效價而言。

藥物要稱得上安定，至少應符合以下幾項條件：

1. 化學上的安定性：每個成分仍維持規定的限量及標誌的效價。藥物的變質包括水解，藥物受水催化分解；氧化，受氧氣影響之反應；異構化，化學結構改變；光解，光線影響所產生反應。
2. 物理上的安定性：藥物維持原本的物理性質，包括外觀、可口性、均勻性。一些製劑需考慮物理特性，藥物潮解、變形、沉澱及凝固等物理變化。如懸液劑，放置後藥物粒子不易再分散開，而無法得到均一的劑量。使用時要經振搖混勻後使用。
3. 微生物學上的安定性：如眼藥水及注射劑在藥廠之製造需爲無菌。不能有微生物存在。但在使用期間易受細菌的汙染，則含抑菌劑能有效的防止汙染。
4. 治療上的安定性：治療效果維持不變。在藥物存放過程中，可能因具化學及物理之安定性之改變而導致療效之降低。如眼藥懸液劑可因存放使粒子特性之改變，不一樣的粒徑導致療效的改變。
5. 毒物學上的安定性：未顯著的發生毒性增加現象。由於藥物的變質反應產生的分解物可致毒性的增加。如長期使用腎上腺素眼藥水，可造成其分解物存積在結膜和角膜上。

影響安定性的因素包括：

1. 外在因素：溫度、光、氣體、水分。
2. 內在因素：組成成分、添加物、pH 值改變、螯合作用的產生、微生物汙染。
3. 容器與包裝材料的因素。

藥物的貯藏條件

爲避免環境影響藥物安定性，則需注意藥物的貯藏條件：

1. 避免水分潮溼，利用緊密容器並加乾燥劑（如矽膠）。
2. 避免日光直射，利用阻光容或不透光紙包裹（如錫箔）。
3. 避免過熱，溫度不可超過 40℃。
4. 避免凍結，溫度不要低於－20℃至－10℃。
5. 避免微生物汙染，加抗菌劑或用熔封容器。

安定性試驗

研究藥品品質受到環境因素如溫度、溼度及光線等之影響隨時間變化之關係，研究出藥品降解曲線，據以推定有效期間，確保藥品使用時的有效性及安全性。

安定性試驗的內容應包括藥品在儲存期間，易受變化的特性和可能影響品質、安全及療效等性質的試驗。試驗得包括：物理、化學、生物、微生物之屬性、防腐成分的含量和功能性試驗。安定性指標分析方法應經確效。

酯類（ester）的水解

$$R_1COOR_2 + H_2O \rightleftharpoons R_1COOH + R_2OH$$

醯胺類（amide）的水解

$$RCONHR' \xrightarrow{H_2O} RCOOH + R'NH_2$$

藥物的氧化與其官能基

官能基	舉例
catechol	catecholamines（dopamine）
ethers	diethyl ether
thiols	dimercaprol（BAL）
thioethers	chlorpromazine
carboxylic acids	fatty acids

幾何異構化反應（geometric isomerization）

11-*cis* retinal —光→ all-*trans* retinal

1.6 毒物與藥物

藥物以治療疾病、維護人類健康爲最終目的，然而因爲產品特性、使用者個人體質的差異，可能造成難以預期的嚴重副作用。

有毒或無毒，除根據藥物本身的特性之外，往往與其用法是否恰當有關係，用之得當，即使汞、砒霜皆可療疾；用之不當，糖、鹽亦可致病。現代毒理學家對毒的定義則爲「所有的物質都是毒，取決於它的劑量大小」。因此，同一種藥，或爲有毒、或爲無毒，都不是絕對的。

毒物是對生物造成不適反應的物質的總稱。毒物對生物體造成的影響因種類不同各異，不適反應的類型以及程度也各不相同。另外，對於有的生物來說具有毒性，而對於別的生物來說無毒的「選擇毒性」在自然界中也存在。

例如，抗生素對某些微生物具有毒性，但對於其他生物基本無害。此外生物所必需的各種微量化合物，如維生素、礦物質等超過一定量後也會出現毒性。例如鈣是骨骼形成所必需的，但是攝取過多鈣會損傷腎臟。

日常生活中稱爲「毒物」的，除了急性或者慢性毒性的物質以外、還有致癌或者導致畸變（畸形）的物質，極端的例子有如沙利竇邁（thalidomide）是一種強力的致畸性物質但是其毒性極弱。

很多生物爲了防止外敵或者爲了捕獲獵物，而帶有毒性。由生物體而來的毒一般稱爲毒素。人工製成的毒物也很多，如化學武器等帶有強力毒性的化合物，是被人刻意製造出來的。

對人體造成影響的成分，若使用得當也能利用在醫療方面。如肉毒素是肉毒桿菌產生的毒素，將其注射或塗抹在臉部皮膚、可抑制肌肉運動，減少皺紋，具美容功效。蛇毒可防止血栓形成，這些都具藥用價值。

毒物有來源於自然界和人工合成的兩種途徑。自然界中固有的毒物存在於植物、動物、礦物及微生物代謝產物中，一般是生物鹼類化合物。這類含氮的有機化合物，具有對胺基酸和核酸等機體機能成分，顯示特異性親和力和影響其功能。

藥物的毒性是用劑量來分類的（過敏反應除外）。事實上，任何物質都能引起傷害。每一個物質有其安全的等級。對於人類，物質和它的生物化學效應之間存在複雜的關係，包括劑量、作用時間的長短、作用的方式（吸入、吞食、皮膚接觸吸收等）以及年齡、性別、種族、生活方式、再生循環的階段等。

半數致死量（median lethal dose），簡稱 LD50（即 lethal dose，50%），在毒物學中是描述有毒物質的常用指標。LD50 是指「能殺死一半試驗總體之有害物質、有毒物質的劑量」。LD50 的表達方式通常爲有毒物質的質量和試驗生物體重之比，例如「毫克 / 公斤體重」。大多數致死量的數據來自於大鼠和小鼠。

致癌物質的分類（IARC）

致癌物等級	定義	證據	範例
1	確認為人類致癌物	充足證據顯示為人體致癌物	菸、酒、檳榔、紫外線、石綿、甲醛、砷、空氣汙染、加工肉類……
2A	極有可能為致癌物（probably）	● +（● or ●） ●人體研究有限 ●充足動物研究 ●強烈致癌機轉	紅肉、>65℃飲料、輪夜班工作、DDT、高溫油炸釋出物、瀝青……
2B	可能為致癌物（possibly）	（只符合一項） ●人體研究有限 ●充足動物研究 ●強烈致癌機轉	乾洗、汽油、碳黑、甲基汞、手機電磁波、泡菜、阿斯巴甜……
3	無法歸類為致癌物	目前致癌證據不足	染髮劑、咖啡、茶、煤灰、麻醉氣體、加氯飲用水、食用色素……

致癌物質的分類（IARC）

中毒	解毒劑
普拿疼acetaminophen	N-acetylcysteine（16 hrs內）
安眠藥benzodiazepine	flumazenil （診斷用）
beta blockers抗血壓藥	glucagon
calcium blockers抗血壓藥	calcium
氰化物cyanide	sod. thiosulfate
重金屬heavy metals（汞Hg、鉛Pb、砷As）	BAL, EDTA, DMSA
鐵及鋁（iron or aluminum）	deferoxamine
isoniazid（INH） 抗結核病	Vit B6

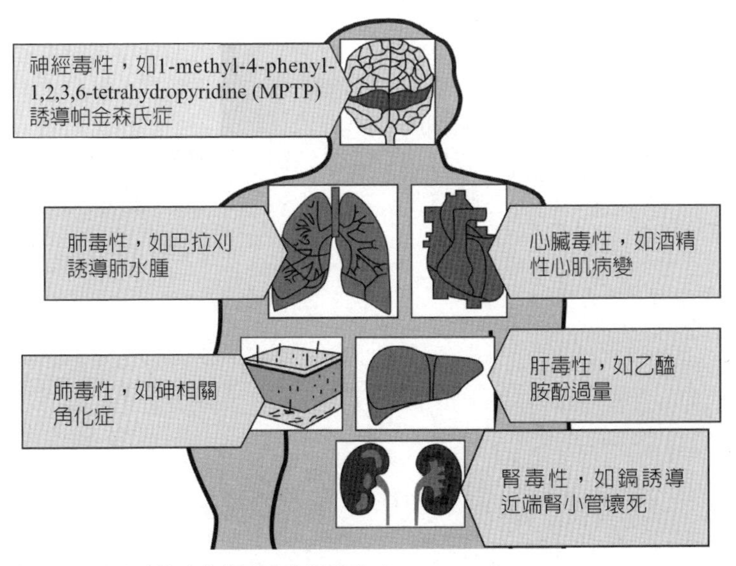

當引起組織損傷時，許多毒物會先傷害少數靶器官（target-organ）

1.7 藥師做什麼?

「藥師」（pharmacist）二字，從字面上看，就是從事藥物（品）相關工作的專業人士。一般人比較能在藥局買藥或醫院診所領藥時，接觸到藥師，印象中，藥師要不是在賣藥，就是把藥交給看完病後的病患。

在日據時代，日本把藥師稱作「藥劑師」，所以很多長輩還是藥劑師來，藥劑師去，甚至很多媒體還是改不過來。

其實，藥師工作包羅萬象，除了醫療院所外，藥廠、藥品公司、生技公司、藥妝店、中藥店，都可以看到他們的身影。

《藥師法》所規定的藥師法定業務：藥品販賣或管理、藥品調劑、藥品鑑定、藥品製造之監製、藥品儲備、供應及分裝之監督、含藥化妝品製造之監製、依法律應由藥師執行之業務、藥事照護相關業務。以上這些工作，除了藥品調劑之外，也可以由其他不是藥師的人來做。

藥師從事藥品調劑的工作，是具有極高的排他性。

要怎樣才能成爲藥師呢？《藥師法》規定：公立或立案之私立大學、獨立學院或符合教育部採認規定之國外大學、獨立學院藥學系畢業，並經實習期滿成績及格，領有畢業證書者，才可以參加藥師考試，考試及格後取得藥師證書後，才能當藥師。

有些人以爲醫學大學裡的藥學相關研究所畢業，也可以報考藥師考試，其實，法規規定的是大學部的藥學系畢業的才算數。

藥學系通常爲四或五年制，目前有些大學增設藥學教育六年制（臨床藥學組），與藥學教育四年制（藥學組）並行。六年制畢業生的學位爲臨床藥學士（Pharm. D.），畢業後依然需參加藥師考試，藥師考試及藥師證書皆與四或五年制相同。

藥師執業時，應向執業所在地直轄市、縣（市）主管機關申請執業登記，領有執業執照，始得執業。藥師執業，應接受繼續教育，並每六年提出完成繼續教育證明文件，辦理執業執照更新。

藥師如果犯了《管制藥品管理條例》或《毒品危害防制條例》之罪，經判刑確定、依《藥師法》受廢止證書之處分，藥師證書會被撤銷或廢止，也不可以再當藥師。

藥師如果被撤銷或廢止藥師證書；撤銷或廢止藥師執業執照未滿一年；有客觀事實認不能執行業務，經直轄市、縣（市）主管機關邀請相關專科醫師、藥師及學者專家組成小組認定；受停業處分仍執行業務這些狀況的話，不發給執業執照；已領者，撤銷或廢止之，換言之，就是有上述這些狀況不能執業。

藥師／藥劑生執業管理差異

	藥師	藥劑生
業務範圍	• 藥品販賣或管理 • 藥品調劑 • 藥品鑑定 • 藥品製造之監製 • 藥品儲備、供應及分裝之監督 • 含藥化妝品製造之監製 • 依法律應由藥師執行之業務 • 藥事照護相關業務	• 準用藥師法規定 • 不含售賣麻醉藥品之藥品販賣、管理或調劑

藥師執行藥品儲備、供應及分裝的監督職責

項目	法規	監督職責
藥品儲備	《藥師法施行細則》第10條	1. 關於儲備數量、儲藏處所溫度、溼度、通風情形及防止日曬、雨水與鼠蟲害等設施之檢查及指導改良事項。 2. 關於各類藥品儲備方法之指導及定期抽查檢驗事項。
藥品供應	《藥師法施行細則》第11條	1. 關於依藥品種類、性質及供應對象，提示保管使用須加注意之事項。 2. 關於運送藥品所需處理技術之指導事項。
藥品分裝	《藥師法施行細則》第12條	1. 關於申請原料藥分裝所需檢驗方法、有關文獻、分裝用容器、標籤實樣及申請書所載原料藥品名、有效期間之審核事項。 2. 關於分裝場所、設備、容器及包裝物料之檢查事項。 3. 關於分裝技術之指導事項。 4. 關於分裝藥品之封緘事項。 5. 關於分裝藥品，依規定所作記錄及報備之簽證事項。

機構執業醫事人員數

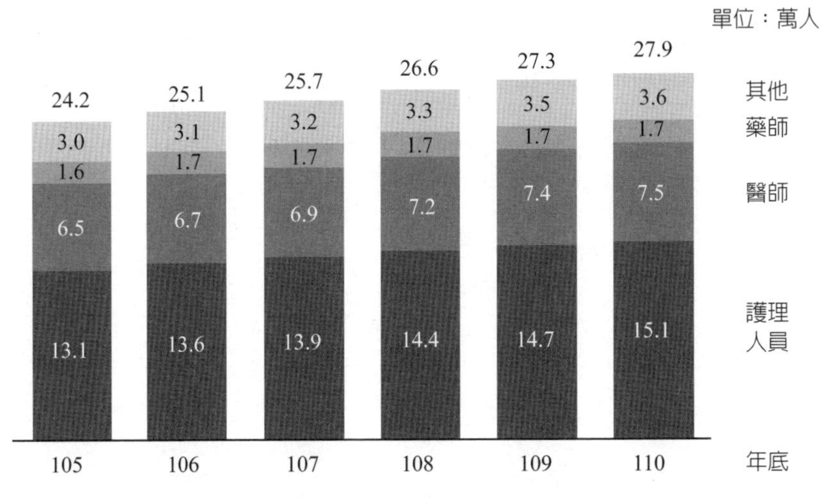

資料來源：行政院主計總處綜合統計處

2.1 新藥

藥是我們日常生活中不可或缺的物品，感冒發燒需要退燒藥、牙疼需要止痛藥、高血壓需要降血壓藥、高血脂需要降血脂藥、細菌感染需要抗生素等。如果沒有這些藥物，我們的生活品質一定會大打折扣，甚至連生命安全也會受到威脅。

任何一個藥品的誕生，本身就是一個奇蹟，經常是在開發過程當中，一路上淘汰了幾百個其他的類似品的結果。一顆小小的藥丸，蘊藏了無限的智慧與資訊。

在醫藥發展過程中，從民俗藥物中獲得引子發展出來的近代藥物相當普遍，例如治療心臟病的毛地黃（直接使用天然物），可消炎止痛的阿斯匹林（將天然物加以修飾），或原本以為可以治療糖尿病的長春鹼，後來發現它是一種抗癌藥物。

藥既然這麼重要，了解藥物的研究開發和生產製造，應是日常生活中一個重要的課題。臺灣的製藥產業發展得並不完整，也未具國際競爭力，因此國人對製藥產業的了解不深。其實，製藥產業不但是一種重要的民生工業，更是一種能保持穩定成長的高科技產業。

2022 年全球藥品市場將近 1.5 兆美金，大部分的國家都面臨人口老化問題，帶動藥品需求，主流的藥品類型包括心血管、皮膚科、腸胃道、生殖泌尿及血液學藥物等。

製藥產業包括新藥及學名藥兩種。新藥是指具有新療效而且有專利保護的新化合物，學名藥是指超過專利保護期的藥物。由於新藥是一種具有新療效的新化合物，因此其開發過程必須經過嚴格的測試，包括體外測試、動物實驗及人體試驗，然後再經各國食品藥物衛生機構嚴格審核，通過後才可以上市。

一般來說，開發一種新藥所需時間約為 7 至 10 年，經費約需 3 至 5 億美金，因此，製藥產業是一種從投資到回收期間較長的產業。但是新藥一旦被批准上市，可享專利保護及市場獨占性，利潤回收非常可觀，所以許多跨國大藥廠每年還是將總營業額的 11%左右投入新藥開發。

開發新藥除了需要很長的時間和大量的經費外，更需要結合各種專業人才，其中包括化學、生物學、化工、機械、藥學、統計學和醫學等專業人才。目前全球前十大新藥開發公司都坐落在美國和歐洲，這是因為這些地區具有充沛的開發新藥人才，投資者能接受回收期較長的高風險投資，以及政府衛生機關具有審核新藥的豐富經驗和能力。

許多開發新藥的業者表示，新藥開發是一種有別於以往的現代淘金業，這些金礦是在科學家的腦袋裡，雖然需長時間及大量研究經費來挖掘它，但這個金礦一旦挖掘出來，除了價值連城之外，還有專利權的保護。

我國製藥產業範疇與主要項目

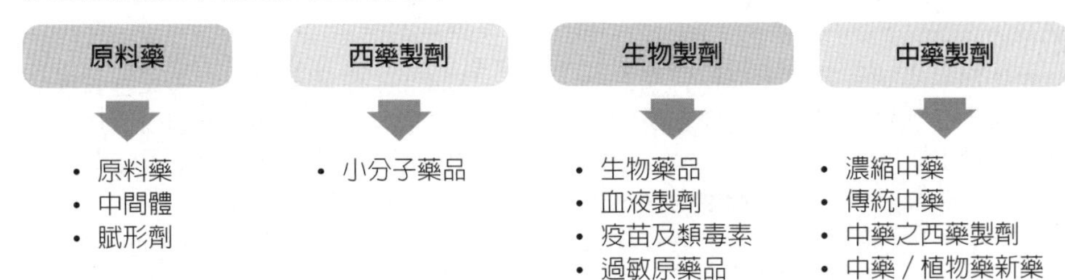

我國製藥產業範疇與主要項目

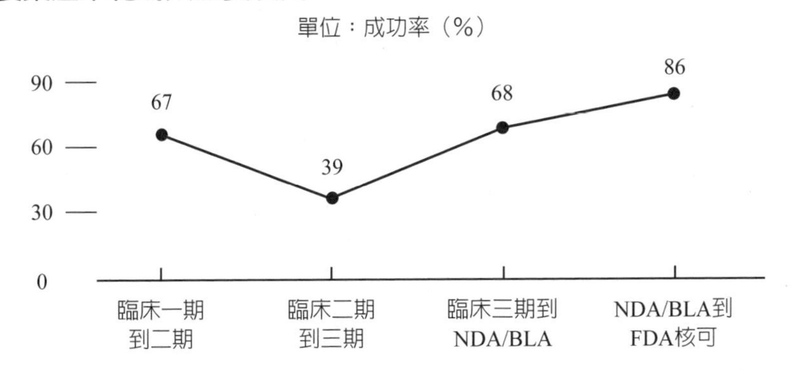

註：藥證申請，化學藥為 NDA，生技製藥為 BLA
資料來源：2014 自然生物技術期刊（Nature Biotechnology 2014, 32(1):40-51.）

新藥開發的成功門檻

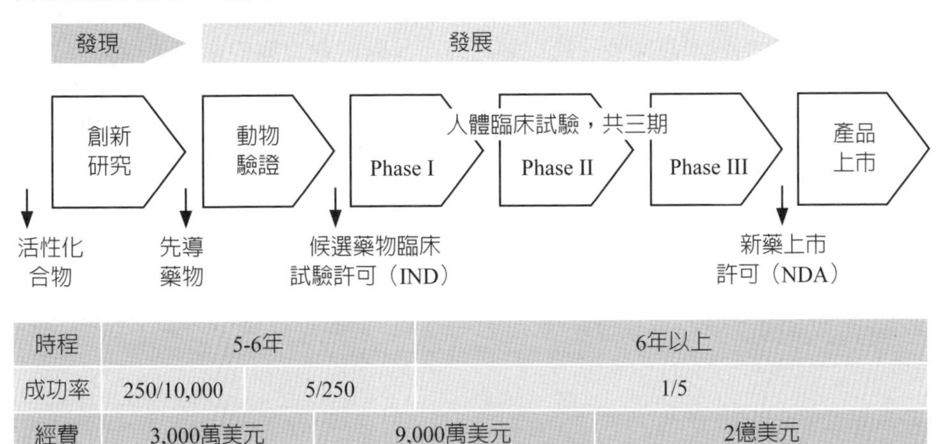

時程	5-6年		6年以上	
成功率	250/10,000	5/250	1/5	
經費	3,000萬美元	9,000萬美元		2億美元

2.2 阿斯匹林

「疼痛」是絕大多數人都曾有過的共同經驗，各種急、慢性疼痛也正是病患就醫的最主要原因之一。

在演化的設計上，疼痛覺是用來保護生命體的。因爲知道疼痛，會避開或逃離傷害源，會注意到身體的病變而儘快就醫，也會學習如何避免重蹈覆轍，不再因同樣的原因而受傷。當然，疼痛也是需要適可而止的，該停止而不停止的痛，不但使人多受折磨，無法正常的工作、生活，也將因此造成家庭及社會整體重大的生產力與經濟損失。

阿斯匹林（Aspirin®）是人類開發出來的最古老藥物之一，開發至今已有一百餘年的歷史，它是一種退燒、止痛藥，近年來更發現具有抑制血小板凝集的功能，因此在低劑量下可用來預防中風和心臟病等血管疾病。在阿斯匹林發現之前，人類是如何退燒止痛呢？

西元前 3000 年至 1500 年：蘇美人和埃及人等古文明將柳樹用作藥物。古埃及醫學文獻埃伯斯紙莎草將柳樹視爲一種抗發炎或止痛藥，用於治療非特異性疼痛。

西元前 400 年：在希臘，希波克拉底向婦女提供柳葉茶，其中含有萃取阿斯匹林的天然化合物，以減輕分娩的痛苦。

1763 年：英國皇家學會發表了一份由牛津郡奇平諾頓牧師愛德華 · 斯通 (Edward Stone) 提交的報告，詳細介紹了五年來使用乾燥的柳樹皮粉治療發燒的實驗。

1828 年：德國慕尼黑大學藥學教授約瑟夫 · 布赫納（Joseph Buchner）成功從柳樹中提取有效成分，產生苦味黃色晶體，他將其命名爲水楊酸。

1830 年：瑞士藥師 Johann Pagenstecher 以及後來的德國研究人員 Karl Jacob Löwig 在繡線菊花中也發現了水楊苷。

1853 年：法國化學家 Charles Frédéric Gerhardt 確定了水楊酸的化學結構並化學合成了乙醯水楊酸。

1876 年：第一個嚴謹的水楊苷臨床試驗發現它可以緩解風溼病患者的發燒和關節發炎。

1897 年：德國化學家菲利克斯 · 霍夫曼 (Felix Hoffmann) 在拜耳製藥公司工作時發現，在水楊酸中添加乙醯基可降低其刺激性，拜耳爲此製程申請了專利。

1899 年：乙醯水楊酸被拜耳命名爲阿斯匹林。字母「A」代表乙醯基，「spir」源自一種名爲繡線菊的植物，可產生水楊苷。

1950 年：阿斯匹林作爲最常銷售的止痛藥進入金氏世界紀錄。

1971 年：倫敦大學藥理學教授 John Vane 發表了描述阿斯匹林作用機制（前列腺素合成的劑量依賴性抑制）的研究。後來他因這項工作與 Bengt Samuelsson 和 Sune Bergstrom 一起獲得了諾貝爾獎（1982 年）。

乙醯水楊酸（阿斯匹林）保留了水楊酸的羧基（COOH）並取代了羥基（OH）

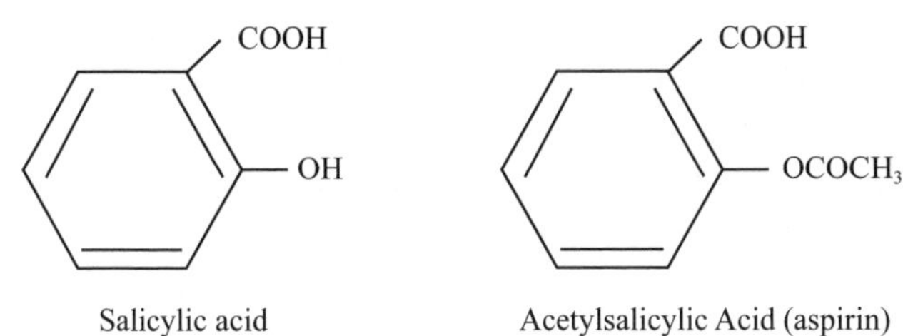

Salicylic acid　　Acetylsalicylic Acid (aspirin)

阿斯匹林的合成

Salicylic acid $C_7H_6O_3$ + Acetic anhydride $C_4H_6O_3$

↓

Acetylsalicylic acid $C_9H_8O_4$ + Acetic acid $C_2H_4O_2$

阿斯匹林的用途和健康風險

用途	• 乙醯水楊酸作為環氧化酶抑制劑。 • 它用於預防靜脈和動脈血栓形成。 • 它用於治療不同類型的頭痛。 • 它被用作長期和急性炎症的抗炎劑。 • 有人認為它可以降低癌症和死於癌症的整體風險。 • 阿斯匹林是治療心臟病發作的重要組成部分。 • 它是治療急性風溼熱發燒和關節疼痛症狀的第一線治療方法。
健康風險	• 暴露途徑：皮膚或眼睛接觸、攝入和吸入。 • 症狀：眼睛、上呼吸系統、皮膚刺激、凝血時間延長、嘔吐和噁心。 • 通常不建議 16 歲以下兒童服用阿斯匹林，因為它會增加雷氏症候群的可能性，雷氏症候群可能因咳嗽、流感或水痘等感染而出現。它可能會導致大腦永久性損傷或死亡。

2.3 阿托品

學名為 *Atropa belladonna* 的顛茄是一種有毒植物，其汁液沁入眼睛，會使瞳孔放大，讓眼睛顯得亮麗；但若吞服微量汁液，即會使人產生幻覺，此作用使它成為古羅馬人的謀殺工具。中古時期的歐洲醫師在為病人動手術前，也習慣以顛茄麻醉病人，後因巫術和顛茄結為一體，醫師們怕惹麻煩，於是棄而不用。

曼德拉草（mandrake）是提奧弗拉斯托斯在公元前 4 世紀描述的。治療傷口、痛風、失眠，並作為春藥。到了公元 1 世紀，迪奧斯科里德斯（Pedanius Dioscorides）的麻醉配方，是以紅酒燉煮曼德拉草的根部，讓病人在進行截肢手術之前喝下，目的是為了使病人陷入沉睡並幫助止痛。茄籽製劑作為麻醉劑的使用，通常與鴉片結合使用，在羅馬帝國和伊斯蘭帝國時期持續使用，直到 19 世紀才被現代麻醉劑所取代。公元前 1 世紀，埃及豔后克利奧帕特拉使用從埃及天仙子植物（另一種茄科植物）中提取的富含阿托品（atropine）的萃取物來放大她的瞳孔，希望讓她看起來更有吸引力。

顛茄之外，另有多種植物也能產生托品類生物鹼。例如莨菪，一種古希臘神殿女祭司發布預言前，在儀式中燃燒的植物，由於煙中含有令人失憶的東莨菪鹼，使它被用來作為「洗腦」用的藥物。例如現今眼科或外科手術前使用的鎮靜藥物，或暈車暈船時貼在耳後的貼劑，均含有東莨菪鹼。

顛茄的作用和稱為阿托品的生物鹼有關。顛茄內含有天仙子鹼，天仙子鹼在 1833 年被分離出來，其化學結構在 1889 年由威爾士德達（R. Willstatter）定出。若以化學方法分離天仙子鹼，即可獲得具有鬆弛平滑肌（尤其是腸胃）和阻斷汗與唾液分泌作用的阿托品。

阿托品存在於許多茄科植物中。最常見的來源是顛茄、曼陀羅、賴特曼陀羅、梅特爾曼陀羅和斯特曼曼陀羅。其他來源包括木曼陀羅屬（*Brugmansia*）和天仙子屬（*Hyoschamus*）的植物。

拉敦堡（A. Ladenburg）發現，阿托品可由托品鹼與托品酸經酯化反應而得，於是開始嘗試利用各種羧酸製造不同的托品鹼酯，其中以 α 羥基苯乙酸生成的扁桃酸托品，因為比阿托品的作用時間短，所以在眼科診治應用上有其價值。另從阿托品的氮原子烷基化所得到的季銨鹽，是一種抗痙攣藥，因具有的極性而被血腦屏障隔離，因此不會影響到中樞神經。

阿托品屬於抗膽鹼藥品，藉由拮抗乙醯膽鹼的 muscarine 作用，來抑制副交感神經，可當作有機磷農藥中毒的解毒劑，本身也可減少唾液、胃液等腺體的分泌，故可治療胃酸過多，還有抑制平滑肌過度收縮的作用，可治療胃腸、膽管痙攣的疼痛、支氣管痙攣引起的氣喘，做成眼藥水的劑型，有散瞳的作用。

顛茄

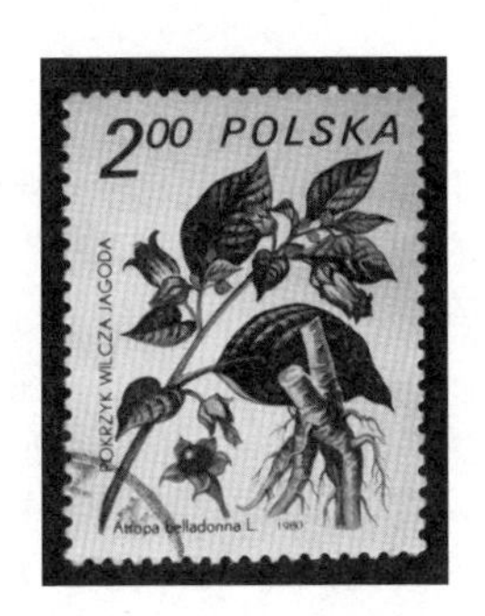

(A) 阿托品；(B) 東莨菪鹼 (scopolamine)；
(C) 天仙子胺 (hyoscyamine，莨菪鹼) 的結構式

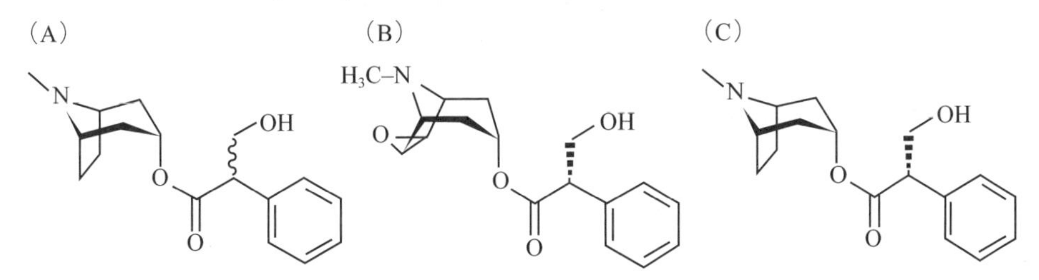

Atropine抑制胃酸的作用機轉

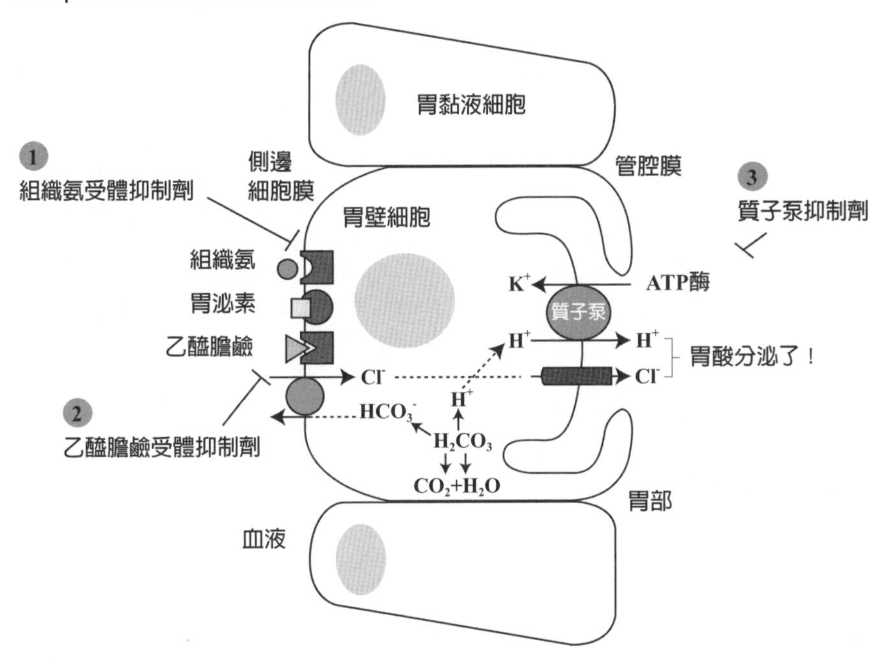

2.4 古柯鹼

古柯鹼（cocaine）又譯爲可卡因，來自古柯樹的葉子，這是早期南美洲土人的零食。十九世紀時，歐洲探險家見到南美洲土人咀嚼一種灌木樹葉後，不需進食就可長期勞動，因此懷疑葉子內的某些成分可使人增加體力、不易疲勞。他們便將樹葉帶回歐洲研究，最後在沃勒（F. Wohler）的實驗室中分離得到能令人舌頭麻木的古柯鹼。

當時除了德國默克公司萃取這類化合物給生理學家進行實驗外，也有人把古柯葉拿來調酒，而美國早期生產的「可口可樂」也含有古柯葉萃取物（1904 年後被美政府禁用）。著名的心理學家佛洛伊德在 1884 年推薦用古柯鹼來治療各種疾病以及對酒精與嗎啡上癮的病症，不過不幸的是許多病人反而對古柯鹼上癮了。

到了 20 世紀，純化的古柯鹼受到一些知識分子的讚揚，以至於越來越多人被吸引，終致形成嚴重的濫用情形。

古柯鹼容易經由鼻孔黏膜進入腦部，進而抑制腦部對多巴胺（一種神經傳遞物質）的吸收。在正常情況下，多巴胺會很快地被突觸後的神經細胞釋放，一旦突觸前膜將其回收後，它不是被單胺氧化酶分解，就是再予儲存。倘若多巴胺接受體繼續被占，腦內多巴胺濃度增加，人（或動物）的快感就會延長，這就是古柯鹼使人上癮的原因。

那些欲獲得快感的人，習慣以鼻吸方式吸食古柯鹼，主因鼻吸方式對腦部吸收多巴胺的影響較小，但會干擾去甲腎上腺素和血清素的吸收。

當古柯鹼的化學結構被分析出來後，使得類似化合物的合成工作如火如荼地展開，醫學界對於尋找沒有古柯鹼缺點（如成癮性）的局部性麻醉劑，一直抱著很大的期待。

艾因漢（A. Einhorn）在合成古柯鹼的同類物質時，竟意外發現 3- 羥 -4- 胺苯甲酸甲酯具有麻醉效力。這個名爲鄰卡因（orthocaine）的化合物，日後成了普羅卡因（procaine）等的先導藥物。普羅卡因系列化合物，因爲不透過細胞黏膜，所以沒有古柯鹼的副作用，因此被牙醫師普遍採用。

古柯鹼屬中樞神經興奮劑，也具有局部麻醉及血管收縮作用。吸食初期會產生欣快感、精力旺盛、注意力敏銳、思路清晰等主觀感覺，使用劑量增加後則會產生視幻覺、觸幻覺、聽幻覺、感覺扭曲、多疑、猜忌、妄想等精神症狀，而古柯鹼的另一項破壞作用，是會降低精子的活動力。

濫用者以鼻吸方式施用，往往會使鼻黏膜血管收縮，造成鼻子輕微出血的現象。當反覆吸入使用則會造成慢性鼻炎，有些人更因血管收縮出現鼻中隔穿孔症狀。使用過量會產生胡言亂語、呼吸衰竭、心臟麻痺等症狀，甚至導致死亡。懷孕婦女如長期使用古柯鹼會造成流產、早產、胎兒體重過輕與腦部發育受損等情況。

長期使用古柯鹼的副作用

腦：增加中風風險、昏睡、失眠／嗜睡、貪食症

喉嚨：疼痛、聲音沙啞

肺臟：咳血、氣喘、胸痛、嗜酸性白血球血症、支氣管痙攣、呼吸困難、浸潤

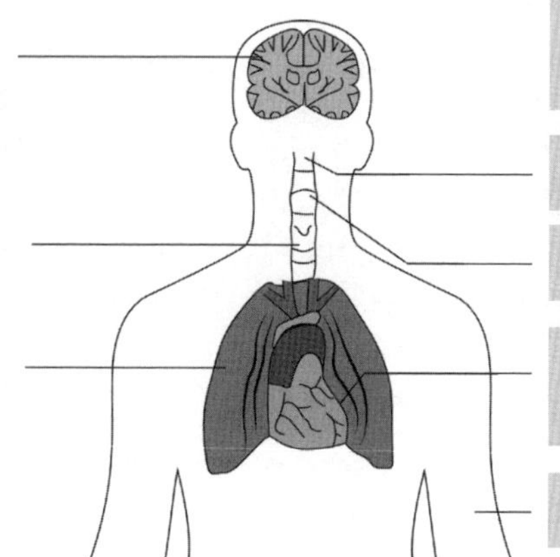

全身：發燒、嗜酸性白血球血症

鼻：流鼻水

牙齒：磨牙症

心臟：增加心梗塞風險

皮膚：搔癢症

古柯鹼的生合成

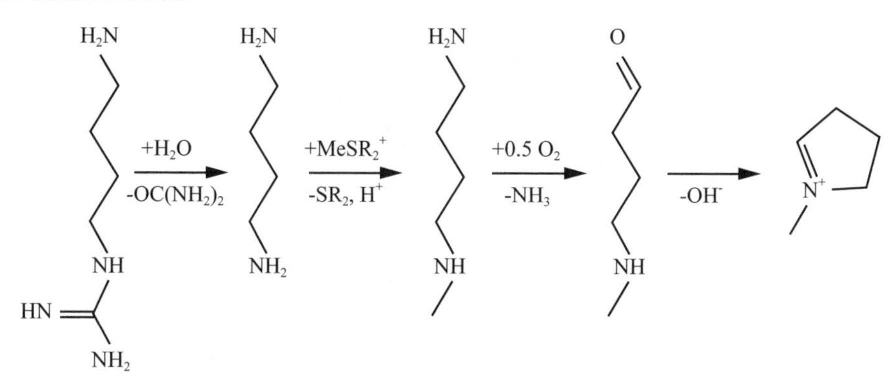

古柯

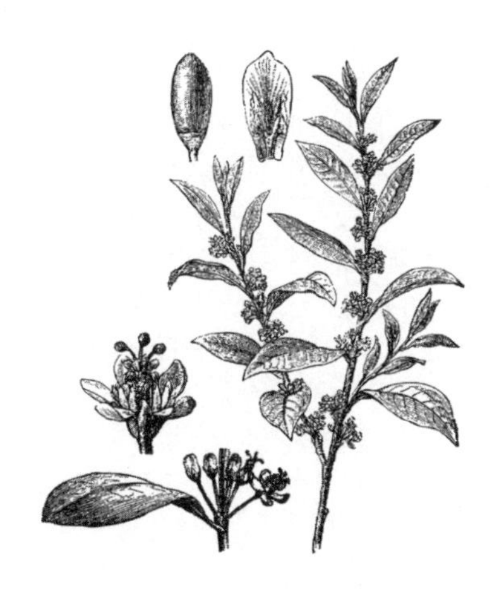

2.5 胰島素

據世界衛生組織（WTO）2016 年 11 月的報導：(1) 全世界糖尿病病人數從 1980 年的 1.08 億增加到 2014 年的 4.22 億；(2) 全世界 18 歲以上成人糖尿病患病率從 1980 年的 4.7% 增加到 2014 年的 8.5%；(3) 糖尿病是失明、腎衰竭、心臟病發作、中風和下肢截肢的主要病因。胰島素的發現雖然不能根治糖尿病，但卻讓患者能過著幾乎完全與正常人一樣的生活。

1869 年，胰島細胞被發現並於 1893 年被正式命名爲「ilots de Langerhans」（胰島）。1889 年，德國的敏柯夫斯基發現了胰臟和糖尿病的關聯後，就不斷有人研究胰臟的「神祕內分泌物質」。1890 年，學者發現胰腺分泌物中存在控制血糖的物質，1909 年被比利時醫學家 Jean de Meye 命名爲「insulin」（胰島素）。

1921 年，加拿大多倫多大學的 Macleod 教授帶著兩個助手（加拿大外科醫師 Banting 和其學生 Best）在一隻實驗狗身上動刀，教導他們怎麼樣結紮胰臟的胰管，教導他們怎麼樣切除另一隻狗的胰臟產生糖尿病的症狀，還教他們怎麼取得胰臟組織、萃取、純化並抽取、測量狗血液裡的血糖濃度。Banting 和 Best 結紮狗胰腺管，從萎縮的胰腺組織中提取出胰島素，並注入去胰腺的糖尿病犬體內後，實驗動物的血糖値明顯下降。

在生物化學家 Collip 的幫助下，他們改進了胰腺分泌物萃取、純化的方法，製造出純度高的胰島素。1922 年，胰島素首次被用於治療糖尿病患者。其後，一系列胰島素相關產品相繼問世。但由於當時的科技水準所限，早期的胰島素均爲從豬、牛或羊的胰腺中萃取的粗產品，臨床應用中有許多不良反應。Macleod 和 Banting 後來獲得 1923 年諾貝爾醫學獎。

1926 年美國生物化學專家 Abel 首次製得胰島素結晶；1936 年 Scott 利用重結晶法在鋅離子的存在下得到了純化的胰島素晶體——精蛋白鋅胰島素；1946 年低精蛋白胰島素問世。

1955 年英國生物化學專家 Frederick Sanger 將胰島素的胺基酸序列，完整地定出來，並推導出完整的胰島素結構，完成了世界上第一個蛋白質（胰島素）的一級結構測定，揭示了胰島素的化學結構，並因此榮獲 1958 年的諾貝爾化學獎。

1960 年色層分析技術的出現使得高純度單一胰島素分子的製造成爲可能，胰島素的純化取得歷史性突破。1969 年英國科學家 Doroth Hodgkins 利用 X 光繞射測定了胰島素的三維立體結構，獲得了諾貝爾化學獎。

人類胰島素是第一種利用現代生物工程製造的藥物。在基因工程合成人類胰島素之前，醫治糖尿病患者的胰島素來自豬、牛等動物。但是，動物和人類的胰島素存有少許差異，這少許差異足以引起嚴重的後果和過敏反應。從 1980 年代開始，採用重組 DNA 技術製造的人類胰島素，就越來越廣泛地應用於治療糖尿病。

每一個胰島素分子由兩條多鏈（A鏈和B鏈）組成，這兩條多鏈則由兩個二硫鍵連繫著。A鏈由21個胺基酸組成，而B鏈則由30個胺基酸組成

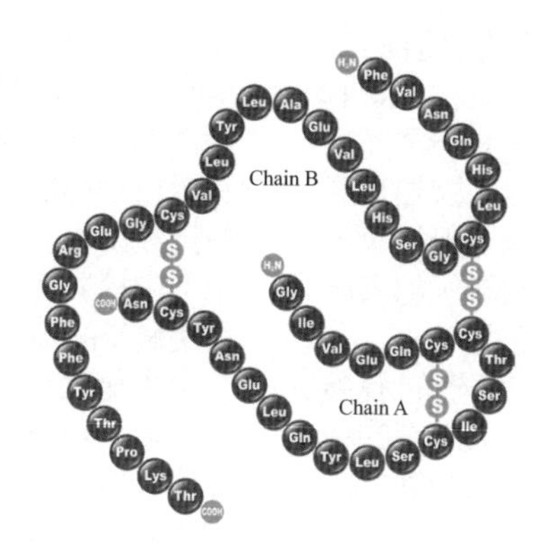

三代胰島素比較

按來源分類	動物胰島素	人胰島素	人胰島素類似物
出現時間	第一代	第二代	第三代
生產時間	1923年	1982年	21世紀初
製備技術	從動物胰島素中提取	基因工程技術	基因工程技術
優點	使糖尿病患有藥可治，價格低廉	分子結構與人胰島素相同，不會引起過敏反應，安全性與有效性較高	更符合人體生理性胰島素分泌曲線，相比二代胰島素安全性與有效性更高，降低了低血糖風險；注射時間靈活
缺點	副作用較大，存在異源性過敏反應	無法完全模擬人體胰島素分泌代謝曲線，難以精準調整血糖，有低血糖風險；注射時間要求嚴格	合成製程相對複雜，價格較高

各類胰島素注射裝置情況比較

	普通注射器	胰島素專用注射器	胰島素筆	胰島素泵	無針胰島素注射器
優點	價格便宜；用完即棄，方便	價格便宜；使用方便，注射器內塞推壓到位即可，無需皮下停留	攜帶方便；疼痛感小；注射過程更簡單、隱蔽	能模擬生理胰島素基礎分泌，使血糖平穩、正常；無需每天多次注射	安全無痛、杜絕感染；使用方便簡單；起效時間快，吸收效率高
缺點	針頭過長導致胰島素快速大量吸收，出現急性低血糖；使用不便；針頭較粗，造成疼痛，依從性降低	每次注射前都需抽取胰島素，劑量準確性難以保證；攜帶和注射不便	需要在皮下停留；需使用專門的胰島素筆芯	價格昂貴；對使用者要求較高，需要24小時配戴	價格昂貴；體積較大；注射前需抽取胰島素藥液；患者需要進行嚴謹的使用培訓

3.1 世界藥學發展史

隨著現代科學技術的迅速發展和不同學科間的相互運用，藥學正在不斷的發展，其內涵也從了解宏觀知識層面發展到了解微觀、分子間乃至基因知識層面，並且出現了許多新知識、新技術，其知識領域與有關的藥學知識，越來越受到學界和大衆的關注與重視。

如同其他的科學一般，藥學的發展當然不是一蹴可幾，而是先人智慧的積累，因此，不能不談談藥學的發展史，以了解藥學發展的概況。而藥事制度的建立關係到藥學專業領域的建立和發展。

史前藥房：藥用植物在史前時期就已被使用。例如，在伊拉克沙尼達爾洞穴中發現西洋耆草、矢車菊、千里光等植物的花粉。在西班牙梅諾卡島發現3千年前使用不同植物提煉的迷幻藥（含阿托品、東莨菪鹼、麻黃鹼）。史前人類藉由觀察鳥類和野獸以及使用冷水、葉子和土壤，本能地學會了醫學。

古典藥學：原始時代由於文化不發達，不太可能有單獨記載藥學知識的專著。中國的《詩經》、《山海經》，埃及的莎草書、印度有《吠佗經》、巴比倫亞述的碑文記載了最早的藥學知識。

羅馬時期：希波克拉底（西元前460至377年）由於其對古代醫藥學發展的貢獻，被後人稱爲醫聖，其後戴歐斯考利狄斯（Dioscorides）編著的《De Materia Medica》一書，載藥500餘種。該書被認爲是數個世紀以來藥物學的主要著作。古羅馬最傑出的醫學家格林（Calen，西元130至200年）與我國醫聖張仲景同時代。他有許多著作，現存80餘種，對後世藥學發展影響很大，尤其對植物製劑技術，後人爲紀念他，仍把用浸出方法生產出的藥劑稱爲格林製劑。由於其奠定了醫藥學的發展，被稱爲藥劑學的鼻祖。

中世紀藥學：中世紀（約3至15世紀）歐洲正處於黑暗時期，由於戰爭的破壞，古羅馬文化被摧毀，因而，醫學的中心也隨著社會的變動發生轉移，阿拉伯人繼承了古希臘羅馬的醫學遺產，博采兼收了中國、印度和波斯等國的經驗，塔吉克醫生阿維森納（Avicenna）編著的《醫典》分爲5冊，歸納了當時亞洲、非洲和歐洲的大部分藥物知識，對後世影響頗深、被奉爲藥物學的經典著作。

工業化時期：1880年代末，德國染料製造商已經建立了有機化學合成的基本方法。水合氯醛於1869年作爲助眠劑和鎮靜劑推出。1847年首次使用麻醉劑。直到1940年1950年，隨著氯丙烷的發現，「精神藥理學革命」開始了。

美國於1852年成立了美國藥師協會（American Pharmacists Association）。1921年，弗雷德里克・班廷（Frederick Banting）和查爾斯・貝斯特（Charles Best）發現了胰島素。亞歷山大・弗萊明 (Sir Alexander Fleming) 在發現一種可以殺死細菌的眞菌後，開發了第一個抗生素——青黴素。

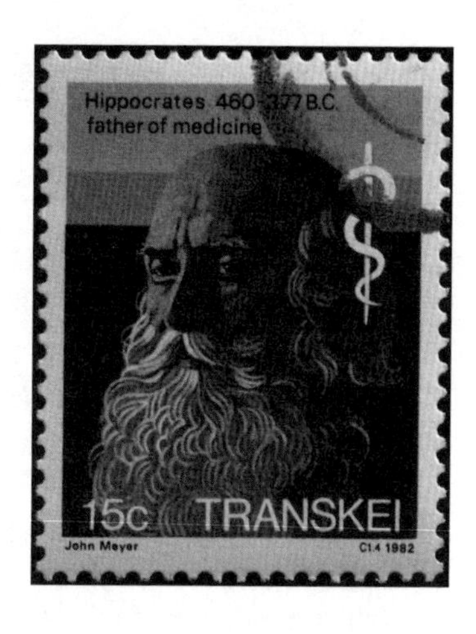

出生於西元前五世紀的古希臘醫學家希波克拉底（Hippocrates），因為率先駁斥疾病乃神鬼等超自然力量所致，主張可從人體找到病因，因而被尊稱為「西方醫學之父」。但是他用體內四種體液失衡來解釋所有疾病的說法，卻從此主宰西方醫學觀念兩千年，阻礙了醫學的進步

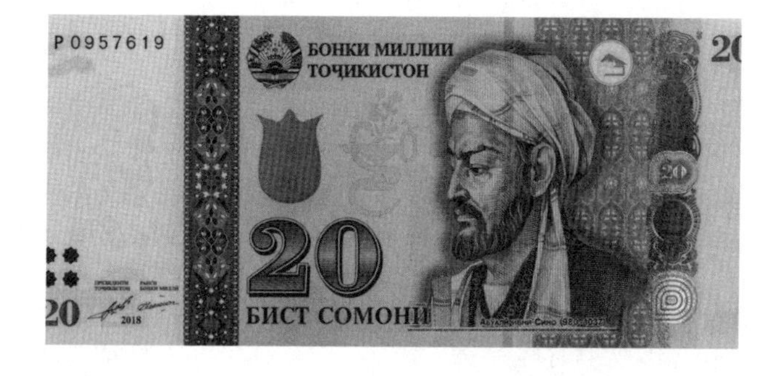

阿維森納（Abu Ali ibn Sina；Avicenna，西元980至1037年），利用蒸餾的方式提煉玫瑰精油等精油，形成後來芳香療法的基礎

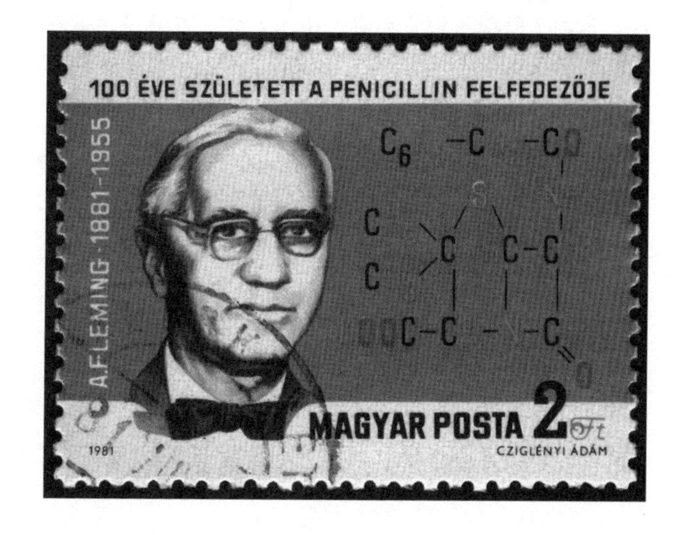

亞歷山大・弗萊明爵士（Sir Alexander Fleming，西元1881至1955年），蘇格蘭生物學家、藥學家、植物學家。1923年發現溶菌酶，1928年發現青黴素

3.2 歷代藥事管理

周代建立了我國最早的醫藥管理制度，醫巫制度採用醫巫分離。《周禮》記載在六宮體制中，把巫祝劃入春宮之列，把醫師歸於天宮管轄。《周禮天宮》記載醫師是官名，爲衆醫之長，職權是「掌衆醫之政令，聚毒藥以供藥事」，其下屬官職有上士、中士、下士（皆爲醫官）、史（管文書醫案）、府（管藥物、器械、會計）、徒（供使役、看護）。

秦始皇於西元前 221 年統一中國，設立了醫藥行政管理機構。秦漢至隋唐，醫藥行政管理機制逐步擴大充實，但是管理體制大體相承。《杜佑通典》記載，秦設有太醫令丞，掌管醫藥的政令，設有侍醫，負責皇帝的醫藥。後漢時醫藥管理開始分設，東漢光武帝（西元 25 年）「置太醫令一人，六百石，掌諸醫。藥丞、方丞各一人。藥丞主藥，方丞主方，右屬少府」。據史書記載，漢代還設有本草待詔、尚藥監、中宮藥長、嘗藥太官等職。

兩晉南北朝（265 至 589 年）時期，史書上記載「梁門下省置太醫令，又太醫二丞中，藏藥丞爲三品勳一位」。北齊門下省，統尚藥局，有典禦二人，待禦師四人，尚藥監四人，總禦藥之事。

隋唐（589 至 960 年）時期，醫藥管理機構進一步擴大，分工日細。《隋書百官志》記載「設有尚藥局，藥藏局」。唐朝設有「藥藏局」，局內有藥庫，由藥丞、藥監等專職人員負責藥品的收發、存儲工作。

宋元（960 至 1367 年）時期，藥事組織有進一步發展，宋朝設置了藥事管理機構有「御藥院」和「尚藥局」。御藥院掌管帝王用藥，尚藥局爲掌管藥物的最高藥政機構。976 年，宋朝于京師置「香藥易院」，「增藥之植，所商人市之」。1076 年在京師開封道，太醫局創立「賣藥所」，又稱「熟藥所」，出售丸散膏丹等成藥。首創了官辦藥局。另外還設立了「修和藥所」，即炮製加工作教育局。1103 年，宋朝採納了在各地設熟藥所的建議，從而使官辦藥局逐漸普及全國。1114 年修和藥所改名爲「醫藥和劑局」。賣藥所也改名爲「醫藥惠民局」，後又改名爲「太平惠民局」。

元代除設有「御藥院、尚藥局」等管理機構外，還設置有面向民間的藥事機構或藥局，如「廣惠司、廣濟提舉司、太都惠民局」。這些機構既製藥，也賣藥，並行使藥事管理的職能。

宋代創建的官辦「和劑局」和惠民局遍及各州、府和軍隊，由政府經營製藥、賣藥，並使用國家編修和頒布的方劑、本草，爲製藥、賣藥的依據，保障藥品品質。

明清（1369 至 1840 年）時期，從中央到地方各級都有各類人員管理藥物。明代對醫藥比較重視。《明史職官志》記載「洪武三年，置惠民藥局，府設題領，州縣設醫官，凡貧病者，給之醫藥」。「隆慶五年，生藥庫惠民局各大使一人，副使一人」。建立了較完整的管理體系。既負責醫療，也管理藥品的製造和領發宮廷用藥的機構、人員配備和管理制度也進一步發展，管理更爲嚴格。

清代藥事管理大體承襲明制，由生藥庫收藏藥材，官辦藥廠供應民間藥品，在太醫院內有專司藥品加工的「切製醫生」，隨著醫藥發展分工日趨完善。1654 年，曾於景山東門外，築藥房三間，領醫官奉旨施藥。

歷代主要本草

作家	朝代	本草	卷數	藥品
推測為張機、華陀	後漢末葉	《神農本草經雷公集注》4卷	首卷：序錄。上卷：上藥。中卷：中藥。下卷：下藥	上藥120，中藥120，下藥125，共365種
陶弘景	南北朝	陶弘景校定《神農本草經》3卷	上卷：序錄。中下卷：各論	中卷：玉石、草、木356，下卷：蟲獸、果菜、米食195，有名未用179，共730種
蘇敬等	唐	《新修本草》20卷	目錄1卷。本文：序例2。各論18。 藥圖25。圖經7。 藥圖目錄1。共計54卷	本經正品361，名醫副品182，有名未用193，新附品114，共850種
劉翰、馬志等	宋	《開寶新詳定本草》	20卷	新增品134，共984種（序文中稱共983種）
掌禹錫等		《嘉祐補注神農本草》20卷	本文20。目錄1。 共21卷	新補83，新定17，共增100，共計1084種
蘇頌		《圖經本草》20卷	本文20。目錄1。 共21卷	另有本經外類98種
唐慎微		《經史證類備急本草》31卷	本文31。目錄1。 共32卷	本經外類98，唐本餘7，食療餘8，陳藏器餘488，海藥餘16，唐慎微續添8，自舊藥中分立新條者35，共增660，共1744種
孫覿刊行		《經史證類大觀本草》31卷	本文31。目錄1。 共32卷	同上
李時珍	明	《本草綱目》52卷	本文52。附圖3卷。 共55卷	自稱舊藥1518，自增374，共1892種。實際上引自《證類》1470，其他本草52，自增376，共1898種
汪昂	清	《本草備要》	4卷	《本草備要》400種，《增訂本草備要》460種
吳儀洛		《本草從新》	18卷	721種

宋代官方編纂的醫書

分類	書名
醫學理論	聖濟經
方書	御藥院方、太醫局方、太平聖惠方、 和劑局方、神醫普救方、聖濟總錄、慶曆善救方、簡要濟衆方
針灸	銅人圖經

3.3 個人化藥物、基因藥物

隨著人類基因組輿圖繪製完成，一個生物製藥的新時代就要來臨。這種基於基因理論，借助人類基因組輿圖，以電腦爲工具的新藥設計方式，會使藥物更具療效、副作用更小、更廉價，甚至會出現個人化的藥物。

基因缺損是誘發疾病的根本原因，以修復人體中缺損的基因使之恢復正常，破壞病毒基因結構，使之失去活力爲基本點的新藥設計，將成爲未來製藥業的主流。

在電腦上設計新藥，並用電腦類比人體對藥物的反應，會大大的縮短新藥研製的時間和降低成本。

個人化藥物即將在這生物製藥新時代中出現。每一種腫瘤都是由相對應的遺傳物質變化引起的，現在的腫瘤藥物只是針對腫瘤遺傳物質變異的共性，而不能針對某一個人所患的某一種腫瘤。製藥廠可以爲某一個人製藥，患者可以服用只適合於自己的藥，這已不是夢想。

鑒於基因治療的特性，到 2030 年大面積創傷型的手術將會越來越少，現行治療癌症的手術、放療、化療等手段很可能不復存在。

化學藥的致命缺陷是不能做到標靶治療，也就是人們通常說的指哪兒打哪兒。因而化學藥均有不同程度的毒副作用。而標靶治療正好是基因藥物的專長。

研究個人的基因遺傳，如何影響身體對藥物的反應，藉由對基因的研究，發現帶有某種特定基因的人，會對某種特定的藥物成分，產生某種特定的反應。將這個基因、藥物成分與服用後反應，運用在用藥之上，就可以知道帶有某特定基因的人，不適合服用含有某特定成分的藥物，進而降低藥物副作用產生的風險；反之，也可以知道帶有某特定基因的人，特別適合服用含有某特定成分的藥物，進而提升治癒疾病的機率。

藥物是對抗疾病的利器，但是在某些情況下也會危害生命，最重要的原因在於不同人的身體對於藥物的反應不同。過去人們認爲體質影響藥物的治療效果，然而什麼是體質呢？

體質在藥物基因體學的解釋爲人們的基因型或基因表現的差異，造成對於藥物的吸收、分布、代謝、排出的反應不同。過去醫療行爲是透過症狀決定藥物，再配合體重、年齡計算適合的劑量，並無法預先得知藥物與病人的反應情況。個人化藥物則先運用藥物基因體學解析基因與藥物反應，再給予病人適合的藥物，透過減少藥物過敏反應，以達到治療最佳化的目的。治療的過程爲首先是進行基因定序以掌握病人基因型態，爾後透過藥物資料與基因之關係性資料，決定對於病患最有效的藥物與療程，最後進行治療與收集相關的數據以協助未來療程之改善。

個人化藥物是一種精準針對個人病情進行藥物治療，然而發展個人化藥物卻影響著醫病行爲、藥物開發模式與其他相關的醫用設備需求，如次世代定序、新穎的基因體科技、資料庫大數據應用、伴隨式診斷、癌症治療技術等。個人化醫療與個人化藥物，透過更佳的醫療與健康規劃，不僅僅讓人們享受健康的身體，也將帶動另一波的醫療革新與相關產業的發展。

基因藥物

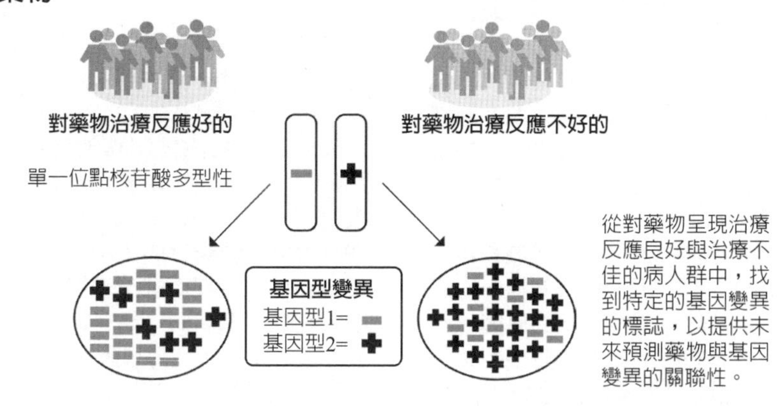

SJS／TEN地域差異。SJS／TEN是2種嚴重型皮膚藥物過敏反應，罕見卻可能致命，少數人使用以下些藥物會引起這個反應，這就是因為個體化的差異

	案例數	Allopurinol	Carbamazepine（卡巴西平）	Cotrimoxazole	Phenytoin
臺灣	35	17.1%	31.4%	NA	20%
新加坡	23	13.0%	27.7%	NA	4.3%
馬來西亞	96	18.8%	24.0%	12.5%	5.2%
印度	57	NA	19.3%	15.8%	19.3%
歐洲	379	17.4%	8.2%	6.3%	5.0%

SJS：史帝芬強生症候群；TEN：毒性表皮壞死症
Int J Dermatol 2010; 49: 834-41

藥物個體差異中20%-95%與基因變異相關

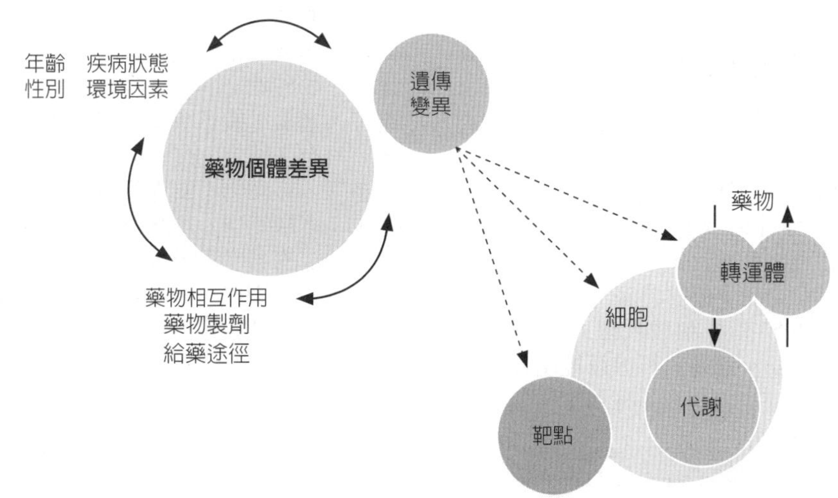

3.4 持續釋放劑型

對晚期癌症病人給予止痛藥時，一旦藥物濃度低於治療濃度，病人就會感到疼痛，藉由控制釋放，就可以將藥物濃度保持在恆定範圍內，可以大大地減少病人的痛苦。

傳統的給藥方式，常會對組織和器官造成嚴重的毒副作用，無法做進一步的治療，這也是化療經常失敗的原因。此外，經由傳統的給藥方式，有很多藥物分子無法通過血腦屏障而到達病灶。

藥物控釋系統簡單的定義爲一種以控制藥物釋出速率，來控制藥效的劑型。藥物控釋劑型的開發設計，能改善傳統劑型在重複給藥時，因藥物血中濃度的波動所產生無效或副作用的缺點，並可使藥物在長時間投藥治療後，能產生一穩定狀態的藥物血中濃度，達最安全的治療效果。

藥物控釋系統具有下列優點：

1. 能維持較穩定藥物血中濃度，使波動性減至最小，增加服藥的安全性、有效性及治療效果。
2. 減少給藥次數，增加病人服藥的依順性及方便性。
3. 使半衰期短的藥物延長作用時間。
4. 夜間也能維持治療血中藥物濃度，減少夜間投藥的不便。
5. 能更了解控制藥物自劑型釋出的模式與動力學。

口服控釋劑型發展的目的是爲了維持在給藥 12 小時或 24 小時內，能使血中藥物濃度波動達到最小，也就是說能維持一穩定的血中藥物濃度。

藥物的時間控制釋放機轉大致可分爲三種：第一種是材料分解控制釋放機轉，即藥物被包埋在某種可生物分解的材料內，隨著材料的不斷分解，藥物也被不斷地釋放出來。

因此，藥物的控制釋放速度由材料的降解速度決定。由於材料的降解速度跟周圍的環境條件關係很大，如是否存在分解酶、酸鹼度的大小等，因此這些環境條件也直接影響藥物控制釋放的速度。在條件適宜時，則可以使藥物恆速的釋放，不會有突釋現象。

第二種是擴散釋放機轉，當載體內的藥物濃度高於身體內的藥物濃度時，載體內的藥物就會不斷地向身體內擴散。在釋放初期，由於載體和身體內的藥物濃度存在較大的差異，因此藥物的擴散釋放速度也較快。隨著藥物不斷地向身體內擴散，載體內的藥物濃度逐漸降低，身體內藥物濃度逐漸增加，則載體和身體內的藥物濃度差越來越小，藥物釋放速度也會越來越慢。因此，這種釋放機轉的特點是先快後慢。有些藥物控制釋放系統，同時存在著上述兩種控制釋放機轉。

第三種是應答控制釋放，如酸鹼度敏感型水凝膠和溫度敏感型水凝膠藥物釋放體系的釋放機轉就屬於這一類。一般當身體出現異常時就會發出一些特殊的信號，如酸鹼度的微小改變、體溫的變化等。酸鹼度敏感型水凝膠藥物釋放系統，只有在特定的酸鹼度範圍內才能產生應答，將藥物不斷地釋放出來。同樣的，溫度敏感型水凝膠藥物釋放體系只有在特定的溫度範圍內（如 38℃）才能產生應答。因此，這一類藥物控制釋放體系有時也被稱爲智慧型藥物控制釋放體系。

口服IR製劑及口服ER製劑的藥品血中濃度vs.時間示意圖

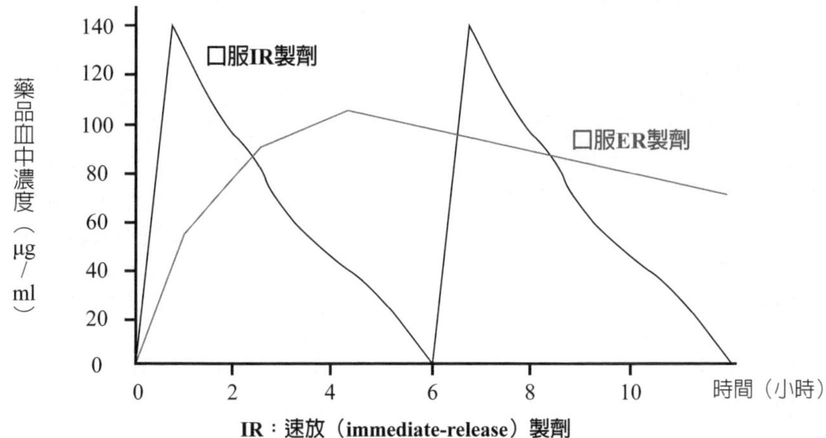

多貯槽微粒膠囊

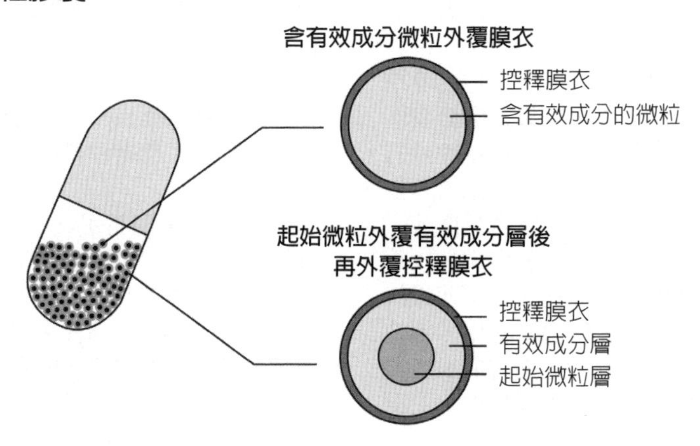

滲透壓控釋藥物系統

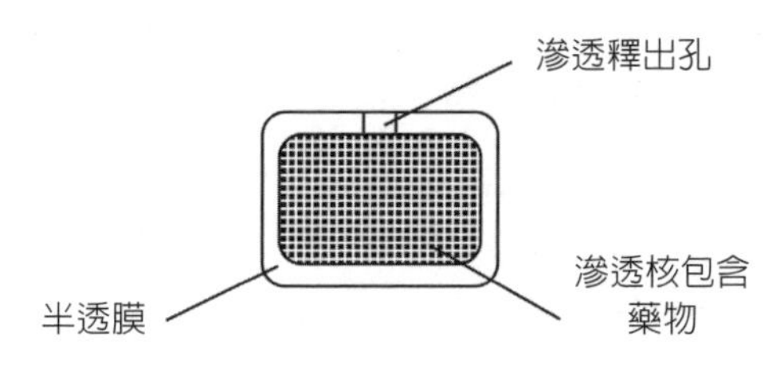

3.5 奈米藥物

奈米是指10的負9次方米（公尺），也就是1公尺的10億分之1，大約相當於10個氫原子緊密並排的寬度，介於微觀的量子尺度與一般的巨觀尺度間。顧名思義，「奈米技術」是一項由尺寸定義的技術領域，一般公認的定義下，「奈米技術」指物質尺度為1至100奈米下的應用。其最爲特殊之處，來自於奈米尺寸的材料，會展現相較於大尺度下時，甚爲不同的物理與化學特性。

奈米技術的概念，是由大尺度過渡到奈米尺度時，物質產生的特殊現象。原本，實體物質中所有基本粒子－原子，處於表面其比例本可謂微乎其微，大部分都包含在物體內部；但越接近奈米尺度，構成實體物質原子，處於物體表面上的比例將快速提高。

由於物質內外部的原子所處環境不同，性質也有所差異，所以當處於表面的原子比例差異加大時，物質特性也將開始脫離一般狀況下我們所熟悉的表現。另一方面，物質處於奈米尺度時，包含的原子數急遽減少，許多大尺寸範圍下不會展現的量子特性（如不連續的電子能階），也會比較容易顯現，更使得物質處於奈米尺度時，能夠展現出混雜量子世界與巨觀世界不同特性，而創造出豐富多樣的應用特性。

有人研究出一種樹狀的奈米級的合成分子，稱之爲樹狀聚合物，它的表面形成了大量的分子基團，可以像鉤子一樣攜帶有用的分子。這種樹狀聚合物不會引起任何免疫反應，成爲良好的輸送載體。

奈米技術並非單指「奈米尺寸」，而主要是指應用物質在奈米尺度時，所具有的物理、化學或生物學特性，以及小尺寸帶來的應用優勢。目前，這樣的產業應用，最常見於化學材料、電子、資訊以及生醫產業等領域。

奈米技術與生物科技間的關係非常密切。一般常見的生物細胞，其尺度範圍大約是數千奈米，而被視爲包含生命密碼的DNA分子，寬度大約是2至3個奈米之間，這些構成生命的基礎單位，都恰好是奈米技術最適合應用的大小範圍。所以，奈米技術在生醫領域的應用，一直被視爲是奈米技術最具有潛力的應用方向之一。

透過奈米科技，只需改變藥的物理結構，就可大幅提高吸收效果及傳輸效率，並延長有效期，而且不會影響原來的藥效，甚至還能幫藥廠延長藥品的專利時間。

奈米科技並非發明全新的藥物，只是針對既有藥品改良，不僅方便業者節省行銷費用，而且還會整個取代現有的產品線。

比起傳統化學藥品，奈米藥的效果可以強上40倍，吸收速度也快10倍以上，對於必須定期大量服藥的慢性病患而言，無疑是一大福音。利用奈米晶體技術，可以讓藥物轉變成穩定的奈米粒子，提高其溶解性。目前的技術已經可以將藥物縮小到400奈米以下，口服或注射都不成問題。

難溶藥物的吸收一直困擾著醫藥工作者，經由篩選技術發現的具有藥用潛力的新化合物大多是不親水物質，還有近40%是完全不溶於水的，臨床應用的難度較大，如紫杉醇。

脂質體做為一種定向藥物控制釋放載體

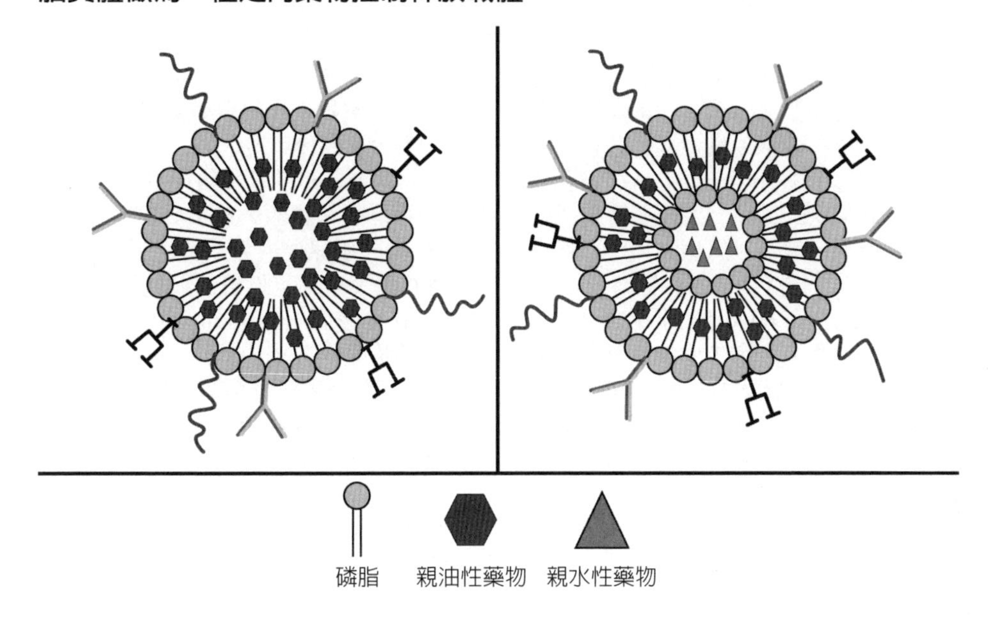

固體脂質奈米粒子 (SLN) 上負載藥物letrozole和與 SLN 結合的葉酸的機轉示意圖。整個載體被遞送到動物大鼠模型內以治療對乳癌細胞的影響。在細胞質內發生生物降解，以及在細胞核內藥物釋放和半胱天冬酶活化，導致細胞凋亡

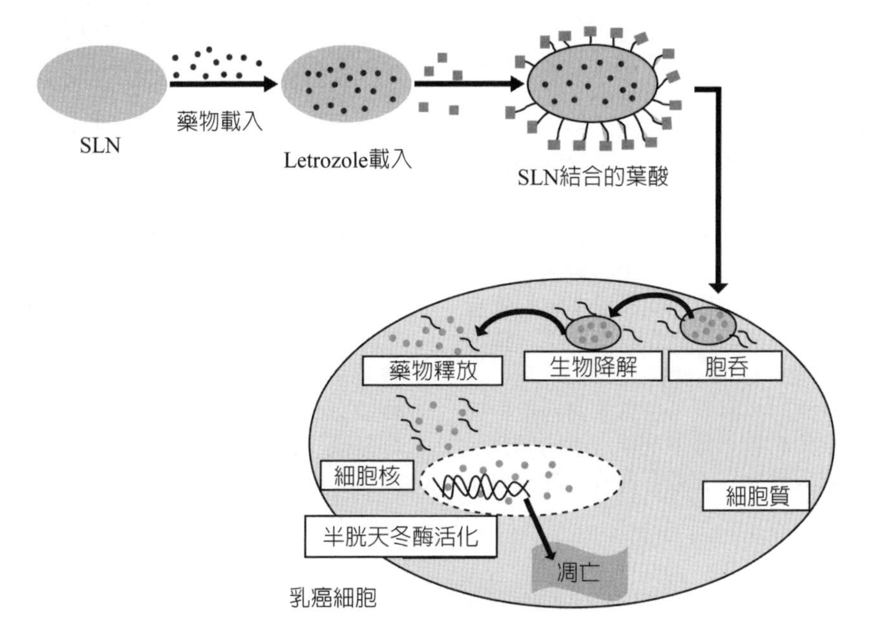

3.6 孤兒藥

孤兒藥 (orphan drug) 是指用於治療罕見疾病的藥物。依我國 2000 年「罕見疾病及藥物審議委員會」的公告，是以疾病盛行率萬分之一以下，作爲我國罕見疾病認定的標準。各國要不是以盛行率作標準，就是以患病的人口數作標準，或者以上述 2 種併用作標準。

全球大約存在 6000 至 7000 種已知罕見疾病，影響了大約 3 億人。只有大約 5% 的疾病有治療方法。在已知的 6000 多種罕見疾病中，癌症占據了 11.1%，傳染性疾病約占 2.6%，72% 的罕見疾病屬於遺傳性疾病。

罕見疾病雖然特殊，卻不一定就是無法治療的疾病。雖然目前全世界已有超過 200 種以上的孤兒藥或生化產品問世，然而由於發生機率低，罕見疾病通常仍會面臨治療藥物取得困難的問題。主要原因在於，罕見疾病治療藥物與食品的研發製造需要經費與時間，但是使用者人數過少，廠商在利潤的考慮下，多不願投入開發、製造或引進。

美國孤兒藥法案以 7 年獨占權鼓勵廠商，美國孤兒藥法案於 1983 年立法通過施行，其目的在鼓勵藥廠針對市場潛力不佳的罕見疾病，發展相對應的治療用藥。對藥廠而言，該法案最重要的誘因在於保障的獨占市場。不論專利保護是否到期，該法案保障藥廠發展罕見疾病新藥，具有自核准期起算 7 年的專有製造與銷售權利，期間內藥廠可以獲得相關藥物的獨占利潤。

孤兒藥的推出不僅加惠於美國境內的罕見疾病患者，藉由全球市場的銷售，對全球罕見疾病的患者而言，都具有正面的助益。事實上，在人道考量之外，孤兒藥法案對生技與製藥產業，也產生了促進發展的作用。

2000 年時，美國醫藥市場中一般藥物的平均年銷售額大約 1,450 萬美元；相對的，孤兒藥的平均銷售金額約爲 5,000 萬美元，可以看出孤兒藥的治療成本確實較高。Biogen-IDEC 所開發出的治療藥物 Avonex®（interferon beta-1a），可以有效緩解多發性硬化症病患的症狀。而 Avonex® 在 2002 年便擁有超過 10 億美元的銷售佳績，爲市場上治療多發性硬化症，第一個超過 10 億美元的治療藥物，這也再次顯見孤兒藥隱藏的市場潛力不可小覷。

在世界各國監管機構提供的開發孤兒藥的激勵下，許多製藥公司日益擴大對該類產品的投資熱情。市場獨占（market exclusivity）通常被認爲是孤兒藥研發最重要的激勵因素。市場獨占是保護專利藥免受學名藥競爭的重要措施。不同的情況有不同的市場獨占期。市場獨占旨在促進新藥創新和仿製藥競爭之間的平衡。

我國衛生福利部在 1998 年開始針對各種罕見疾病的治療與藥物使用進行討論，在 2000 年公布施行《罕見疾病防治及藥物法》後，已陸續公布《罕見疾病防治及藥物法施行細則》、《罕見疾病醫療補助辦法》、《罕見疾病藥物專案申請辦法》、《罕見疾病藥物查驗登記審查準則》及《罕見疾病藥物供應製造及研究發展獎勵辦法》等，其目的均是爲了提供罕見疾病患者進一步的協助。

各國對於罕見疾病的法規政策比較

項目	臺灣	美國	日本	歐盟	韓國
法案名稱	《罕見疾病防治及藥物法》（2000）	《孤兒藥品法案》（1983）	《藥事法》第77-2及77-6條（1993）	《孤兒醫藥產品管理條例》（EC No141/2000）	《罕見病管理法》（2015）
定義（盛行率或患病人口數）	<1/10,000	75/100000 <200,000人	40/100000 <50,000 人	5/10,000	<20,000人
罕見疾病藥物獎勵政策	1. 市場獨占權10年 2. 申請費用減免及檢附資料精簡 3. 國家提供發展獎勵 4. 取得科研架構計畫補助金	1. 市場獨占權7年 2. 臨床實驗費享賦稅優惠 3. 申請費用減免 4. 取得罕見疾病藥物獎勵金補助	1. 市場獨占權（藥品10年；醫療器材7年） 2. 研究計畫享有賦稅優惠 3. 資助研究發展費用	1. 市場獨占權10年 2. 申請費用減免 3. 取得科研架構計畫補助金 4. 國家提供發展獎勵 5. 免稅相關條款	1. 市場獨占權10年，可有條件延長1年 2. 製造或進口可先申請批准 3. 申請費用減免

孤兒藥及全球處方箋用藥

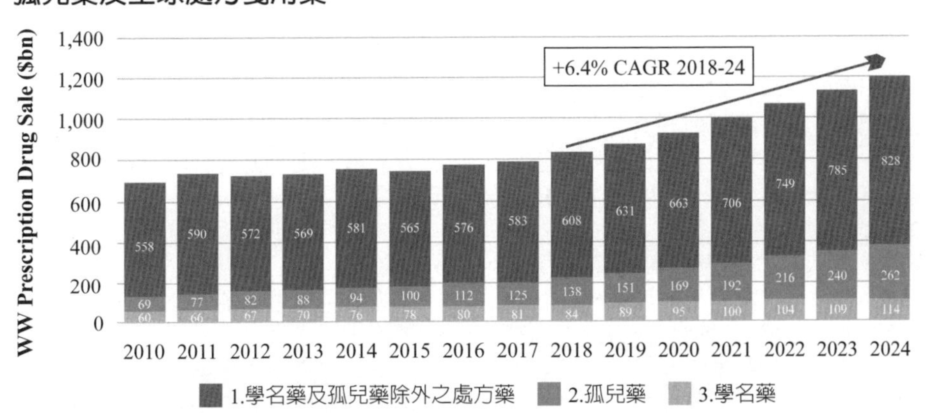

2017年全球藥品銷售區域分布

單位：億美元，%

地區別	2017年銷售額	2013-2017年CAGR	2018-2022年CAGR
先進國家	7,532	5.2	3-6
-美國	4,666	7.3	4-7
-歐洲五國	1,544	4.4	1-4
-日本	848	2.0	(-3)-0
新興醫療國家	2,696	9.7	6-9
其他	1,123	3.5	3-6
合計	11,351	2.0	2-5

附註：CAGR：複合年成長率（Compound Annual Growth Rate）。
資料來源：2018 and Beyond: Outlook and Turning Points, IQVIA，2018 年 3 月。

3.7 鏡像藥物

自然界裡有很多鏡像（又稱對掌）化合物，這些鏡像化合物具有兩個對映異構體。例如（S）-limonene 具有檸檬味道，（R）-limonene 則具有橘子味道。

對映異構體很像人的左右手，它們看起來非常相似，但是不完全相同。當一個鏡像化合物進入身體時，它的兩個對映異構體通常會表現出不同的生物活性。對於鏡像藥物，一個異構體可能是有效的，而另一個異構體可能是無效甚至是有害的。鏡像製藥就是利用化合物的這種原理，開發出藥效高、副作用小的藥物。

什麼是鏡像？最常使用的是把以成對的立體異構體形式存在的鏡像分子比喻爲就像一雙手，一邊爲左，另一邊爲右。這兩種立體異構體或對映體在結構上是相同的。具有相同的物理性質。僅在它們的三維空間排列方面有所不同。就像一雙手，它們是不能重疊的鏡像，並且沒有對稱的平面，並被敘述爲 R 型和 S 型。

在人體內藥物通過與具有特定物理形狀的受體反應起作用。如果兩種對映體都能適合受體，這種結合將是不太緊密的，因而藥物將會不太活潑（藥效不大）。通常一種同分異構體有選擇地結合，而另一種具有較小的或無活性。

具有（S）對映體的青黴胺有抗關節炎的活性，而（R）型卻有毒性。（S，S）型的乙胺丁醇是一種抗結核藥物，而（R，R）型能引起導致失明的視神經炎。

抗帕金森氏病藥物左旋多巴（L- 多巴）以對映體的純型銷售。因爲 D 型能引起嚴重的副作用，如顆粒性白血球減少（白血球喪失導致患者易於感染）。

如果利用一般有機反應來合成這類分子時，所生成的產物通常是等量的兩個鏡像異構物。然而，眞正需要的目標分子卻只是其中一個異構物，因此，還需要複雜的分離步驟才能獲得鏡像純物質，這對於藥物製程而言，無疑是種效率與成本的浪費

不對稱合成是適用性最廣，也最具有發展潛力，以獲得鏡像純物質的技術。一般而言，不對稱合成可分爲下列三種：(1) 不對稱輔助體：由不對稱輔助體與對稱性物質進行反應。(2) 不對稱試劑：由不對稱分子形成反應試劑進行反應。(3) 不對稱催化劑：由少量的不對稱分子與其他試劑形成活性中間體，而這種化性活潑的中間體以催化方式生成不對稱產物。

美國 FDA 堅持把老藥品轉換到純的對映體，並且僅核准新鏡像藥物的單一的異構體。使用更具活性的藥物異構體具有幾種優勢：

- 生產純的對映體，使藥品的生產增長一倍。
- 減少廢品產生，避免生產不需要的異構體。
- 使患者的使用劑量減半。
- 避免不想要的異構體的可能副作用。

許多藥品是以它們的外消旋形式銷售，也就是以 R 和 S 同分異構體的 50：50 混和，賦予老藥品的新生命，這也爲藥廠提供了延長藥品生命的機會。

美國 FDA 發布了鏡像藥物指導原則，要求所有在美國上市的消旋體類新藥，生產者均需提供報告，說明藥物中所含的對映體各自的藥理作用、毒性和臨床效果。歐洲共同體國家及日本、加拿大等國也陸續規定了類似的法規。

鏡像化合物就像照鏡子的手，看起來很相似，但是它們是不能重疊的

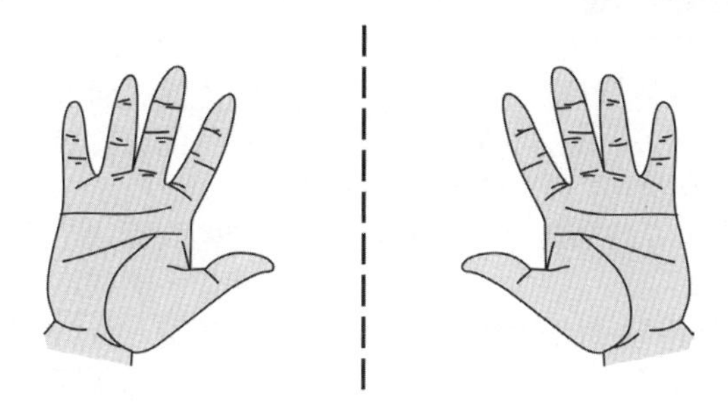

2－丁醇互為鏡像但無法重疊的立體異構物

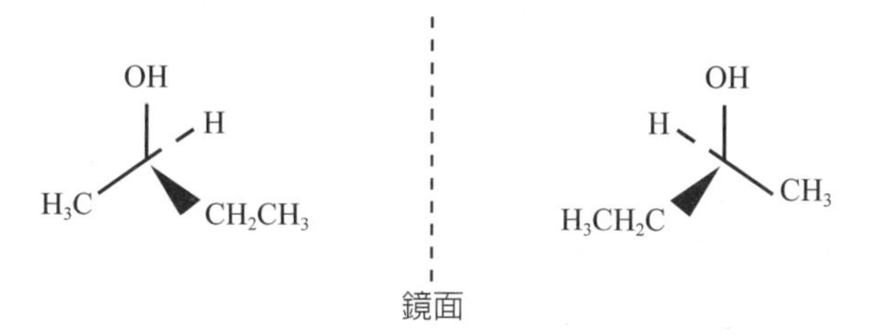

(S)-limonene具有檸檬味道，(R)-limonene則具有橘子味道

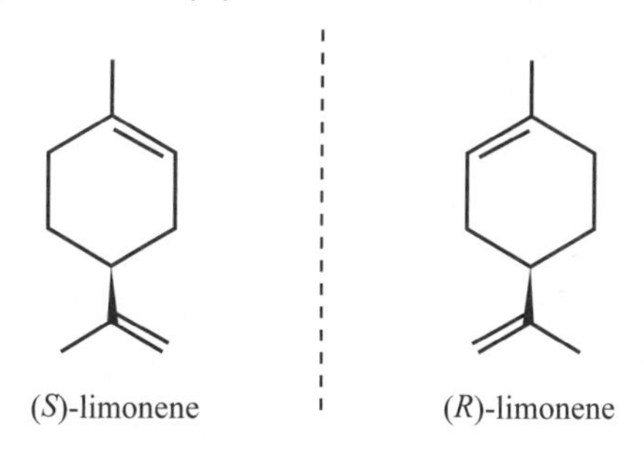

鏡像異構物的活性和用途

藥物	異構物活性 R：S	用途
ampicillin	4：1	抗生素
naproxen	1：28	解熱鎮痛劑

3.8 3D印製藥

2015 年美國食品藥物管理局核准使用「立體印表機」（three-dimensional printer）印製治療癲癇的藥，這個世界上第一款合法上市的立體印製藥（3D printed drug）。

未來患者將能夠利用自備的立體印表機，透過網際網路接收醫師的處方箋，並直接印製自己需要的藥品？

3D 列印技術，結合製造數位化以及個人化，只要於電腦上設計，就能利用 3D 印表機、3D 掃瞄機等快速成型技術生產，使得人人都能進行創新、設計和製造，大幅改變原有的生產模式。

3D 列印技術又名積層製造，是一種把電腦內的立體模型檔利用軟體切割成一層一層的平面圖形，並以不同方式把平面圖形層層堆疊成形的技術。

3D 列印技術的醫療領域：假體或植入物、組織和器官、解剖模型或 3D 建模影像、藥品製造。

以口服錠劑來說，傳統的製造方法，較難精準控制藥的劑量及藥物釋放的速度，但藉由 3D 列印的技術，能精準控制藥品製作的品質，甚至可依患者的條件進行客製化調整，除了一般口服錠劑，3D 列印技術也可製造可控釋放藥物，從材料、結構和劑型設計、製程等方面，與傳統製程有所不同，還可以用於生產許多新的劑型。

世界各地的研發團隊投資了大量的時間和金錢，研發立體印表機印藥的技術，期盼能夠印製特殊結構和成分的錠劑，使其適用於患者的性別、年齡、體重和基因，以及疾病的種類和「期程」的個體差異。簡單說，就是希望能印製出爲每一個患者量身打造的「個人化藥品」。

就錠劑的藥效而言，內部具有特殊構造的藥錠，能在患者體內產生遠比傳統製法的藥錠，更爲複雜多變的活性劑釋放速率。因爲藥錠在表面初時逐漸崩蝕之際，其內部就會露出成爲新的表面。藥錠表面不同的細緻結構能影響其崩解速率，從而影響活性劑的釋放速率。因此，以立體印表機印製的藥錠，不但可透過表面紋理影響崩解速率，更可透過內部細緻結構對崩解速率持續產生影響。

相較於傳統壓錠製成的藥錠，粉末式 3D 列印的錠劑含有較多的空隙，結構也較爲鬆散，因此在水中溶解速度較傳統藥錠快很多，有利於人體吸收，適合用於急性病症的治療。

運用 3D 列印製作藥錠就可以在醫師診斷後，依據患者狀況調整每次列印的藥劑量，減少對於患者來說藥物過量或劑量不足的情形。

黏著劑噴塗型 3D 列印技術具有多噴頭同時噴塗的特性，可以在不同墨道中裝填不同的藥劑成分，因此可以實現在一顆藥錠內就包含多種功效的藥劑，把一整包藥融合成一顆藥錠。

如未來只要根據處方箋就能自行印製藥品，於藥局或病患本身即可製造輕易取得，難以確保藥品的品質以及療效，不論是假藥或毒品等，其安全性將更加難以監控。

3D印表機列印假體髖骨

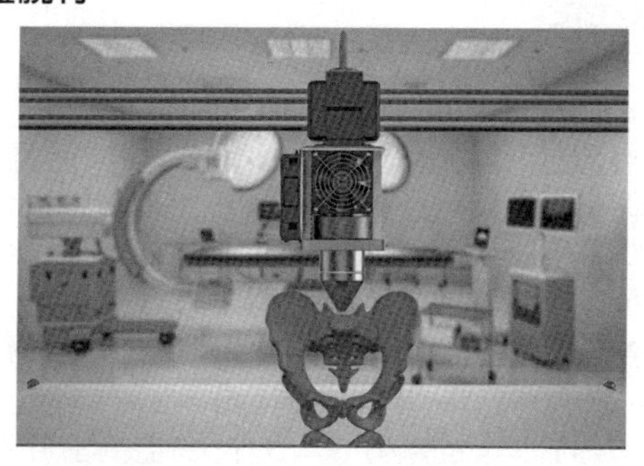

傳統製程與3D印製的比較圖

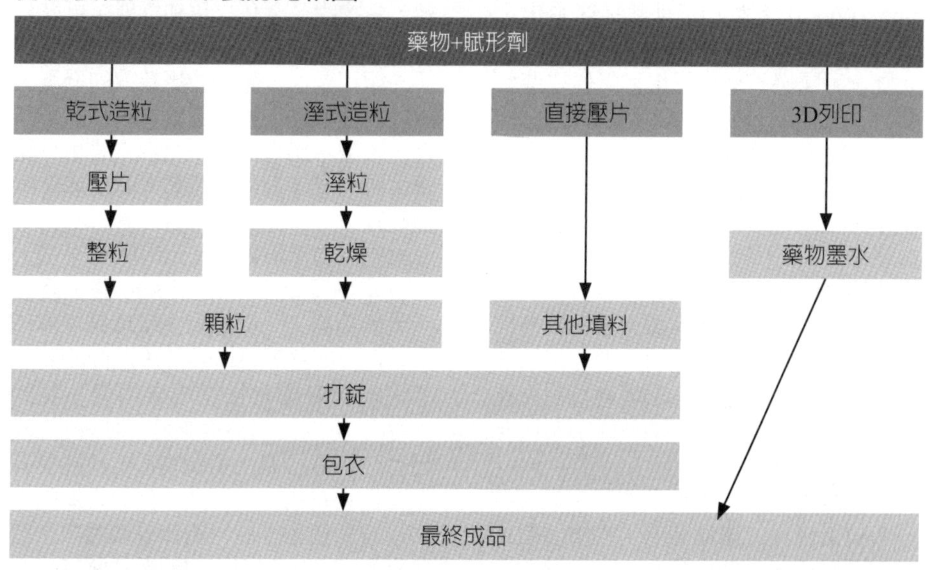

3D 列印的種類

項目	說明
光固化技術	利用可以被特定波長如紫外光或雷射光的光線能量來啓動聚合反應的高分子前驅物做為製造的原料，以光固化的方式將槽內液體光敏感聚合物選擇性固化成聚合物。
熱熔融沉積	加熱流嘴頭把材料加熱到可以流動時，把它漸次擠出在想要成形的物體表面上。
層板物體製造	直接把一整層的板狀材料以膠水黏合成立體的實物。
選擇性雷射燒結	使用粉體材料、高功率雷射光束，以選擇性掃描方式把切層的幾何圖形描繪出來。經雷射光束照射的粉體可產生足夠高溫，使一顆顆的粉末連結在一起。

3.9 太空製藥

太空製造（In-space manufacturing）是指在地球外的太空製造有形商品。由於大多數生產能力僅限於低地球軌道，因此也常稱爲「在軌製造」。太空製造有幾個基本原理：空間環境，特別是微重力和眞空的影響，能夠研究和生產無法在地球上製造的商品。

但是，太空製造仍有賴於以下的趨勢來支持這個產業：降低發射成本（1/10至1/100）、太空和近地軌道商業化、商業運輸服務和太空站、小行星採礦和太空資源開發、地球汙染和氣候變遷加劇。

太空醫學（space medicine）是太空製造的重要項目，由於其具備獨特的環境條件，在以下幾大領域均有良好的應用前景：

1. 致病機轉檢測：太空輻射會對人體的染色體、細胞和基因產生不同影響，重回地面需要研究如何修復受損的基因。因此這類在太空環境進行的先進的基因組學研究，有助於識別某些疾病的致病機轉。
2. 新藥技術研發：借助太空環境進行奈米技術研究的價值斐然。太空的微重力環境下，有助於藥品生產製程的研發及改進。
3. 抗衰機轉研究：進入太空後，人體衰老過程會加速爲地面衰老速度的十倍，同時還會經歷部分功能改變，如粒線體功能障礙、免疫缺陷以及認知障礙等。這些變化與普通人的慢病和衰老機制十分類似。

胰島素和各種抗體就屬於蛋白質藥，此外還有核酸、維生素、多肽等各類生物藥。2020年全球醫藥市場規模約爲1.3萬億美元，其中生物類製劑和藥物超過3300億美元。

2021年國際十大生物技術藥物的全球銷售額達到711億美元。

蛋白質等生物材料分子量大、結構複雜、分子易變性失活，加上外部環境重力或浮力的干擾，純化過程變得格外困難，體外溶液中分子相互作用的模式，與體內實際情況也相去甚遠。

在太空，由於生物大分子的形態和分布，不會受浮力對流和重力沉降的影響，生物大分子可以更加舒展，更充分地結合。在失重的環境下，生物分子「同類相聚」，雜質能更有效的過濾，形成純度更高、排列更整齊的高品質晶體。太空中出現的分子結合方式也可能產生有別於地面的新晶體，有助於新藥的研發。

太空中的萃取物純度比地面高5倍，而效率則提高了400至800倍，產量大大的提高了。同時太空環境幾乎無汙染，也爲藥物製造提供了極佳的條件。

太空輻射通常被認爲會損傷生物的DNA。不過換個角度來看，DNA的改變有時相當於產生了新物種，往往具有新特性和新能力。因此，對於借助微生物以及動植物細胞、組織或個體來製造藥物的系統，利用太空輻射誘發特定基因的損傷或突變，可能會獲得更健壯的生物生產系統，進而提高藥物產量，甚至得到地面難以得到的候選藥物。

生物製造是幹細胞生產的一種類型，經由使用生物材料（如微生物）來生產適合用於臨床前、臨床和治療應用的物質和生物材料，在微重力條件下生產效率更高。因此太空和微重力環境是生物製造的理想場所，有可能經由促進幹細胞的快速大規模生產，爲挽救生命做出貢獻。

太空製造公司的領域百分比

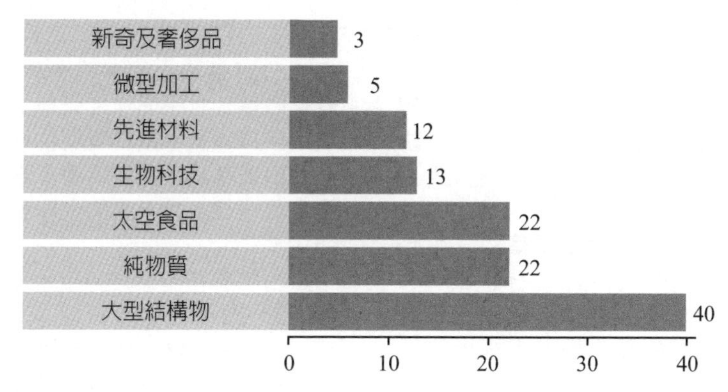

太空製藥衛星發射回收示意圖

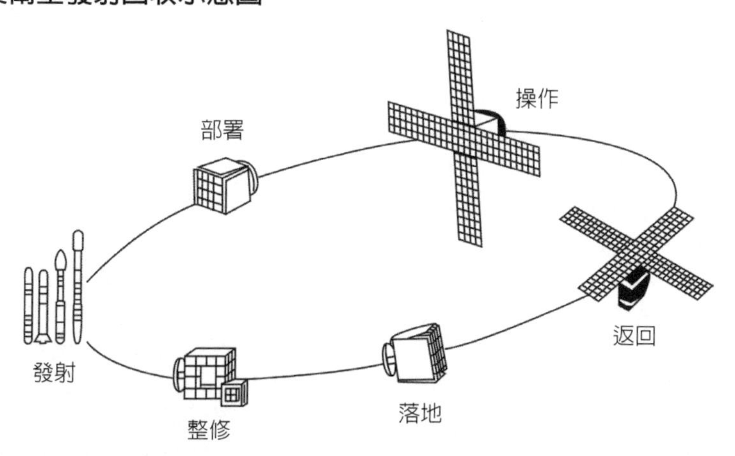

太空製藥指日可待，圖為地球軌道上的國際空間站

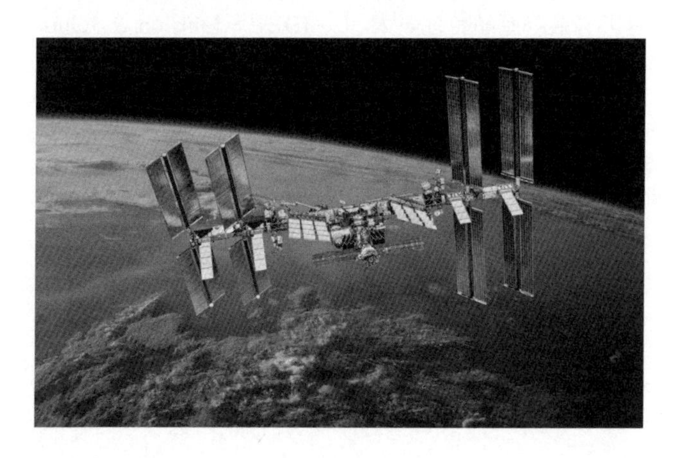

3.10 蛋白質藥物

蛋白質藥物（protein drug）屬於大分子藥物，定義爲爲了治療人類疾病而由體外給予的蛋白質，蛋白質療法（protein therapeutics）已快速成長爲主流藥物治療之一。

蛋白質藥主要有抗體類藥物、生長因子、凝血因子、介白素、干擾素與各種酵素，這類藥品因爲單價高且效果顯著，逐漸在醫藥品市場上占很大的比重。

蛋白質藥物與化學藥品的分子大小相比，可能有數個量級（order of magnitude）的差異。如此複雜的大分子結構通常無法透過化學方法製得。

蛋白質藥物的原料通常以天然的生物材料爲主，包括人體、動物、植物以及微生物等，生產方法可以分爲三種：一般生物製造法、基因工程製造法以及發酵工程法。

基於蛋白質藥物的抗癌療法，和化學治療相比，因具有低毒性之優點，爲目前新藥發展趨勢之一。蛋白質藥物的缺點爲研發成本過高、研發時間通常較久。

細胞株的選擇、培養條件及純化製程、配方等都會影響最終產品特性，大部分蛋白質藥品需經過轉譯後再修飾，而隨著使用的表現系統不同，轉譯後修飾情形可能會有所不同。確認蛋白質經由培養及純化過程後，是否能得到預期之關鍵功能特性至關重要。

蛋白質藥物因容易受到胃酸破壞和酵素降解，且不易穿透腸道上皮細胞吸收，所以大致上蛋白質藥物幾乎都是靜脈注射或是皮下注射給藥，當藥物進到全身循環後，接下來的程序就是藥物分布了。

蛋白質藥物的藥物分布，主要取決於藥物的分子量、物化特性（帶電性、脂溶性）、蛋白質結合及主動運輸過程。

蛋白質藥物的作用機轉多涉及特異性結合可溶性配體（soluble ligand）或細胞表面抗原（cell surface antigens），其作用的位置多位於細胞間隙中富含體液的腔室。

蛋白質藥物在體內會被快速清除，這是由於組織中大量存在的蛋白酶，能夠水解蛋白質藥物，使其喪失活性，同時由於腎小球的濾過作用，分子量小於69kDa的分子在代謝過程中易被清除，肝臟在藥物代謝過程中也具有重要作用，因而蛋白質藥物半衰期都很短。

自1998年開始，生物製藥產業全球銷售額連續保持15至33%的增長速度，成爲發展最快的高技術產業之一。從地理分布來看，Amgen、Biogen IDEC、Johnson & Johnson、Eli Lily、Novo Nordisk、Roche等6家重組蛋白藥物研發巨頭公司，全部來自歐美，占全球市場約80%的比例。

Rasburicase（重組尿酸氧化酶），用於治療和預防腫瘤溶解症候群（tumor lysis syndrome, TLS）

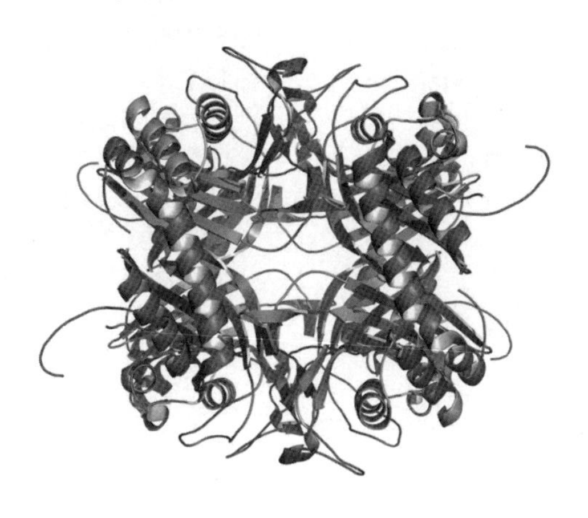

常見蛋白質藥物

蛋白質藥物	醫療應用
Humulin®（胰島素）	治療糖尿病
Activase®（tPA）	治療急性心肌梗塞
Intron A®（IFN α -2b）	治療卡波西肉瘤，非A、B型肝炎（non-A, non-B hepatitis）
Proleukin®（IL-2）	治療腎細胞惡性腫瘤（renal cell carcinoma）
Wellferon®（IFN α -n1）	治療C型肝炎

生物製藥與化學製藥產業的比較

項目	生物製藥	化學製藥
年產值	160億美金	3,500億美金
產品類別	蛋白質藥物	小分子藥物
製造產品的方法	基因工程 細胞工程 發酵工程	化學合成 天然物萃取 微生物發酵和萃取
開發所需時間	7年	7至10年

3.11 標靶藥物

癌症一直在全球十大死亡原因中名列前茅，根據 2018 年 Cancer Statistic 的統計資料，全球每年約有 140 萬的癌症新增病例。臨床上對於癌症的治療多採行外科手術、放射治療或化學治療等方式。

隨著分子生物科技的演進，目前有越來越多的癌症特異性因子被揭露。針對這些標靶因子也開發出許多的新型治療用標靶藥物，大致可區分爲蛋白（抗體）藥物及小分子藥物兩大類別。

標靶藥物成功的代表主要有蛋白激酶抑制劑（tyrosine kinase inhibitor），如 imatinib（Gleevec® 基立克®），以及單株抗體類藥物（monoclonal antibody），如 trastuzumab（Herceptin® 賀癌平®）。

標靶藥物與用於治療癌症的藥物，在技術上都被視作化學治療。然而，標靶治療藥物發揮作用的機轉與標準化療藥物並不相同。

標靶治療藥物干擾涉及癌細胞生長和存活的特定分子（標靶）。相反，傳統化療藥物則對所有活躍的分裂細胞產生作用。因此，標靶治療藥物的副作用可能較傳統化療藥物的副作用爲少。

標靶治療可能僅限於其腫瘤部位有適當靶點，可讓某種標靶治療藥物發揮作用的病人使用。有時候，只有當病人符合某些特定條件（例如所患癌症對其他療法沒有反應，癌症已經擴散，或者不能以外科手術切除），他才適宜接受標靶治療。

大部分標靶治療藥物皆細小分子或單株抗體。細小分子是針對細胞內的標靶而一般研製的化學物質，因爲這些物質較容易進入細胞之內。單株抗體是相對較大的免疫系統蛋白質，一般不能進入細胞之內，因此只用於針對細胞以外或細胞表面的靶點。

標靶治療藥物按其運作方式或其針對的細胞部分分類：

1. 訊息傳達抑制劑：訊息傳達是細胞對環境訊息作出反應的過程，訊息傳達抑制劑則阻斷參與訊息傳達的分子的活動。在某些癌症，惡性細胞在沒有受到外在生長因子促使的情況下仍受到刺激，不斷分裂。訊息傳達抑制劑會干擾這不恰當的訊號傳達。
2. 血管新生抑制劑：新血管的形成過程，稱爲血管新生。腫瘤生長超逾某個大小，就必須有血液供應，因爲血液提供腫瘤持續生長所需的氧氣和養分。血管新生抑制劑阻止腫瘤生長新的血管，從而阻止腫瘤生長。
3. 細胞凋亡誘導藥物：細胞凋亡誘導藥物令致癌細胞進行一個受控的細胞死亡過程，稱爲細胞凋亡。細胞凋亡是身體用以清除不需要或不正常細胞的一種方法，但癌細胞有法子避免凋亡。細胞凋亡誘導藥物可繞過這些法子，令癌細胞死亡。
4. 免疫治療藥物：免疫治療藥物啟動免疫系統，破壞癌細胞。一些免疫治療藥物屬單株抗體，可識別癌細胞表面的特定分子。當單株抗體與標靶分子結合後，具有該標靶分子的細胞便受到破壞。其他單株抗體會與某些免疫細胞結合，以助該些細胞殺死癌細胞。

化療與標靶治療

化療	標靶治療
殺死癌細胞及正常細胞	鎖定癌細胞為目標

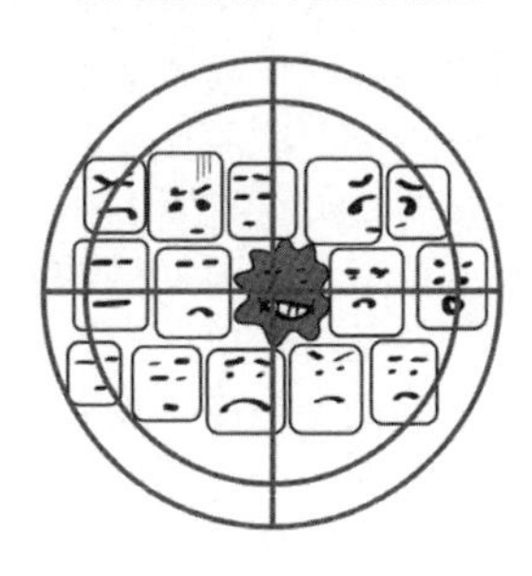

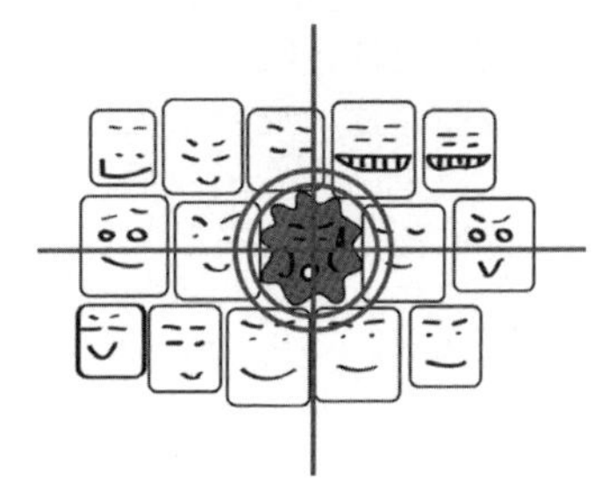

Imatinib

Trastuzumab emtansine

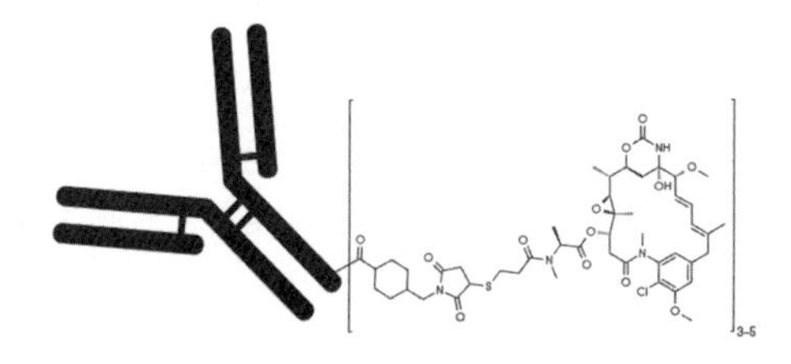

口服標靶藥物舉例

藥名（中英文商標名）	主要作用	可能副作用
sorafenib （蕾莎瓦®Nexavar®）	多重激酶抑制劑，抑制腫瘤生長及血管的新生	手腳紅腫、刺痛、皮疹、落髮、腹瀉、疲倦、*低血鈣、*高血壓
lenvatinib （樂衛瑪®Lenvima®）	多重激酶抑制劑，抑制腫瘤及血管的新生	高血壓、蛋白尿、疲勞、腹瀉、食慾減退、體重減輕、關節 / 肌肉疼痛、*聲音沙啞、**異常出血
cabozantinib （癌必定® Cabometyx®）	多重激酶抑制劑，抑制腫瘤及血管的新生	疲倦、皮疹、噁心、食慾降低、腸胃不適、腹瀉、輕度高血壓
larotrectinib （維泰凱®Vitrakvi®）	針對NTRK基因融合異常，抑制腫瘤增長	疲倦、皮疹，頭暈，便秘、腹瀉、肝功能異常、*咳嗽
entrectinib （羅思克®Rozlytrek®）	針對NTRK、ROS-1、ALK，基因融合異常，抑制腫瘤增長	疲倦、噁心、味覺異常、頭暈、水腫、便秘、腹瀉、體重增加

* 偶爾可見，** 罕見

3.12 疫苗

自 1796 年牛痘疫苗發明以來，針對不同疾病的疫苗被逐步研發並應用於臨床。按照發展歷程，疫苗可大致分為三代：第一代為不活化疫苗或活性減毒疫苗、第二代為基因工程疫苗、第三代為核酸疫苗。

預防性疫苗是一種抗原製劑，接種進入人體後，透過刺激人體的免疫系統產生有效的抗體和殺手 T 細胞，捕獲並消滅在人體內的抗原，同時刺激人體對這抗原產生有記憶性的防禦能力。因此可用來提供該抗原未來入侵人體時的主動且有效的免疫能力。

活性減毒疫苗：如水痘疫苗、沙賓小兒麻痺疫苗、麻疹腮腺炎德國麻疹混合疫苗（MMR）、卡介苗。是將細菌、病毒等病原體及其代謝物，經過培養繁殖或接種於培養物（如動物宿主、雞胚、組織、細胞等）生長繁殖等處理後，使其毒性減弱，接種到人體，引發免疫反應的疫苗。

不活性疫苗：如沙克小兒麻痺疫苗、A 型肝炎疫苗、百日咳、傷寒、霍亂、鼠疫。採用適宜的培養方法繁殖大量病原體後，再用物理（高溫）或者化學（甲醛水溶液或 β- 丙內酯等）方法去活性，保留其免疫原性而製得的疫苗。一般選用抗原性廣、穩定性高的菌種或毒種，因其毒性較強。

基因工程疫苗：如重組 B 型肝炎疫苗。是利用 DNA 重組技術，將編碼病原微生物的保護性抗原基因複製並導入表達系統，使之高效表達後通過純化製得的疫苗。

核酸疫苗：如新冠疫苗。是將抗原基因（DNA 或 RNA）定向導入機體細胞，使其表達相應抗原，從而獲得對該抗原蛋白免疫反應的疫苗，其特殊之處在於該類疫苗由基因即核酸本身製成，而不是基因表達產物、病原微生物或載體。核酸疫苗分為 DNA 疫苗和 RNA 疫苗。

治療性疫苗引入了與疾病相關的抗原來刺激免疫系統，對抗已存在體內的癌細胞。不同的是，治療性疫苗必須靠現有生物技術的運用，在體外操作後再輸注入患者體內，以幫助患者的免疫系統增強對抗已存在的癌症。

嵌合抗原受體 T 細胞（chimeric antigen receptor T cell, CAR-T）療法，為經過基因修飾的免疫細胞療法。利用生物工程技術改造 T 細胞，把抗原受體嵌合到 T 細胞內，使其具有辨識癌細胞的能力。以這種方式改造的 T 細胞稱為嵌合抗原受體 T 細胞，具有原 T 細胞的功能，同時具有新的抗原識別功能，使得對癌細胞的打擊和消滅變得更有效。

CAR-T 製備過程需要先收集病人的免疫細胞，藉由抽取病人周邊血液，經分離後，取得其內的免疫細胞，並進一步分離出 T 細胞。這些 T 細胞在體外培養活化後，利用適當的載體（vector），將可辨識目標癌細胞表面抗原標記的嵌合抗原受體（CAR）基因片段導入活化之 T 細胞中，而後將帶有 CAR 基因的 T 細胞進行體外進行增殖培養，回輸至病人體內。

嵌合抗原受體基因片段導入方式多為使用病毒載體，常見的病毒載體包括反轉錄病毒及慢病毒。

位於倫敦肯辛頓花園的著名醫生愛德華．金納（Edward Jenner）雕像。1796年5月他發明的天花疫苗是世界上第一支疫苗，被後世稱為「免疫學之父」

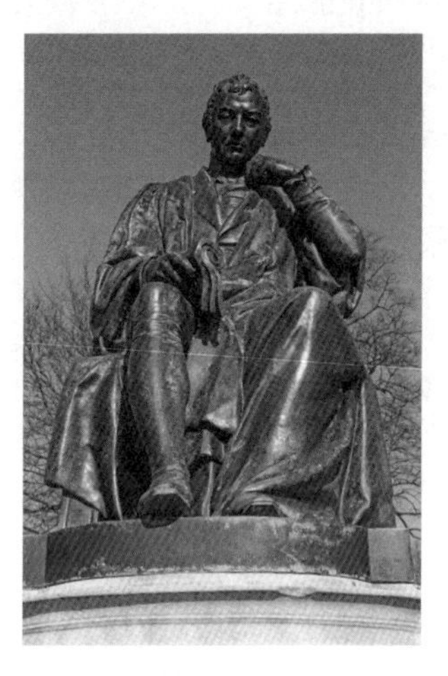

疫苗作用的機轉

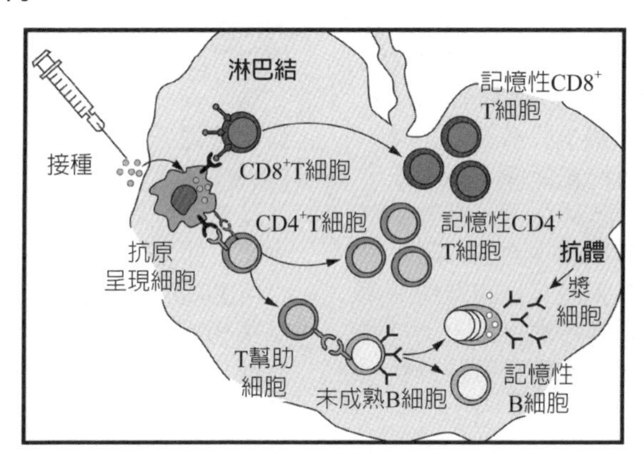

CAR-T細胞療法示意圖

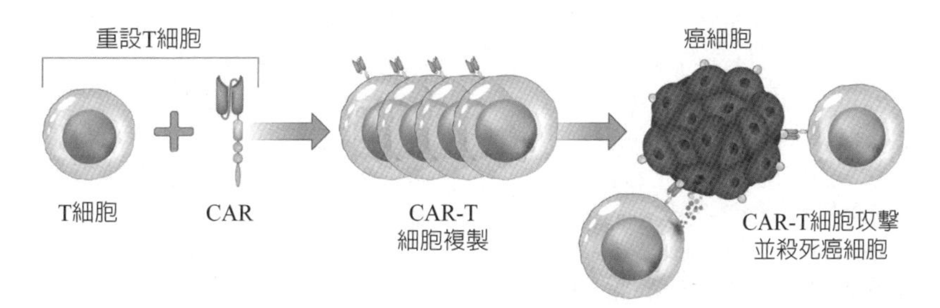

3.13 分子拓印

分子拓印技術（molecularly imprinted technology, MIT）的原理就如同「鑰匙」和「鎖」的關係，特定的鑰匙只能打開特定的鎖，因此具有獨特的專一性及辨識能力。

利用此技術製作出來的聚合物稱爲分子拓印聚合物（molecularly imprinted polymers, MIPs）。該聚合物具有低成本、高耐用性、高穩定性等優點。

MIPs 的辨識機制，類似抗體－抗原的關係，藉由某種處理過程，透過複合物的聚合反應，使其形成一帶有與目標物（target molecules）相同大小、形狀及化學功能性的結合區以辨識目標物之結構。

分子拓印技術已被廣泛應用於生物感測器、色層分析、催化劑及藥物傳輸等方面。被用在高效能液相層析（HPLC）和固相萃取（SPE）的固定相（stationary phase），能分離結構上只有微小差異的分子（如光學異構物和鏡像異構物），可應用在藥物分析及純化上；在食品科技中應用於膽固醇和咖啡因的分離；環境分析上可檢測對人體有害的殘留除草劑、除菌劑；另外還可應用於人工抗體的製備、生物感測器元件和免疫分析與觸媒。

MIPs 的構成通常包括模板分子（template）、官能基單體（functional monomer）、交聯劑（cross linker）及起始劑（initiator）四部分。

製備原理主要分成三步驟：

1. 將欲分析的物質分子作爲模板，利用官能基單體（functional monomer）與模板分子的作用力形成化合物。
2. 使用交聯劑進行聚合（polymerization）。
3. 移除拓印分子，留下具有適當大小、有高度吸附及辨識能力的聚合物，此爲 MIPs。

依據模板分子與官能基單體，形成錯合物時所交互鍵結作用力的性質，分子拓印可分爲共價鍵型、非共價鍵型及半共價鍵結三種。

非共價鍵結合形式，包括有氫鍵鍵結及靜電作用等方式。其分子間作用力較弱，可能會影響到聚合時彼此間作用力之維持及機械強度；但由於較弱鍵結，使得範本可輕易被洗掉，此種方法在製造上較爲容易，反應程式也較爲簡單、快速，目前的應用中大多數是採用此種方法。

MIPs 與拓印分子之間有高親合性，這種作用可以透過外部條件的改變（如 pH、光、熱等）精確控制，選擇生物相容性材料來拓印藥物分子，然後通過外部條件的改變，就可以做到藥物分子的控制釋放。

爲了充分發揮藥效確保用藥安全，藥物傳遞系統（drug delivery system, DDS）必須具備調節藥物的釋放速率（延遲或延緩釋放）和 / 或將藥物靶向到特定部位的功能。

MIPs 的 DDS 可由以下 3 種方式來控制藥物的開始釋放時間和 / 或藥物的釋放速率：(1) 速率程式控制釋藥，即藥物按某一特定的速率程式從體系中擴散出來，屬於常規 DDS 釋藥方式；(2) 啓動調控釋藥，即藥物的釋放是由某些物理、化學或生化作用（如 pH、溫度和酶等）觸發而引起的，如結腸定位釋藥系統；(3) 回饋調節釋藥，即藥物的釋放速率是由某種觸發劑的濃度調節 , 如某一生化物質，它的濃度本身就依賴於體內藥物濃度，當觸發劑濃度達到某一水準時，藥物開始釋放，而低於此水準時，藥物停止釋放。

分子拓印聚合物製備示意圖

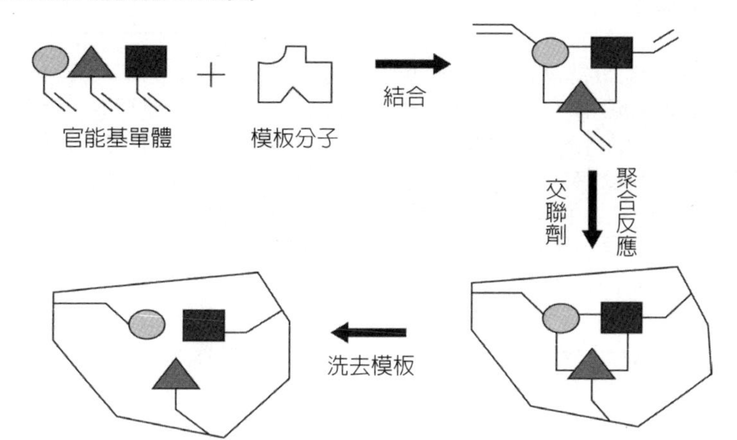

常使用的官能基單體

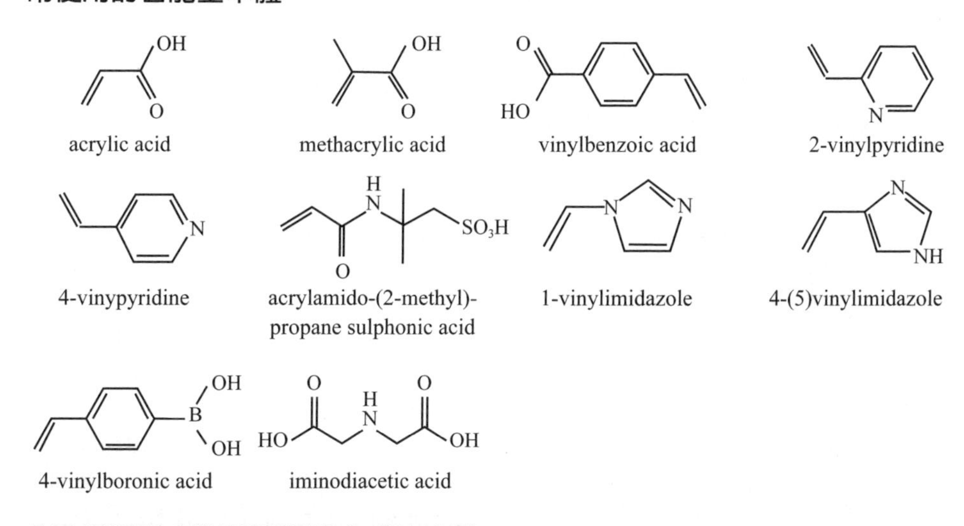

分子拓印聚合物不同拓印方式的比較

項目	共價鍵	非共價鍵	半共價鍵
合成官能性單體——模板分子複合物	必須	非必須	必須
聚合條件	自由	受限制	自由
模板分子的移除	困難	容易	困難
分析物對拓印聚合物的鍵結和移除	慢	快速	快速
分析物與拓印聚合物鍵結的結構	明確	不清楚	不清楚

4.1 挑戰

新藥研發是一種非常高風險，但也是高獲利的產業。每研發一個新藥平均需要 12 年的時間和高達 8.5 億美金的資金。以 2003 年全球藥品市場總值達 4,920 億美元來看，其中全球前十大暢銷藥銷售總額高達 483 億美元，也就是說，十個暢銷藥的銷售額即占了全球藥品市場的十分之一。

新藥研究開發投資風險很大，投資回收期非常長。有一個統計認為，1980 年代開發上市的所有藥物，大約只有三分之一實際上會收回研究開發平均所花的全部成本。其餘三分之二或許能補償其開發的邊際成本（marginal cost，原為生產者多生產一單位產量所需支付的追加成本），但無法補償基礎研究所花費的潛在成本（sunk cost）。另外，它們也無法補償早期開發和臨床試驗中數以千計被淘汰的產品所耗的費用。

在當前的形勢下，促使製藥工業繼續增長的積極因素有：各國保健水準的提高，使老年人口持續增長；老年人口增長，使慢性病占據了主導地位，慢性病需要長期用藥；用藥比住院治療費用低，因此藥物的使用可能增長；醫學中許多未能治療的疾病為新藥的研究開發提供了機會；生物技術的進步使所開發的藥品將大量上市，基因組的研究為新藥研究開拓了新的途徑；空前的研究開發投資，得到數量空前的新化合物，將有很多新藥上市。

據分析，新藥上市將是製藥工業發展的主要推動力。在它的推動下，世界製藥工業將進入一個「黃金時代」。但是製藥工業所面臨的不利因素也有不少：政府努力控制保健經費，對藥物的應用和價格將加強干預；政府鼓勵使用非專利藥，使專利藥品的使用受到限制；一大批專利藥的專利即將期滿，將使以研究為基礎的公司失去市場；研究開發經費持續上升，開發新產品的風險將隨之上升。

所以，世界各大藥廠為了維持其市場占有率，每年必須推出四種以上的全新產品上市，而且其中至少包括一項年銷售額超過 10 億美元的暢銷藥。但是，暢銷藥擁有無比的商機，勢必也會面臨多重的挑戰。主要的挑戰來自於競爭者和專以模仿為主的學名藥公司。

競爭者會利用厲害的化學合成技術，推出比現有的暢銷藥更有效，或改善副作用的仿製藥品。例如，目前全球最賣座的暢銷藥立普妥®（Lipitor®），2003 年全球銷售額為 103 億美金，當年上市時，已是第七個 statin 類降膽固醇藥物。解決男性勃起功能障礙的犀利士®和樂威壯®都是著名仿製藥品（相對於威而剛®），由於這些藥品的藥效增強與副作用降低，對於威而剛產生相當大的威脅。

而來自美國食品暨藥物管理局的挑戰則是，其日趨嚴格的新藥審核與把關，一般藥物完成三個階段臨床實驗後，經過 FDA 同意，始可上市銷售。而對於新藥上市，FDA 會再要求藥廠進行第四期臨床實驗（phase IV），以確保藥物長期使用的安全性。

生物轉化是生產新分子與開發新藥的新技術，內容涵蓋的範圍

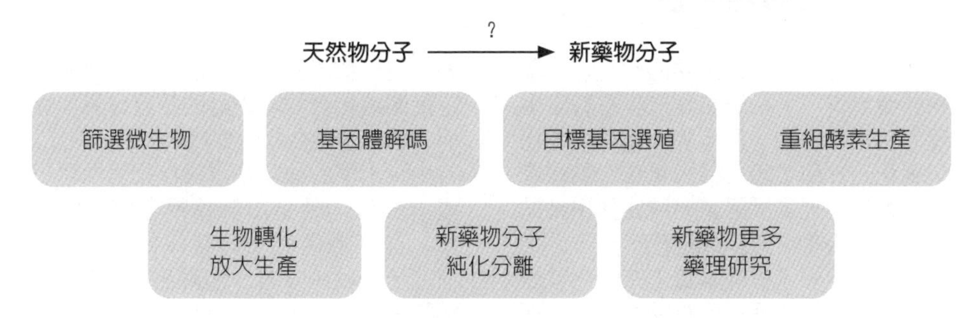

Thalidomide之構型R-(+)的結構有中樞鎮靜作用，另一種構型S-(-)的對映體則有強烈的致畸性

R(+)-thalidomide　　　　**S(-)-thalidomide**

全球藥品市場發展現況

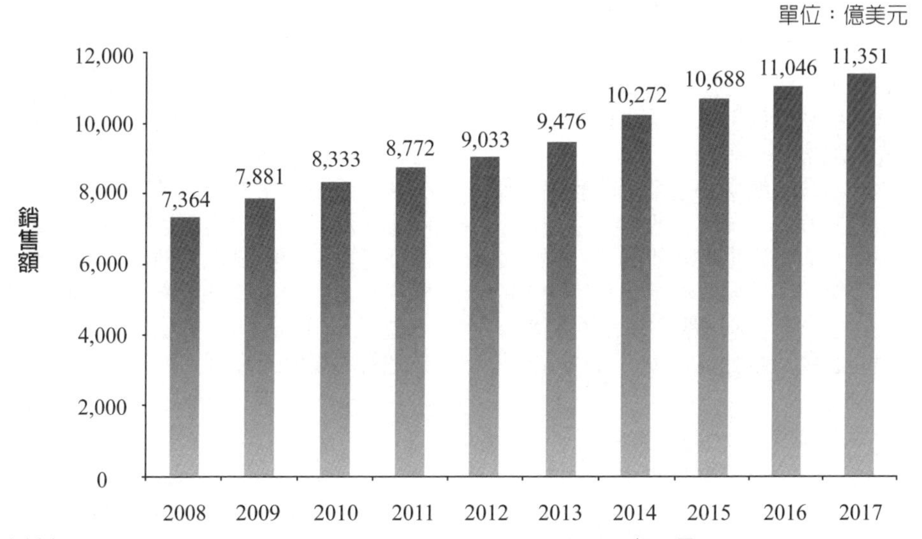

資料來源：2018 and Beyond: Outlook and Turning Points, IQVIA，2018 年 3 月

4.2 藥物篩選

藥物篩選（drug screening）是現代藥物開發流程中，檢驗和獲取具有特定生理活性化合物的一個步驟，這是指通過規範化的實驗手段，從大量化合物或者新化合物中，選擇對某一特定作用靶點具有較高活性的化合物的過程。

藥物篩選的過程從本質上來講，就是對化合物進行藥理活性實驗的過程，而隨著藥物開發技術的發展，對新化合物的生理活性實驗從早期的驗證性實驗，逐漸轉變爲篩選性實驗，也就是所謂的藥物篩選。

作爲篩選，需要對不同化合物的生理活性做橫向比較，因此藥物篩選的實驗方案需具有標準化和定量化的特點。隨著組合化學和計算化學的發展，人們開始有能力在短時間內大規模合成和分離多種化合物，因而在現代新藥開發流程中藥物篩選逐漸成爲發現先導化合物的主要途徑之一。

篩選模型就是在藥物篩選實驗中所應用的藥理實驗模型，由於藥物篩選要求實驗方案有標準化和定量化的特徵，因而在傳統藥理實驗中常見的動物實驗在藥物篩選中較少應用，根據實驗模型的不同，藥物篩選可以分爲生化水準的篩選和細胞水準的篩選。

生化水準的藥物篩選用擬開發藥物作用的靶點設計實驗，一般而言這種作用靶點是具有特定生理功能的蛋白質，如酶和受體等，此外一些編碼功能明確的DNA也漸漸地成爲藥物作用的靶點。候選化合物與靶點混合後，可以經由酶聯免疫、螢光顯色、核磁共振等方法，定量測定化合物與靶點的相互作用，從而成爲篩選化合物的依據。

生化水準的藥物篩選操作相對簡單，成本較低，但是由於藥物在體內的作用，並不僅僅取決於其與靶點的作用程度，吸收、分布、代謝、排泄均會對藥物的作用產生極大的影響，僅僅一道薄薄的細胞膜，就能夠阻擋住許多候選化合物成爲藥物的道路，因而生化水準的藥物篩選不確定因素更多，誤篩率更高。

細胞水準的藥物篩選是更接近生理條件的一種藥物篩選模型，其模型是擬設計藥物作用的靶細胞，應用細胞培養技術獲取所需細胞，將這些細胞候選化合物相互作用，經由與生化水準篩選類似的檢測技術測定化合物的作用能力，從而對化合物進行篩選。

細胞水準的藥物篩選模型更接近生理條件，篩選的準確率更高，但是需要建立細胞模型，操作更複雜，成本更高，另外由於技術的限制，有些標靶還不能進行細胞水準的藥物篩選。

高通量藥物篩選（high throughput screening, HTS）是20世紀80年代後期形成的尋找新藥的新技術。採用的篩選方法一般是以藥物作用靶點爲主要物件的細胞和分子水準的篩選模型，根據樣品與靶點結合的表現，判斷化合物的生物活性。由於這些篩選方法在微量條件下進行，同時採用自動化作業系統，可以進行大規模的篩選。

藥物篩選示意圖

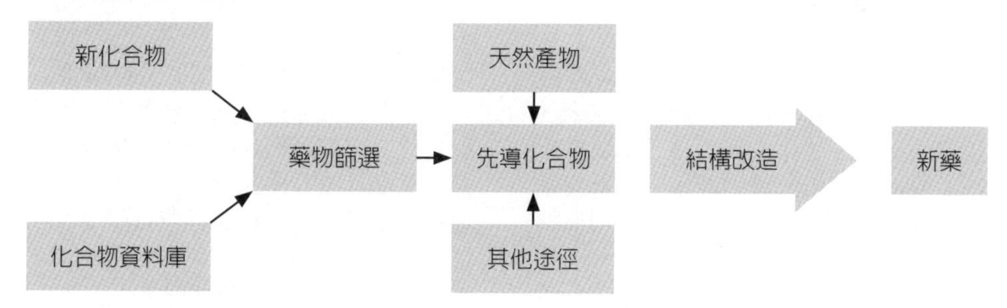

影響藥物作用的因素

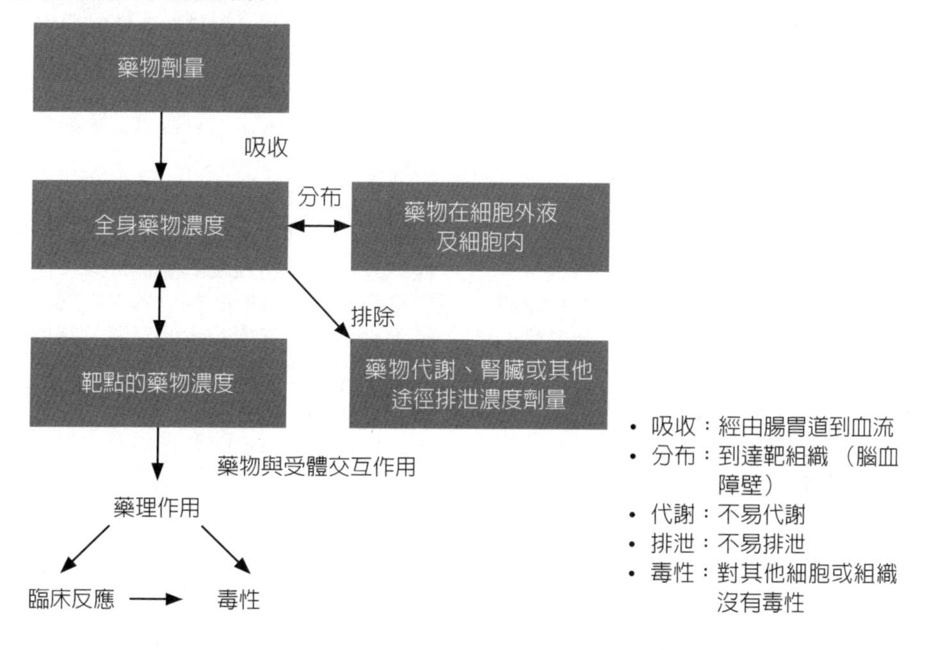

- 吸收：經由腸胃道到血流
- 分布：到達靶組織（腦血障壁）
- 代謝：不易代謝
- 排泄：不易排泄
- 毒性：對其他細胞或組織沒有毒性

藥物篩選的模式

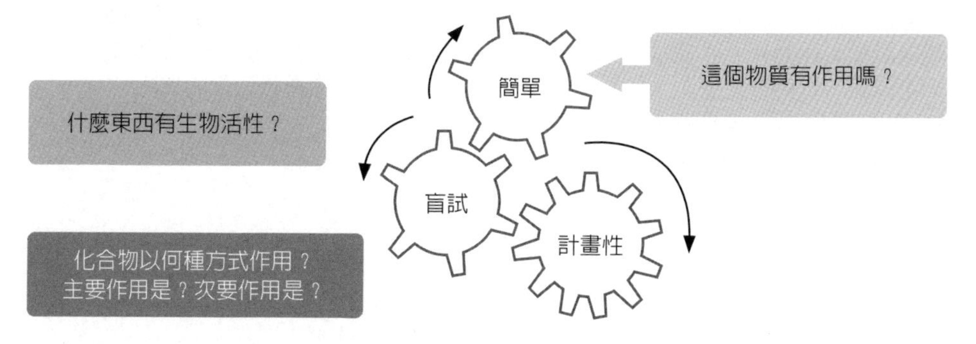

4.3 新藥的開發

凡藥品因醫療效能及安全尚未經證實，僅專供動物毒性藥理評估或臨床試驗用的藥物，法律上稱之為「試驗用藥物」。需經臨床試驗的新成分、新療效複方或新使用途徑製劑的藥品，則稱為「新藥」。

新成分係指新發明的成分可供藥用者；新療效複方係指已核准藥品具有新醫療效能，或兩種以上已核准成分的複方製劑，具有優於各該單一成分藥品的醫療效能者；新使用途徑則係指已核准藥品改變其使用途徑者。試驗用藥物，應經中央衛生主管機關核准始得供經核可的教學醫院臨床試驗，以確認其安全與醫療效能。經核准製造或輸入的新藥，中央衛生主管機關得指定期間，監視其安全性。

對於研究、試製的藥品，法律規定應備有研究或試製紀錄，並以無商品化的包裝者為限。申請製造、輸入藥品如係新藥或無處方依據者，則應檢附學術理論依據與有關研究報告及資料，以及安全性試驗報告及臨床試驗報告。

新藥的開發流程，需先經過體外的「非臨床試驗研究」，初步證實其安全性及療效後，再進入人體「臨床試驗」，以證明其安全無虞以及療效確實。之後方得申請「查驗登記」，許可後進行「上市管理」。完成非臨床試驗研究後，即可檢具實驗結果申請「新藥臨床試驗（IND）」；完成臨床試驗，即可申請「新藥查驗登記（NDA）」。經審查各項療效及安全性試驗資料無誤後，即取得許可上市，進行售後安全監視。

臨床試驗依目的分為四個試驗類型：

第一期（phase I）為人體藥理，評估耐受性，定義及描述藥動學及藥效學，探討藥品代謝及藥品交互作用，以及估算活性；其研究項目包括劑量耐受性試驗、單劑量與多劑量的藥動與藥效學試驗，以及藥品交互作用試驗。

第二期（phase II）為治療探索，探討目標適應症，估算後續試驗劑量，以及確認試驗的設計、指標與方法的根據；其研究項目包括用替代指標、藥理指標或其他臨床目標於明確界定族群進行短期性的初期試驗，以及劑量與療效反應的探索試驗。

第三期（phase III）為治療確認，確認療效，建立安全性資料，提供適當依據以評估效益與風險的關係，以及建立劑量與療效反應的關係；其研究項目包括適當且有合適對照組的試驗、隨機平行的劑量反應試驗、評估死亡率與罹病率，以及臨床安全性比較試驗。

第四期（phase IV）為治療使用，深入了解藥物在一般或特定族群或環境中的效益與風險的關係，確認較少發生的藥品不良反應以進一步修正劑量；其研究項目包括比較性療效試驗、評估死亡率與罹病率，以及藥品經濟學試驗。

第三期臨床試驗的目的主要是進一步確認第二期臨床試驗的療效，以及藥物長期使用的影響。在這個階段的試驗中，會與沒有藥品成分的安慰劑或現行已上市的藥物進行療效的比較。

天然物或有機分子基質

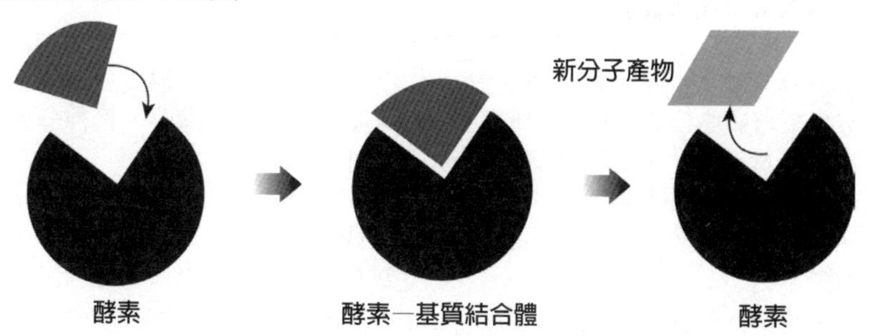

「生物轉化」是利用細胞（細菌或動植物細胞）或酵素培養，改變天然或有機合成化學分子結構，以產生全新的化學分子

3D列印iPS細胞用於藥物測試與新藥開發

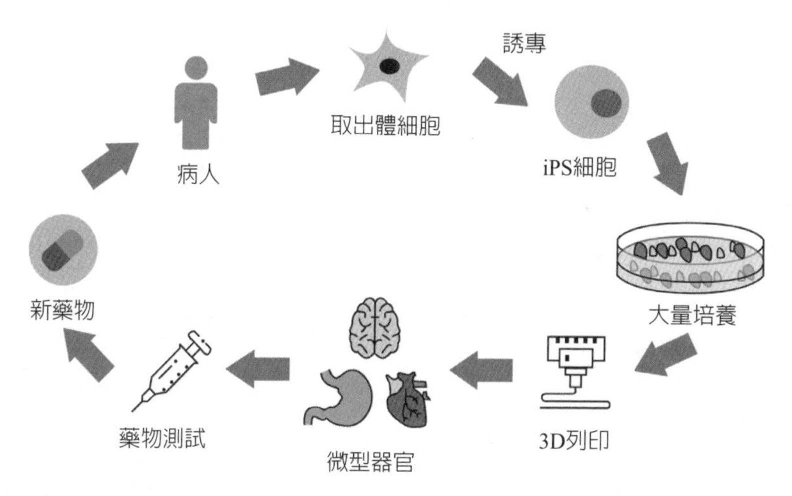

新藥開發上市流程

流程	目的	試驗樣本及數目
試驗樣本及數目	尋找新藥標的	實驗室、細胞株及動物
pre-clinical trial	安全性、生物活性試驗	實驗室及動物試驗
IND	FDA審查資料	
phase I clinical trial	安全性及劑量確認	20至80名健康志願者
phase II clinical trial	有效性及副作用	100至300名病患志願者
phase III clinical trial	有效性確認及長期使用反應監測	1000至3000名病患志願者
NDA	申請上市送主管機關審查	
phase IV clinical trial	上市後長期安全性監視	

4.4 人口統計

第二次世界大戰後期，人類健康面對最大的威脅來自感染疾病。1941 年盤尼西林上市，及後續抗生素的陸續發明以及生活衛生方面的大幅改善，減少了感染性疾病對人類的威脅，也改變了製藥產業的風貌。

醫學的進步及環境衛生條件的改善，已使人類平均壽命逐漸延長，各種慢性疾病隨著平均壽命的延長而逐漸增加，製藥的方向也轉向長期而無法治癒的慢性疾病發展，其中包括人口老化相關的疾病，和文明相關的精神疾病，以及癌症。

根據世界衛生組織估計，全球超過 60 歲的人口，2000 年約有 6600 萬人，至 2050 年，預估將增加到二億人。

人口老化是一全球趨勢，因此，針對老年人口常見疾病的治療用藥，將對製藥產業產生需求的推力，其中較重要的包括心血管疾病用藥、糖尿病用藥、老年痴呆用藥、腦中風用藥、關節炎用藥、骨質疏鬆用藥。

近年來由於精神疾病的重視，及對膽固醇治療觀念的演進，治療憂鬱症及降膽固醇的藥品成爲製藥產業中耀眼的新星。

未來製藥方向將朝延長壽命、增進生活品質、根治疾病、取代手術治療，及治療複雜疾病的根本致病因素等方向進行，預估抗過敏藥品、膽固醇治療藥品、憂鬱症藥品、高血壓藥品的成長將趨緩，預估仍有大幅成長的藥品，將是關節炎、性功能障礙、精神分裂症等疾病用藥。

威脅全球十大風險因素，依序爲營養不良、不安全性行爲、高血壓、抽菸、酗酒、不安全飲水、環境衛生、鐵質缺乏、空氣汙染、膽固醇過高、肥胖，若能結合藥廠利益，並符合政府及民衆對健康的渴望及需求，是藥廠下一步值得思考的方向及可能獲利的來源。

暢銷藥之所以稱爲暢銷藥，絕對不是因爲價格高昂，而是使用者多，也就是說病患人數多。因此，不論是新藥研發研究人員或藥廠，在藥物研究的過程中不僅要在利基與危機間求取平衡與突破，也要顧及到廣泛病患的權利與社會義務。

臺灣老化指數 2017 年超過 100，2065 年更高達 450.1；2018 年人口年齡中位數爲 41.6 歲，2065 年將落在 57.8 歲。

造成老人死亡的最大殺手是心臟病、癌症、中風、糖尿病、高血壓、骨質疏鬆、退化性關節炎等慢性疾病，但因感染而死亡的比例則降低。

80% 的老人至少罹患一種慢性病，50% 的老人罹患兩種以上的慢性病，所以如何評估老人的生理狀況，選擇最適當的藥品、劑量，及使用後之藥效評估、毒性、副作用等，是老人用藥最重要的議題。

各年齡層的心臟疾病死亡率的兩性死亡率倍數比

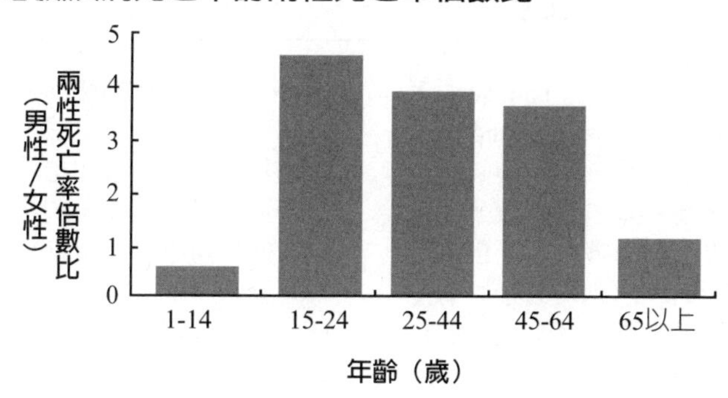

臺灣老年人口變動趨勢

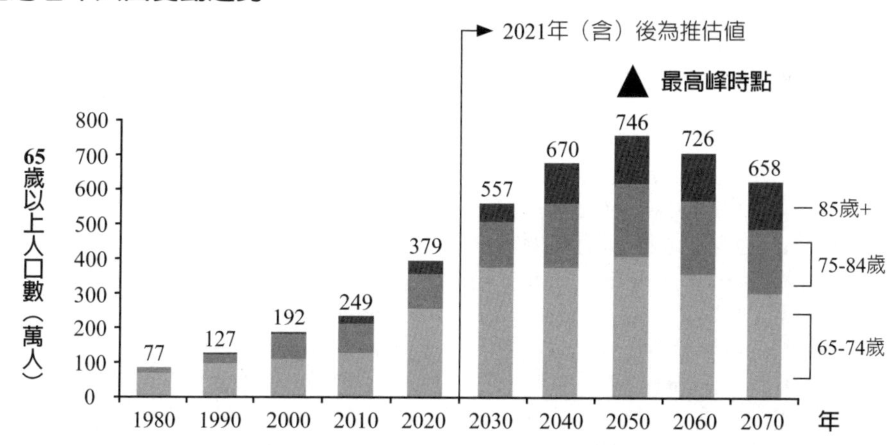

- 因高齡人口數不受出生假設之影響，故高、中及低推估老年人口變動趨勢差異不大。
- 資料來源：依據國家發展委員會「中華民國人口推估（2020至2070年）」，國家發展委員會繪製。

臺灣人口組成及使用健保醫療費用情況

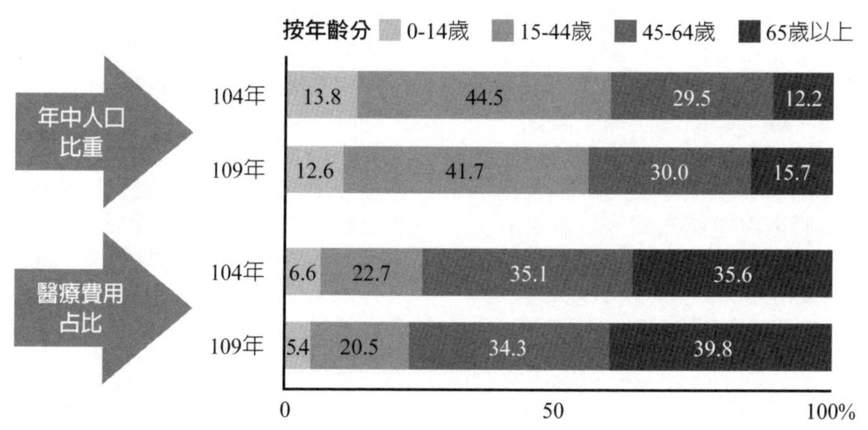

資料來源／衛福部中央健康保險署、內政部，圖／好險網

4.5 專利與藥品

萊斯特．梭羅（Lester C. Thurow）揭示，在知識經濟（knowledge economy）時代中之財富金字塔裡，創新突破是成功新利基，新技術導致財富重新分配，知識能讓技術更上一層樓，進而創造高經濟成長率。所以，由創新衍生之智慧財產的擁有及控制，則有賴專利保護。

美國微軟公司（Microsoft）是 2023 年全球價值最高的公司，然而，這種重量級企業除了擁有知識外，一無所有。近年來有關專利侵權訴訟、著作權糾紛的新聞不斷，在在顯示智慧財產權之重要性。

現代化之專利制度可追溯至 1474 年威尼斯共和國（Venetian Republic）頒布之《威尼斯專利法》（The Venetian patent statute）及 1624 年英格蘭議會制定的《獨占法》（English Statute of Monopolies of 1624）。

專利制度是對開發新技術之發明者，以公開其發明，使公眾得藉由此項公開而知其發明，作爲交換條件，而賦予專有排他性之專利權，以代償公開其發明之制度，其目的旨在鼓勵、保護、利用發明，以促進產業發展。

智慧財產權是人類智力創作成果中具有財產權利者，所謂財產意味必須得到許可才可以使用。智慧財產權包括：文學藝術及科學作品，表演藝術者之表演、錄音製品及廣播，人類一切活動領域的發明，工業外觀設計，商標、商業名稱及地理標識，植物新品種、積體電路電路布局等。就專利而言，專利權係指說明書上記載的資訊（information），並非說明書本身，說明書只是記載權利的載體。

發明係利用自然法則所產生的技術思想，表現在物、或方法、或物的用途上者。其中，方法發明之「方法」，係指爲產生具體且非抽象的結果，所施予之一系列的動作過程操作或步驟。

非屬發明之類型，包括自然法則本身（如萬有引力、莫爾定律等自然法則）、單純之發現（如天然物及自然現象之發現）、違反自然法則、非利用自然法則者、非技術思想者（如技能、單純資訊之揭示、單純美術之創作物）。

法定不予發明專利之項目：

1. 動、植物及生產動、植物之主要生物學方法。但微生物學之生產方法，不在此限。
2. 人類或動物之診斷、治療或外科手術方法。(1) 診斷方法，「診斷人體或動物疾病之方法」，係指檢測人體或動物體各器官之構造、功能，以收集各種資料，而供醫師據以了解人體或動物體之健康狀態，或掌握其病情之方法；(2) 治療方法，包括爲減輕及抑制病情而對患者施予藥物、注射或物理性的療養等手段之方法，安裝人工器官、義肢等替代器官之方法，預防疾病之方法，爲實施治療而採用的預備處理方法、治療方法，或爲輔助治療或爲護理而採用的處理方法；(3) 外科手術方法，包括採血方法等。
3. 妨害公共秩序或善良風俗者。

相較於其他產業，醫藥領域之研發成本高及風險大，法律制度上應使醫藥業者之研究成果獲得足夠保護及享有研發誘因。相對的，醫藥發明若受到過廣的智慧財產保護，不僅不利於學名藥廠參與競爭，亦對公共衛生政策之落實有不利影響。

智慧財產權的特徵

項目	說明
專有性、排他性	智慧財產權專屬於權利人所有，未經權利人許可，任何人都不能利用，所以一旦擁有智慧財產權，其排他效力很強。
地域性、屬地性	智慧財產權係由各國政府依其本國法律所授與者，因此，只有在本國國內有效。
時間性	智慧財產權有其時限性，因期限屆滿而失效，專利權期滿後，變成公共財，人人均可自由利用，繼續創新發明。

專利法保護之客體

項目	《專利法》規定	專利期限
發明	利用自然法則之技術思想之創作（21條）。不予發明專利之標的共有3項（第24條）。	20年
新型	利用自然法則之技術思想，對物品之形狀、構造或組合之創作（第104條）。有妨害公共秩序或善良風俗者，不予新型專利（第105條）。	10年
設計	對物品之全部或部分之形狀、花紋、色彩或其結合，透過視覺訴求之創作。應用於物品之電腦圖像及圖形化使用者介面（第121條）。不予設計專利之標的共有4項（第124條）。	15年

專利連結就是在特定產品申請上市核准時，鼓勵專利權人及產品申請人先釐清專利侵權問題

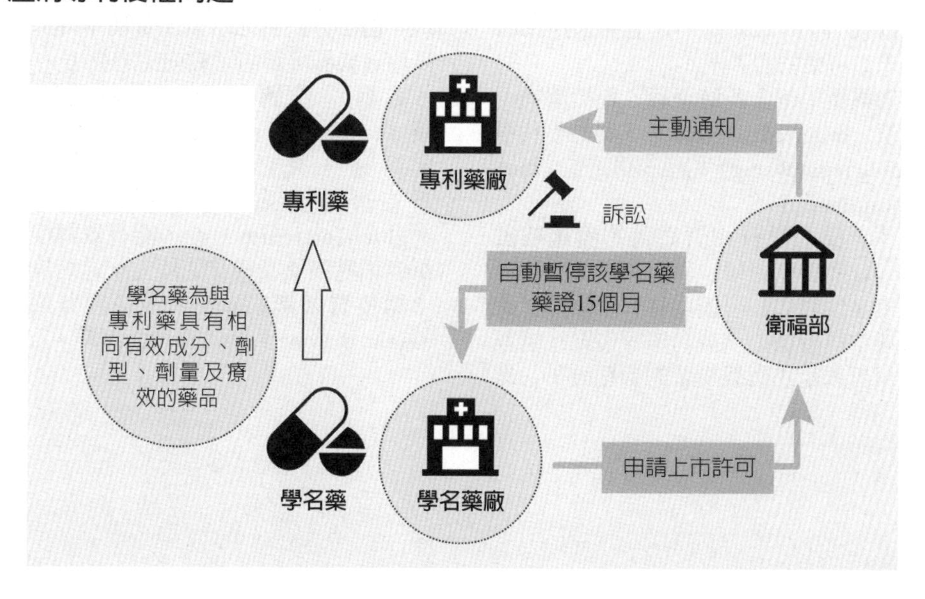

4.6 老藥新用

新藥研發具有週期長、投資大、風險高等缺點。從藥物探索到最終走向臨床試驗乃至上市，需要通過多維度的藥效評估、靶向性與作用機轉探索、副作用與安全性評估等複雜且繁瑣的過程。

1988年諾貝爾生理學或醫學獎得主James Black提出：發現新藥的最佳路徑始於老藥。「老藥」是指已上市或正在進行臨床試驗的藥物，「新用」是指將其應用於新的疾病治療。

那些已經經過嚴格、繁瑣考驗的老藥至少可以滿足藥物副作用與安全性以及代謝性能評估等基本條件，因此可以大幅縮短研發時間和減小研發成本。

自2020年以來，由於新冠病毒感染引起COVID-19（coronavirus disease-2019）疫情來得又快又急，老藥新用受到廣泛的重視，大量的抗病毒藥物進入不同階段的臨床研究。

瑞德西韋（remdesivir），是一種新型實驗性廣效抗病毒藥物，用來針對伊波拉病毒。使用瑞德西韋來抑制COVID-19病毒繁殖，是老藥新用擴展到未上市藥物的實例。

老藥新用包含多層涵義，包括藥物再發現（drug rediscovery）、藥物再利用（drug repurposing）和藥物再定位（drug repositioning）。

「老藥」已有相對完善的臨床前數據（如藥物動力學）與臨床數據（如人體安全性評估），因此具有大幅降低研發成本與增加上市成功率等優點。老藥新用可以是找到藥物新的標靶分子（即爲新的藥物與標靶關係），或是發現另一種疾病與藥物已知標靶分子之間，有相當程度關聯（即爲新的標靶與疾病關係），作爲治療新疾病之用途。

一些老藥新用案例，如威而鋼®（Viagra®，學名爲sildenafil citrate）原開發作爲治療心絞痛用藥，卻意外發現該藥具有讓男性生殖器勃起之副作用，後來成功作爲改善勃起障礙的藥物，現在還拿來用在高山症引起的高山肺水腫。

阿斯匹林（Aspirin®）原作爲消炎止痛藥，後續被發現具有抑制血小板凝集作用，作爲預防心肌梗塞與治療心血管疾病之用。阿斯匹林的其他用途，如預防川崎症候群（Kawasaki syndrome）之冠狀動脈病變。

研究顯示每日服用阿斯匹林300毫克以上，連續服用5年對於預防大腸直腸癌似乎有所益處，另外也有研究顯示它可以預防前列腺癌、乳癌、食道癌等癌症。阿斯匹林一般不建議於懷孕時服用，但部分研究顯示低劑量使用時對於高危險族群可預防子癇前症的發生。

俗稱「美國仙丹」的類固醇老藥dexamethasone可有效抑制癌細胞轉移，降低死亡，腎上腺皮質素主要成分之一的「糖皮質激素（glucocorticoids）」，能有效調控卵巢癌細胞侵襲及轉移的能力，進而找出含糖皮質激素的人工合成類固醇藥品dexamethasone可能成爲救命關鍵。

老藥新用的例子

藥名	原來的療效	新臨床用途
Minoxidil（落健）	Anti-hypertensive agent 降血壓藥	Hair growth 生髮
Aspirin	Anti-lnflammatory agent 抗發炎藥	Anti-coagulant 抗血栓藥
Thalidomide	Prevention of Pregnant Syndrome 預防害喜	Anti-neoplastic agent 抗腫瘤製劑
Ethambutol	Anti-neoplastic agent 抗腫瘤製劑	Anti-tubercular agent 抗結核病藥
Tretinoin	Keratolytic Agent 去角質劑	Anti-neoplastic agent 抗腫瘤製劑
Cortisone	Anti-lnflammatory agent 抗發炎藥	Anti-neoplastic agent 抗腫瘤製劑
Sildenafil citrate（威而鋼）	Vasodilator 血管擴張劑	Treatment of Erectile dysfunction 治療勃起功能障礙
Bevacizumab (Avastin)	Anti-neoplastic agent 抗腫瘤製劑	Macular Degeneration 黃斑部病變

糖皮質激素抑制卵巢癌轉移之訊息路徑模式

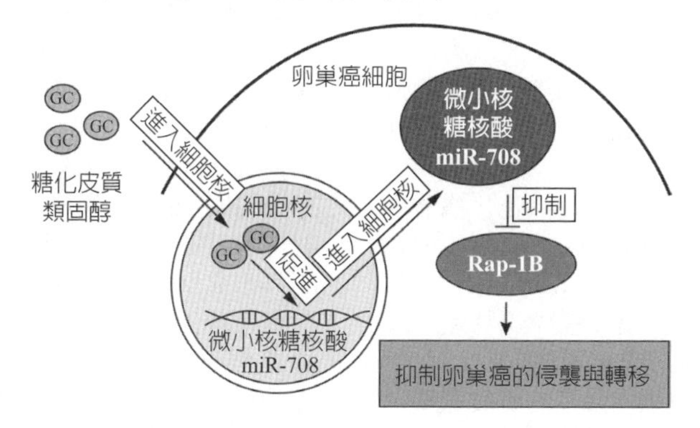

老藥新用與新藥研發主要過程比較

類型	發現		臨床前研究				
過程	藥物發現	概念確證	物質合成	生產製程	藥物製劑	品質標準	藥物代謝
新藥研發	+	+	+	+	+	+	+
老藥新用	+/−	+/−	−	−	+/−	+/−	−

類型	臨床前研究		臨床研究			查驗登記
過程	安全評價	藥效機制	I期臨床	II期臨床	III期臨床	
新藥研發	+	+	+	+	+	+
老藥新用	−	+	−	+	+	+

「＋」表示必需，「－」表示非必需

4.7 AI製藥

人工智慧（artificial Intelligence, AI）近年來因爲 AlphaGo、機器人、無人載具等話題而迸發一股熱潮，環繞 AI 所建構的美麗新世界似乎已近在咫尺。

最早提出與人工智慧相關概念的是，電腦科學之父艾倫．麥席森．圖靈（Alan Mathison Turing）在1950年提出。

2017 年美國國會提出《人工智慧未來法案》（FUTURE of Artificial Intelligence Act of 2017），釐清人工智慧相關概念並給予較完整的定義：(1) 在各種任何變化和不可預測的情況下，執行任務而無須人工監督的任何智慧系統，或者可以從其經驗中學習並改善其性能的任何智慧系統。可以類似人的感知、認知、計畫、學習、交流或採取行動。(2) 可以像人類一樣思考的智慧系統。(3) 可類似於人類的系統，例如可以通過自然語言處理，知識表示，自動推理和學習通過圖靈測試或其他類似測試的系統。

現有人工智慧大都是建立在「機器學習」（machine learning），更精確地說在「深度學習」（deep learning）的架構上，透過巨量數據中摸索出特定的規律與模式，以此來做出預測。

新藥研發的挑戰爲漫長的研發週期、龐大的研發成本，以及難以預估的失敗率，且須整合生物醫學、藥理學、生物化學、藥物化學、分子動力學、統計物理和結構生物等藥物設計的跨領域學科知識，其中複雜度難以想像。

在藥物發現之旅，無論是小分子藥物或大分子藥物，甚至新興核酸藥物，都與細胞蛋白質型態息息相關，蛋白質（蛋白質就是基因產物）是疾病和生命的重要組成，其功能與疾病作用有關，也是藥物開發的核心。因此，尋找目標致病蛋白或疾病相關蛋白的生物靶點至關重要，如果能了解蛋白質的作用、蛋白質結構和作用間的關聯，就可以利用它開發藥物

生成式 AI 技術服務，爲製藥公司在藥物設計提供了加速、自動化和擴大工作規模所需的基礎設施，也爲整個藥物開發過程中在降低風險下，節省寶貴時間和金錢，提升藥物開發效率。

1980 年代美國製藥公司默沙東首次運用電腦輔助進行藥物設計，其中三維定量構效關係分析、分子對接、分子動力學模擬等計算技術，如今依然在藥物發現領域運用。

2018 年時，就已經有超過 60 家的新創公司與 16 家製藥公司使用 AI 進行藥物開發。這些團隊同樣運用了許多 AI 工具來協助這項如同大海撈針的任務，包含搜尋生物醫學文獻、以電腦挖掘數百萬個分子結構、預測脫靶效應與毒性，以及大規模的細胞檢測分析等。

其他能夠更快研發出更多有效分子的方法（自動化分子設計）也正在開發當中。甚至有初步資料顯示，AI 的化學篩檢有望大幅減少臨床前動物試驗（preclinical animal testing）的需求。

藥物研發技術主要應用場景

藥物研發階段	應用方向	技術優勢
藥物發現	靶點發現	利用自然語言處理技術檢索分析大量文獻、專利和非結構化資料等，找出潛在的蛋白和機轉，以發現新機轉和新靶點。
	晶型預測	利用認知計算實現高效動態配置藥物晶型，可有效縮短品型開發時間及研發週期，控制成本。
	化合物篩選及優化	利用AI技術建立虛擬藥物篩選模型，檢索更快、範圍更廣。
臨床前研究	藥物ADMET性質研究	利用深度神經網路演算法找出結構特徵，可提升性質預測的準確度。
	新適應症拓展	借助大資料資源，將AI演算法應用於藥物再利用：利用AI技術模擬隨機臨床試驗發現藥物新用途。
臨床試驗	臨床試驗設計	利用自然語言處理技術快速處理同類研究、臨床資料及試驗等資料。
	臨床資料處理	利用雲端計算快速分析臨床資料並及時調整優化整個試驗流程，提升風險控制能力。

ADMET：吸收 absorption、分布 distribution、代謝 metabolism、排泄 excretion 以及毒性 toxicity

對生物製藥企業和AI科技公司的策略啟示

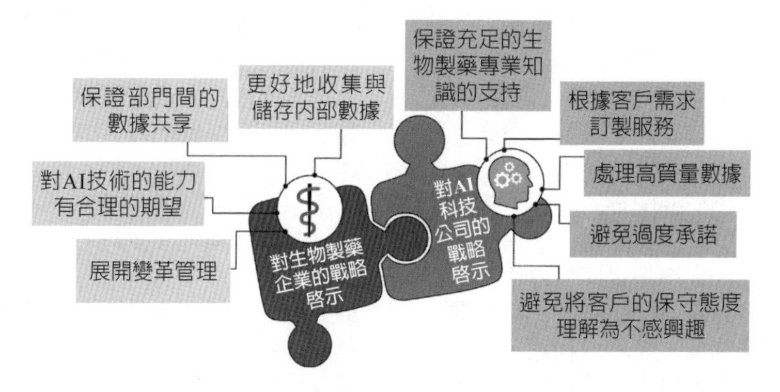

人工智慧在新藥發現領域的市場規模

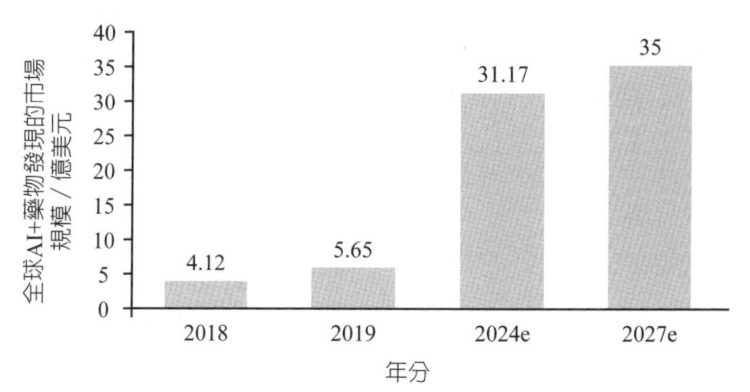

5.1 什麼是食品

藥品並非「有病治病、沒病強身」，如果不按醫囑服用，隨意購買、服用藥物，非但無法達成治病的效果，很可能還會賠上自己的健康，造成永難彌補的悔恨！

盲目增強免疫力，對某些疾病，尤其是免疫性疾病，如紅斑性狼瘡等自體免疫疾病，可能弄巧成拙，造成傷害，必須小心謹慎，坊間標榜「增強免疫力」之藥草、中藥、健康食品頗多，使用前宜慎思明辨。

購買服用藥品或健康食品、保健食品之前，請記住「停、看、聽」原則。首先，千萬不要購買攤販、賣藥節目或者旅遊時導遊所介紹的藥品，因爲這些藥品的來源、成分不明，僅僅靠著口耳相傳就貿然購買、服用，沒有預期中的療效還算事小，最怕的是危害自身健康。

食品廣告吹噓療效，使人誤認爲是藥品，常用的伎倆如以減肥、增高、壯陽、豐胸、治各種慢性疾病爲號召；甚至利用國人迷信外國貨的心理，標榜爲特殊科技配方，由美、日、德等國原裝進口；刊登一大串指定藥房專售，或以電話、郵政信箱爲聯絡方式；與某藥品的廣告圖案相似，名稱也相近，並且影射其療效；宣稱衛生單位檢驗合格，刊登自創的進口許可或檢驗合格字號。

食品是人類賴以生存的物質基礎，人類對食品的要求：一要吃飽，二要吃好。當今，健康長壽已成爲人們普遍關注的問題。

供人飲食或咀嚼之物品及其原料，一般原料物未經加工或經簡單加工成的食物，就叫食品。

在法律上，凡是食品就不能宣稱它的療效（功效），這是指業者在販賣某種食品（食物）時，不論是蘋果還是一包香菇，都不能明文（即以文字的形式）告訴消費者它的功效，不過很多業者都遊走在法律邊緣，甚至觸法。

雖然如此，一般人還是認爲食品或食物具有某種「功效」存在，而這種「功效」常取決於人的身體狀態。

也就是說，食物的功效或效能爲何，並非固定，而是取決於食用者的身體狀態。同樣的食物，「健康或體健」的日子正確地吃，叫補身；健康的時候亂吃，叫慢性自殺；「生病或體虛」的時候適當吃而吃，叫吃藥治病；若生病時不應該吃卻吃，變成服毒致病。有沒有醫療效能或保健功效，是隨食用者身體狀況而不同。

所以，醫療效能（治病）、保健功效（補身）、毒性（致病）並不是食物的本質，那是食用者的「評價」。由於評價會隨人隨時而改變，若以之作爲「藥品或「健康食品」的定義，就會造成非常多模糊不清之處。

藥品、食品、健康食品，界線有時候很模糊。例如人參或維生素這種可以「遊走」於各種分類之間的食物，不在少數。

以人参為例：是藥品？是食品？

產品	藥品或食品認定
人參粉	中藥（藥品）
人參茶	食品
人參膠囊	中藥（藥品）
人參精（抽出液）	若供藥用，要申請許可；若供食品用，則限食品工廠進口自用，不得轉售
人參酒	若無刊載療效，以一般酒類管理；若註明療效，以藥品管理

不合法的食品廣告標示

項目		舉例
詞句涉及醫藥效能	宣稱預防、改善、減輕、診斷或治療疾病或特定生理情形	防止貧血、降血壓、改善血濁、清血、調整內分泌
	宣稱減輕或降低導致疾病有關之體內成分	解肝毒、降肝脂、抑制血糖濃度上升
	宣稱產品對疾病及疾病症候群或症狀有效	改善更年期障礙、消渴、消滯、平胃氣、降肝火
	涉及中藥材之效能者	補腎、溫腎（化氣）、滋腎
	引用或摘錄出版品、典籍或以他人名義並述及醫藥效能	《本草備要》記載：冬蟲夏草可止血化痰
詞句未涉及醫藥效能但涉及虛偽誇張或易生誤解	涉及生理功能者	增強抵抗力、強化細胞功能、增智、補腦
	未涉及中藥材效能而涉及五官臟器者	保護眼睛、保肝、增加血管彈性
	涉及改變身體外觀者	豐胸、預防改善乳房下垂、減肥、塑身
	涉及引用衛生署相關字號，未就該公文之旨意為完整的引述	衛署食字第88012345號

5.2 健康食品

傳統觀念認 食品主要功能是提供營養和感官享受，保健食品的出現給食品工業注入了全新的內容，很多人譽之「21 世紀的食品」。

「健康食品」或「保健食品」是一種特殊的商品，這類商品的製造商或供應商，必須製造消費者的訴求、得到消費者的認同，才能產生相對的消費。衆多產品滿足的是人們的心理消費，無非是購買一個希望。不論是青春、瘦身、健康、排毒，還是增高、延年益壽，主要都是藉由創造產品與概念的聯結，從而挑動人們的購買欲望，

「保健食品」並不是一個法定名詞，是泛指能夠幫助人們增進健康，或減少疾病危害風險的食品，依照規定這些食品如果沒有經過審查許可，無論食品的標示或廣告都不可以呈現「健康食品」字樣，也不可以顯示具有某種特定保健功效。

例如某種品牌的優酪乳通過審查，取得健康食品的字號，它就可以宣稱是健康食品，而其他品牌的優酪乳因爲沒有字號，所以不能宣稱是健康食品，那麼這兩種優酪乳在本質上有何差異？

消費者很難分辨這種差異，而且健康食品字號也未必會給業者帶來大量的收益，這也是通過審查的產品，與實際在市場上流通的食品，相差懸殊！

健康食品是由《健康食品管理法》管理，其他的保健食品則受食品衛生管理法管理，一般民衆很難分辨法律上的健康食品或是概念上的「健康食品」，概念上的「健康食品」即相當於保健食品，也就是具有保健功能的食品。

健康食品是法律名詞，雖然是一般人認知的名詞，但是，因爲受到《健康食品管理法》這個法律的規範，而成爲具有法律的名詞，所以除非經過登記，否則不能用於商品上。

藥品與食品之間存在著一個灰色地帶，在《健康食品管理法》的規定中，健康食品並非是一種可以治療疾病的藥品，而只是一種具有預防和減少疾病功效的食品。由於健康食品被定義爲具有保健功效的食品，「食品」兩字，自然顯得更爲安全和無副作用的威脅性，這也許是食品與藥品之間灰色地帶的由來。

不論如何，要正確面對健康食品或保健食品以下的這些特色：

1. 不是藥也不是食物：健康食品雖不是藥，但也不是天然食物，它是以天然食物爲原料（有些是化學合成），經過提煉、萃取、加工製造等過程而製造出來的。
2. 緩慢的調理體質：保健食品是藉由循序漸進的方式，來達到改善或促進健康的目的。健康食品不是全然沒有副作用或毒性的。
3. 保健與調理：對身體健康的人來說，保健食品是一種營養補充品，可用以增強免疫力、預防疾病的發生。而對於身體狀況不佳的人來說，保健食品則可視爲一種調理體質、改善健康的輔助療法。
4. 須針對個人體質服用：保健食品也許沒有強烈副作用，但其有效成分、特殊療效、吸收程度與禁忌等，對不同疾病、體質、年齡和健康狀況的人來說，都不盡相同。
5. 不能治病，僅能做爲輔助療法：除了少數較特殊的保健食品外，多數的保健食品僅能做爲一種輔助治療的方式，來調理身體器官等機能的運作，並無法對生理上的病痛做立即治療或根除。

健康食品保健功效項目（13項）

骨質保健	調節血糖
調節血脂	抗疲勞
不易形成體脂肪	輔助調節血壓
護肝	輔助調整過敏體質
免疫調節	牙齒保健
延緩衰老	促進鐵吸收
胃腸功能改善	

食品藥品之法源與定義

項目	法源	定義
食品	《食品安全衛生管理法》	提供人飲食或咀嚼之產品及其原料。
特殊營養食品	《食品安全衛生管理法》	指嬰兒與較大嬰兒配方食品、特定疾病配方食品及其他經中央主管機關許可得供特殊營養需求者使用之配方食品。
健康食品	《健康食品管理法》	具有保健功效，並標示或廣告其據該功效之產品。
藥品	《藥事法》	下列各款之一原料藥及藥劑： 一、載於《中華藥典》或經中央衛生主管機關認定之其他各國藥典、公定之國家處方集，或各該補充典籍之藥品。 二、未載於前款，但使用於診斷、治療、減輕或預防人類疾病之藥品。 三、其他足以影響人類身體結構及生理機能之藥品。 四、用以配製前三款所列之藥品。

健康食品審查流程

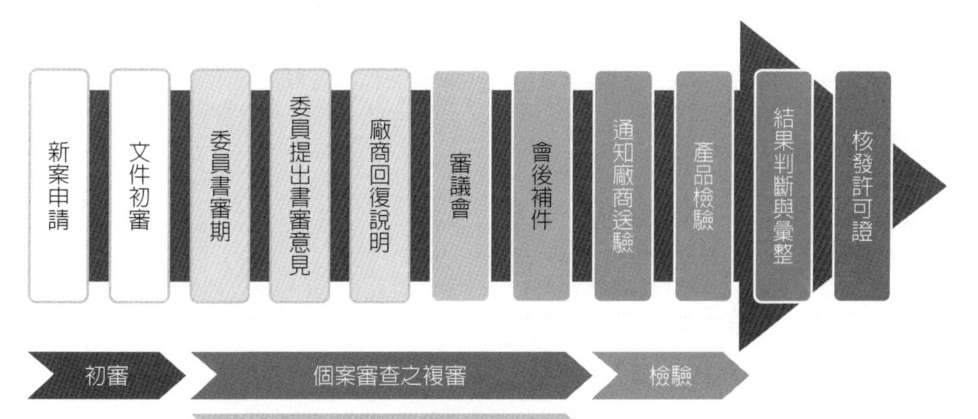

5.3 當藥物遇上食物

口服藥物與食物一樣，經口入胃，並在腸胃道中吸收，再進入體內經過代謝或排除，因此不難想像食物會與藥物產生交互作用。藥物對於食物吸收代謝的影響結果通常是緩和的；然而食物對藥物吸收代謝所產生的影響，則往往會立即「降低」或「提高」藥物的治療作用，輕者影響藥物的臨床治療效果，嚴重的則可能會危及生命安全。

食物中的成分也常會與藥物直接產生相互作用，進而妨礙或促進藥物的吸收。在食物妨礙藥物吸收的例子中，以「進食富含鈣、鎂、鐵或鋅之食物易與藥物形成螯合物」最爲一般民眾所知，如四環素（tetracycline，抗生素）與牛奶或奶製品同時進食，牛奶中的鈣質會與四環素結合成複合物，干擾四環素之吸收。

同理，茶中所含的單寧酸、茶鹼也會與多種藥物產生沉澱而阻礙吸收，所以一般不建議以茶吞服藥物，如治療貧血的鐵質藥劑即是。

含有高碳水化合物的食物及膳食性纖維，會使某些藥物的顆粒附著，並增加胃液的黏滯性而延緩藥物吸收，因此有些我們希望能快速達到效果的藥物，像是解熱鎮痛劑乙醯胺酚（acetaminophen），就應避免與餅乾、果汁等高碳水化合物食物併服，以免減緩吸收，無法迅速發揮藥效。

咖啡亦不適合與藥物併服，最好間隔 2 個小時以上。部分抗生素（如 ciprofloxacin）、口服避孕藥、胃腸藥（如 cimetidine），可能會使咖啡因代謝減緩而在體內濃度增高，導致心跳加速、噁心、暈眩。

相對的，服用脂溶性藥物，如灰黴素（griseofulvin 一種抗黴菌藥物）及維生素 D 時，與含脂肪性食物或全脂牛奶共服，可提高藥物在腸胃道的吸收率；這也說明，並非所有的食物交互作用都有害，若能善加利用也能產生互利的效果。

葡萄柚汁中黃酮類成分，會抑制細胞色素酵素（cytochrome P-450 3A4）的作用，因此服用葡萄柚汁時，若併服由細胞色素酵素代謝的藥物，將會提高藥物的血中濃度及生體可用率，產生藥物過量之情形。

由於 astemizole（抗過敏劑）、cisapride（機能性胃腸障礙治療劑）、loratadine（抗過敏劑）、terfenadine（抗過敏劑）等藥物的血中濃度過高時，會產生心室性心律不整等致命性的不良反應，且在國外也有類似個案發生，因此，這些藥物之中文仿單（說明書），應加刊注意事項「使用本藥物不得併服葡萄柚或葡萄柚汁」。

攝食某些富含乾酪胺食物，如乳酪（起司）、雞肝或酒精後，會經單胺氧化酶代謝，此時若服用含單胺氧化酶抑制劑的抗憂鬱藥（如 phenelzine sulfate 或 tranylcypromine sulfate），食物中乾酪胺的代謝將被抑制，可能導致血壓上升或心絞痛等併發危險。

保健食品+藥品不能隨便一起吃！

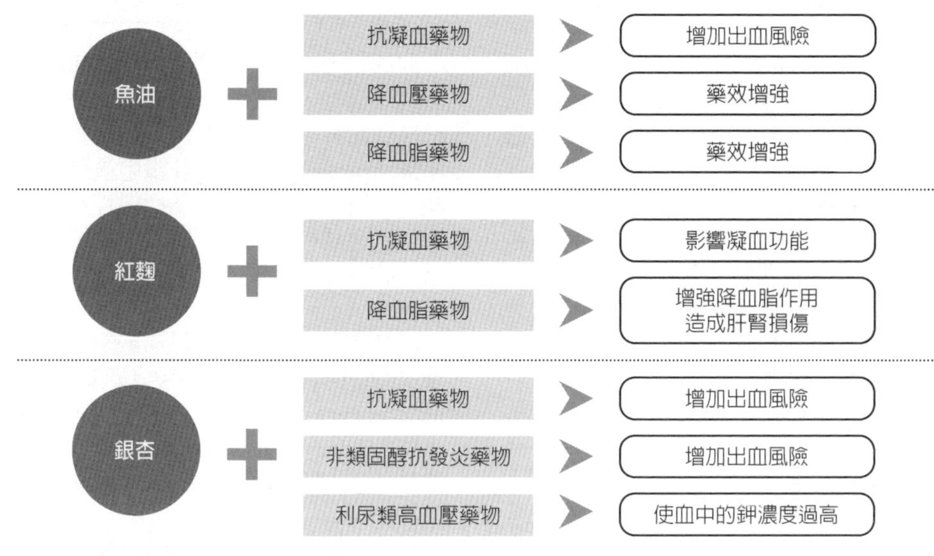

食物對藥物的影響

影響	舉例
吸收速率／效果加強	脂溶性藥物 vs. 高脂肪食物
吸收速度增快	acetaminophen vs. 空腹服用
治療效果減少	tetracycline vs. 牛奶、制酸劑
延遲藥物吸收	cimetidine vs. 食物

15種要避免的食物—藥物交互食用

鈣

- Antibiotics
- Osteoporosis meds

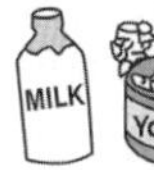

綠色蔬菜

- Anticoagulants

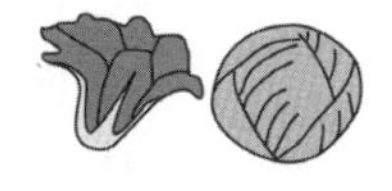

苦橙

- Benzodiazepines
- Calcium chain blockers
- Statins

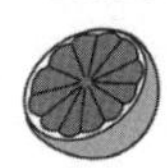
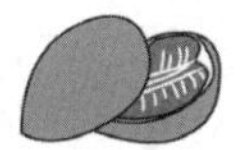

酒精

- Antibiotics
- Antidepressants
- Paracetamol
- Insulin

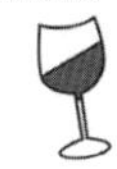
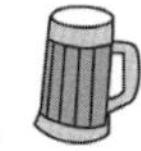

含酪胺食物

- Antidepressants (MAOIs)

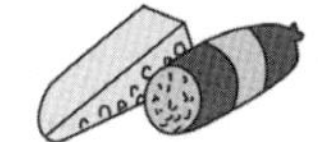

任何食物

- Bisphosphonates
- Hypothyroid drugs
- Hyperthyroid drugs
- Digoxin

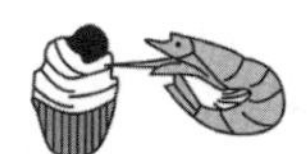

5.4 菸酒與藥品

藥品代謝的主要作用方式，是將脂溶性高的藥品轉換成親水性的藥品，以利腎臟排除。大部分代謝藥品的酵素都是貯於肝臟內質網的平滑表面，稱之為「肝臟微粒體酵素」。「肝臟微粒體酵素」中有一群很重要的酵素稱之為細胞色素酵素 ，這些酵素與許多藥品代謝有關，而且也會受其他藥品或食物中的某些成分「誘導」或「抑制」，進而影響其他藥品的代謝。

抽菸會增加許多藥品的代謝速率，縮短藥品的半衰期，即使藥品因濃度降低而失去藥效。

多環芳香烴（PAH）是由抽菸產生的主要肺部致癌物之一，也是肝細胞色素 P450（CYP）酶 1A1、1A2 的誘導劑，因此，CYP1A2、CYP3A4、CYP2C19、CYP2D6 等均是與吸菸和藥物相互作用有關的酶。抽菸還可影響其他代謝途徑，如葡萄糖醛酸苷結合作用。其他化合物（如丙酮、吡啶、重金屬、苯、一氧化碳和尼古丁）也可能與肝藥酶相互作用，但其作用比 PAH 弱。

從藥代動力學角度分析，抽菸與藥物相互作用可能會導致抽菸者需要調整所使用藥物的劑量，包括抗凝藥、H2 受體抑制劑、中樞興奮藥、擬膽鹼藥、平喘藥、麻醉藥、苯二氮平類藥物、精神治療藥物、抗心律失常藥、降糖藥等。

臨床上最顯著的兩者相互作用發生在抽菸與口服避孕藥之間。抽菸可大大增加複合激素類避孕藥的心血管不良反應（如中風、心肌梗塞、血栓）的發生率，並且其危險性隨著年齡和吸菸量的增大而增加。尤其是在 35 歲以上者或每天抽 15 支或更多香菸者中，這種作用更加顯著。

飲酒也會改變許多藥品的代謝速率及造成肝毒性。急性的飲酒會抑制肝中的一種代謝酵素，令某些藥品如某種降血壓藥（propranolol）在肝臟中被代謝量減少，提高血中濃度；然而慢性長期飲酒卻又會誘發這種代謝酵素，縮短若干藥品的半衰期，或導致藥品毒性代謝物增加。

酒精在體內的代謝，目前所知有兩種最主要途徑：(1)經由酒精脫氫酶（alcohol dehydrogenase）氧化成乙醛，再經醛脫氫酶（aldehyde dehydrogenase）氧化成醋酸；(2) 細胞色素 P450（CYP450）酵素系統。

抑制酒精脫氫酶作用的藥物，如 H_2 拮抗劑中之 Tagamet®、Zantac®、Gaster® 會降低酒精的首渡效應，故喝酒同時投予此類藥物，可能增加胃腸道的酒精吸收，促使其血中濃度升高。若喝酒同時併服具有醛脫氫酶抑制作用的藥物，如某些 cephalosporins、bakter 或 metronidazole 等，可能形成乙醛之體內蓄積，使病人潮紅、心悸、心跳加快、噁心、嘔吐，導致類似 disulfiram 的反應。

曾經發生數起青少年用酒併服大量乙醯胺酚（acetaminophen）的自殺案例，即是因急性飲用酒精而抑制乙醯胺酚的正常代謝，以致產生有毒的代謝產物。水楊酸類藥品（如阿斯匹林）本身會有腸胃刺激及增加潛在性出血機率，故胃潰瘍、消化性潰瘍、糜爛性胃炎或有出血傾向病人即應特別小心服用，此時，如加入與消化性潰瘍有關的危險因子如抽菸、喝酒，即會增加腸胃道出血危險性。

藥物對酒精的作用機轉與影響

藥物	作用機轉/影響	建議
acetaminophen	抑制代謝，易增加肝毒性	避免併服
metronidazole	抑制aldehyde dehydrogenase，造成disulfiram-like reaction	避免併服
sulfonylureas	1. 抑制醣質生合成，會加重低血糖現象 2. 抑制aldehyde dehydrogenase，造成disulfiram-like reaction	避免併服
中樞神經抑制劑#	加重中樞神經抑制作用	避免併服
安眠藥	加重中樞神經抑制作用	避免併服
含MTT結構之cephalosporins*	抑制aldehyde dehydrogenase，造成disulfiram-like reaction※	避免併服

* MTT：methylthiotetrazole，如 moxalactam、cefoperazone、cefamandole、cefotetan、ceftriaxone 及 cefmetazole。
# 中樞神經抑制劑：包括 benzodiazepines，phenothiazines 及 tricyclic antidepressants。
※Disulfiram-like reaction：臉潮紅、心跳加快或心悸、頭痛、噁心及嘔吐等症狀。

可能因併服酒精而加強其中樞神經系統方面副作用的藥物

trimipramine	dothiepin	pentobarbital
clomipramine	protriptyline	amobarbital
tramadol	lofepramine	primidone
propoxyphen	secobarbital	thiopental
nortriptyline	desipramine	methohexital
imipramine	aprobarbital	butabarbital
butalbital	mephobarbital	amitriptyline
flunitrazepam	eterobarb	mirtazapine
olanzapine	zaleplon	doxepin
tizanidine	phenobarbital	sertraline
paroxetine	venlafaxine	nefazodone

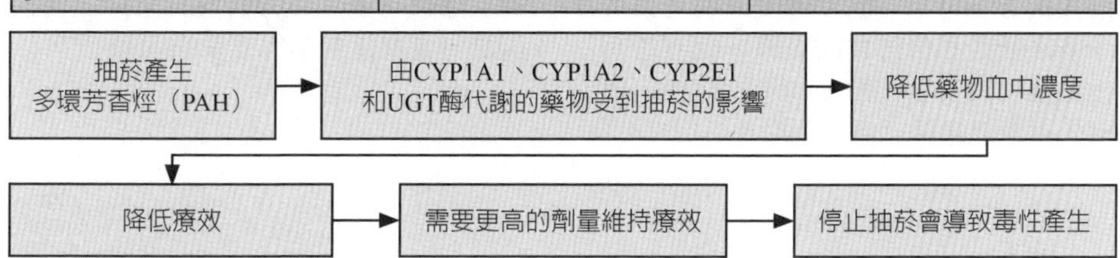

抽菸的藥物動力學藥物交互作用。由 CYP1A1、CYP1A2、CYP2E1 和 UGT 酶代謝的藥物可能會受到吸菸的影響，並且服用由這些酶代謝的藥物的吸菸者可能需要更高的劑量，因為菸草煙霧中 PAH 的誘導作用增強，導致血漿濃度降低。
World Journal of Pharmacology, 2019; 8(2): 14-25.

6.1 醫藥分業

「醫藥分業」（the separating drug prescribing and dispensing）這個名詞發源於古希臘時代的醫學之父——希波克拉底（Hippocrates）。歐洲自西元1264年起即開始實施醫藥分業，我國從前的醫療制度也是醫藥分業，醫師專責看診、開處方，病家依處方到藥舖抓藥。後來因受日本統治，受到日本醫療型態的影響，故而演變成醫師看診兼調劑配藥。而事實上，醫藥分業不論在歐洲或美國均已實施多年，且有良好的成效。

保障民眾知藥的權利、重整下游藥流體系、維護民眾用藥的安全、提供民眾用藥諮詢，都是爲什麼要實施醫藥分業的重要理由。

此外，實施醫藥分業的優點，對醫療體制而言可以建立專業分工、將藥政管理步上正軌、使國民健康獲得雙重保障、有效公平應用醫療資源。

對醫師而言可以節省人力物力及藥品成本、減少處方錯誤，提高用藥安全性，減少醫療糾紛、醫師的處方權被確保。

對藥師而言擁有合理的執業空間，可以發揮專業服務、專業分工之下與醫師通力合作，增加執業能力、以服務病患來增加藥局的營收

對病患而言就近取藥可以節省時間、慢性處方箋可不必回原醫院取藥並可以節省掛號費和自付額的負擔、處方透明化民眾用藥安全，增加病患的信任、再確認用藥訊息建立個人藥歷。

當民眾在不同醫療院所看病或同一醫院看不同科別時，可選擇住家附近最方便的健保特約藥局調劑領藥，藉由該藥局所建立的藥歷檔，及藥師提供的專業服務，可避免重複用藥的危險，或藥品不良交互作用、副作用產生，以保障民眾用藥安全。

醫藥分業可以提升藥師專業執業能力，藥師可以由傳統的配藥角色，轉變爲主動積極的參與醫療計畫，與醫生討論病患的藥物治療問題，成爲醫療團隊的一員，藉由藥事人員所提供的臨床藥學服務，讓病患得到更好的醫療照顧。

醫藥分業在許多西方國家行之多年，大多的醫師及藥師也多能認同「醫生負責診斷開立處方；藥師負責調劑審查處方」的合作模式，而藥師在醫療團隊之下其實扮演著很重要的角色，醫藥分業的政策也正是要落實讓醫師能專心看病，藥師專責於調劑處方的執業型態。

強調醫療專業分工，且讓專業都能發揮，可在用藥上把關並提高醫療品質，藉由處方箋透明化來保障病人用藥安全及其權益。

醫藥分業對醫師、藥師、民眾三方來看可說是三贏，可惜的是，法律規範及執行面二者之間有很大的落差，使原本必須唇齒相依的醫療共同體，在「利益」趨使之下，使得醫藥分業無法眞正落實，當然這其中有太多的問題。

單軌制與雙軌制醫藥分業

項目	說明
單軌制	醫師與藥師確實執行專業分工，醫師負責患者的評估、診斷與處方開立並將處方箋釋出，藥師就醫師所釋出的處方作審核、評估與調劑，並將正確、安全的藥物交付患者。二者職責不互相衝突，利益不互相重疊。
雙軌制	除將處方箋釋出外，若診所內聘有合格藥師亦得由診所內的藥師調劑，此方式處方看似仍由藥師調劑，但藥師為醫師所聘，非完全獨立的執業個體，相關的利益與職責有重疊甚至衝突。

各國之醫藥分業

醫藥分業之概況	國名
立法強制分業	德國、法國、義大利、比利時、荷蘭、丹麥、挪威、芬蘭、西班牙、瑞典、英國、韓國
非強制性但實際上實施醫藥分業	美國、瑞士、波蘭、捷克、菲律賓、澳洲、紐西蘭
尚未完全分業	日本、泰國、馬來西亞、新加坡及我國

從醫學角度來看，藥物的不當使用可能始於藥物使用週期的四個主要階段中的任何一個階段

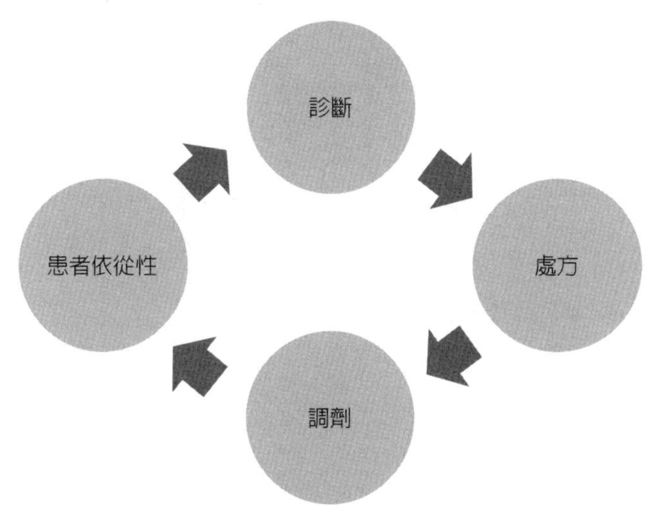

6.2 社區藥局

2002年世界藥學年會宣導藥師的角色，應重新定義在藥事照顧的傳遞者，尤其是社區藥局的藥師。

韓國醫藥分業後，社區藥局不再只偏重於販賣非處方藥，更加強對病患的專業服務。在法國，藥師不僅在社區提供專業藥事服務，在社區健康教育的推展上也扮演相當重要的角色。

社區藥師是最接近民眾的保健（藥學）專業人員，他們依照處方箋或對於自行診療者提供藥品，除了保護正確地提供適當的藥品外，他們的專業性活動還包括，在調劑時輔導病患的處方箋或非處方藥的使用，提供保健專業人員、病患和一般民眾及健康推廣計畫的參與人員所需的藥物資訊。

藥局是指藥師親自主持，依法執行藥品調劑、供應等業務之處所。藥局是一個專業性高的零售業，不同於其他零售產業可以依其販賣的商品進行廣告及促銷。

健保特約藥局經由政府嚴格的檢視，藥師需要親自主持藥局，並執行藥品調劑相關藥事照顧的工作，並具有執業滿2年以上，且曾接受中央衛生主管機關認可的繼續教育，或於最近5年內在教學醫院執業滿2年以上條件之一者。依優良藥品調劑作業規範調劑藥品，且符合健保特約藥局特約要點的規定，而服務品質受肯定的藥局。

在面對一次購足的顧客心態下，藥師無法僅以專業導向滿足消費者的需求，病患至社區藥局最常購買的是成藥，依序是清潔用品及健康食品。所以在經營型態轉型的同時，必須兼顧非藥品相關產品的發展，日用清潔用品、婦嬰兒產品等也常是藥局開架呈列的商品。

社區藥局可以提供民眾藥品調劑與健康照顧等兩方面的服務，在藥品提供方面，可以正確調劑處方、安全交付藥品，並提供用藥指導、建立藥歷資料；可以提供藥物辨識、藥物情報、藥物用法、用量、交互作用、禁忌、副作用的指導等用藥諮詢。

在健康照護方面，以直接的、負責任的態度提供藥物治療，以達到明確的治療目標，進而提升病人生活品質的藥事照顧；提供保健新知、就醫指導，以及家庭衛生知識的教育等健康諮詢。

社區健保藥局通常以接受醫院診所的處方箋及進行調劑爲主，而非處方藥則是其附加商品。此外，社區藥局所關注的對象已從有用藥需求的患者逐漸擴大至有健康服務需求的民眾族群。

藥局是零售流通業的一環，近年來，藥局經營者面臨著各種同業和異業間的新競爭壓力。藥局受到不同產業間的競爭和合作模式的影響，爲了提高競爭力，單店藥局已經認識到不能只侷限於單店的經營，紛紛朝向連鎖模式發展。這也導致連鎖藥局和單店藥局之間的競爭，並漸漸演變爲連鎖藥局之間的競爭。

臺灣藥事服務機構

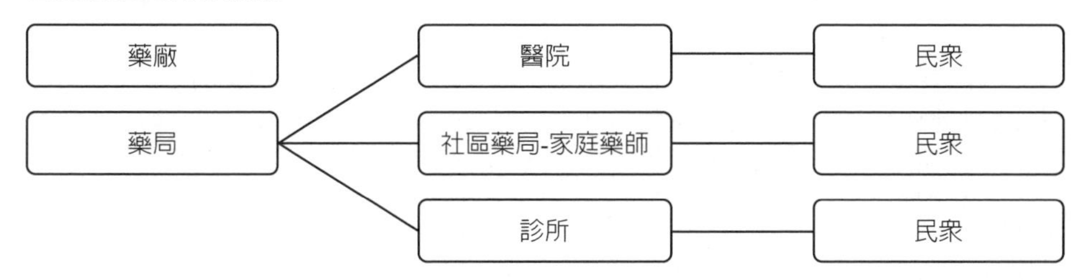

藥師長照服務項目

	1. 長照2.0	2. 高診次居家藥師	3. 推動社區多元藥事照護計畫
主管機構	各縣市長期照顧管理中心	健保署	地方衛生局／食藥署
服務病人	符合長照2.0之申請資格	①高診次病人 ②用藥複雜的病人	用藥複雜的病人
案件來源	照顧管理專員派案	健保署派案	①自行收案 ②醫師轉介
需要訓練	長照Level 1	長照Level 2	視情況而定
計畫時程	長照2.0十年計畫	每年初公告	每年初公告
薪資計算	達成對象照護目標	論件計酬	論件計酬
使用系統	照顧服務管理資訊平台	藥師公會全聯會Hcare	藥師公會全聯會Hcare

各國對社區藥局藥師的發展期許

加拿大	藥師提供多元化的藥事照護，鼓勵藥師走出藥局，深入社區服務民眾。
美國	藥師應為醫療照護團隊成員之一，團隊照護可以提供醫療品質，同時更完善的讓病人獲得妥善照顧。
日本	藥師加入醫療照護網路，加強臨床和溝通諮詢技巧，並深入社區到民眾家中提供照護。
英國	重視民眾健康照護狀況，由藥師介入協助民眾獲得更妥善的醫療照護。強調藥局本為商業場所，藥師應俱備商業操作的專業知識。 針對空間配置來評估藥局，鼓勵藥局內設置獨立的諮詢衛教區。
德國	宣導藥師提供藥事照護，以社區藥局之便利性，照護全家人的健康，家庭藥局計畫。

6.3 中藥販賣

在古代醫藥是不分家的，醫生兼任藥師是常態，到後來藥材越來越繁複之後，才有專門收集並研製藥材的藥商出現，也免去醫生自己上山下海採藥的辛苦。

臺灣在日據時期，由於日本僅注重其國內醫藥，在臺灣既未培育藥學人才，無製藥可言，所需藥品均依賴日本或其他地區輸入，藥品的買賣由藥品販賣業者從事，以考試方式挑選具有藥品知識者，准許其分別經營性質及營業範圍不同的各類藥商。當時的藥品販賣業者含西藥商、西藥種商、中藥商、中藥種商、藥品零售商、成藥調劑商及成藥攤販等 7 類，首創藥品販賣不須藥品管理專業人員的先例，也埋下藥師專業形象與商人畫上等號的種子。

國民政府於 1929 年頒布《藥師暫行管理條例》、《管理藥商規則》。《藥師暫行管理條例》給予我國藥師合法的專業地位，1943 年改爲《藥劑師法》並公布，其中規定藥劑師一人不得執行兩處藥房的業務，肯定藥劑師專業的執業精神。但是同法也規定，醫生能自行調配藥品作爲診療之用，無須申請領藥劑師證書，正式賦予醫師藥品調劑權，同時也開啓日後醫藥雙方調劑權之爭。

1979 年《藥劑師法》修訂爲《藥師法》，明定藥師應親自主持其所經營的藥局業務，藥師的專業地位才明朗。

相較於傳統雜貨店轉型爲現代化超市或便利商店、傳統西藥局走向現代化的連鎖藥局的變化，我國的傳統中藥業似乎一直沒有改變。中藥產業長久以來，一直存在於我們的生活中，其在正規的制度下，正常的營運，有別於西藥產業（如藥局），扮演著不同的角色。

雖然中藥業在社會中一直位於不可或缺的角色，但是由於現代社會結構的改變、環境的快速變遷，消費者多樣化的需求，以及政府即將開放中藥進口的政策，對我國中藥業可能會產生極大的衝擊。

傳統中藥的市場中，仍以販賣養生的補品爲大宗。然而在國人對於健康保健逐漸重視之下，若能適時調整中藥產業的行銷策略來配合現今的環境，實爲傳統中藥的新契機。

但是，部分中藥業者對於環境的變化無動於衷。研究指出，組織的年齡越大、規模越大，對搜尋、偵測環境的活動會顯得意興闌珊；成熟、規模大的公司較有信心專注於某些活動之上，不會在乎競爭者有什麼反應。中藥產業本身的產業年齡較長，對於周遭的環境變動較不敏感。可能只有少部分爲因應多變的環境而試圖去作些改變。

中藥產業雖然是傳統產業，但至今一直未被潮流所淘汰，由於市場的需求，一直存在其經營的利基，中藥業的行銷與開發不同於其他產業，供需受經濟景氣的影響不大。

中藥店是即將消失的行業？

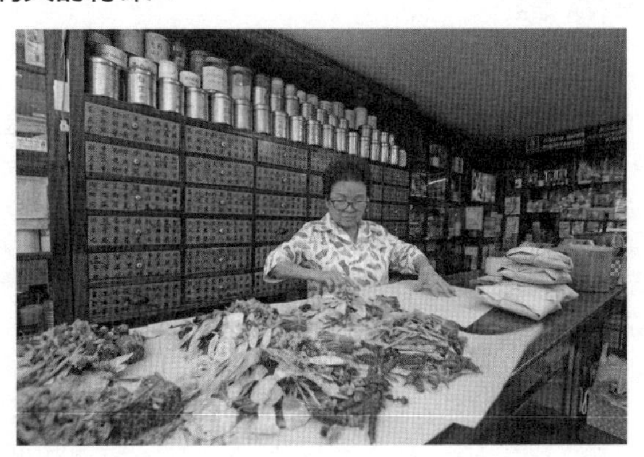

中藥零售業的資格

法規	內容
《藥事法》第15條	中藥藥品販賣業者為經營中藥批發、零售、調劑、輸入及輸出之業者。
《藥事法》第28條	中藥販賣業者之藥品及其買賣，應由專任中醫師或修習中藥課程達適當標準之藥師或藥劑生駐店管理。
《藥事法》第35條	修習中藥課程達適當標準之藥師，親自主持之藥局，得兼營中藥之調劑、供應或零售業務。
《藥事法》第103條	• 於63年5月31日前依規定換領中藥販賣業之藥商許可執照有案者，得繼續經營第十五條之中藥販賣業務。 • 82年2月5日前曾經中央衛生主管機關審核，予以列冊登記者，或領有經營中藥證明文件之中藥從業人員，並修習中藥課程達適當標準，得繼續經營中藥販賣業務。

臺南市藥商家數

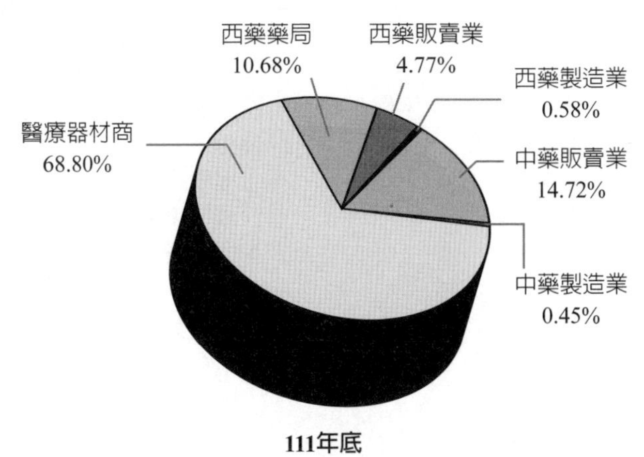

6.4 西藥販賣

一般西藥局已不再侷限在「傳統」的角色，就是只提供藥品銷售，於是各種以專業、便利爲訴求的「連鎖藥局」已相繼成立，已有逐漸取代傳統藥局的趨勢如同超商取代傳統雜貨店。

藥局商店也屬零售業經管型態之一，面對消費者一次購足的消費需求，藥局已不限於只賣藥品而已，也販賣一般日用品、營養食品、保健、婦嬰與美容等用品。

近年來，藥局強調「複合化」，鼓勵人們追求健康與美麗而將藥局與化妝品店結合，或是將健康食品納入銷售品組合中；強調「專業化」，由藥師親自執業的專業形象來爭取民衆的認同；強調「連鎖化」，以統一管理及連鎖方式來降低成本提升經營績效；強調「便利化」，採取開放式陳列與公開標價，兼顧消費者的方便與隱私。

根據財政部資料統計，2022 年全臺藥局、醫療耗材及醫療用品等相關的零售店數超過 1 萬 5 百家，數量比統一超商還多，銷售額達 1669 億元。

醫藥是一種特殊的商品，必須透過（或完全）的專業能力指導，才能被有效地使用。雖然消費者是一般的大衆，但是接觸消費者通路，幾乎完全控制了整個購買或使用行爲，所以藥品的銷售績效受通路的影響很大。爲了因應生活型態與消費習慣的改變，各種以便利爲訴求的連鎖藥局紛紛成立，形成連鎖體系，且有取代非專業藥師執業之傳統藥局的趨勢。

臺灣國民所得 2022 年爲 32756 美元，堂堂進入已開發國家之林。爲了追求健康，國內健康食品與藥品市場蓬勃發展，而特別是連鎖藥局，未來將是此類產品最重要，也是最大的通路。

在現代工商社會的快速生活步調下，各種壓力、汙染以及疾病症等不斷侵蝕我們生理與心理的健康。根據世界衛生組織（WHO）在 2003 年的定義，健康是完全生理的、心理的以及社會福祉的狀態。在人們對健康的渴求下，市場上各種養生、養性的產品大受好評，使健康產業呈現一片榮景。

通路的競爭在電子資訊時代的來臨掀起了第二波的資訊革命。不同於以經營型態爲主軸的第一波革命所強調「數大便是美」，也就是誰能掌握最完整、最多的據點，誰就是贏家；第二波通路革命強調的是資訊的精確性、完整性與效率性。電子科技快速進步，使得大量的資訊處理與傳遞更有效率，網路的發展以及各種資訊管理系統的應用更讓製造、流通與銷售達更有效的運作。

連鎖體系採用的資訊系統主要是由 POS 銷售時點情報管理系統、EOS 電子訂貨系統、EDI 電子資料交換傳遞系統、VAN 增值網路四大系統所建構的資訊體系。

所謂的連鎖藥局，它是指名稱相同、形象一致，且具有同一企業識別系統，由連鎖藥局總公司統一指揮，於每個直營或加盟的藥局或藥房導入同一的經營理念與管理技術及 Know-How，提供經營管理輔導與諮詢，以及實質持續的物流支援的藥局或藥房群。

藥事法的基本架構

藥物	管理對象：藥品（製劑、原料藥）與醫療器材 管理重點：品質（品質、安全、療效）
藥商	管理對象：販賣業與製造業 管理重點：西藥販賣業者須專任藥事人員駐店管理 西藥製造業者須專任藥師駐廠監製
藥局	管理重點：藥事人員親自主持 調劑供應藥品 其他與藥物有關之行為與作用

藥品流通及藥事服務管理

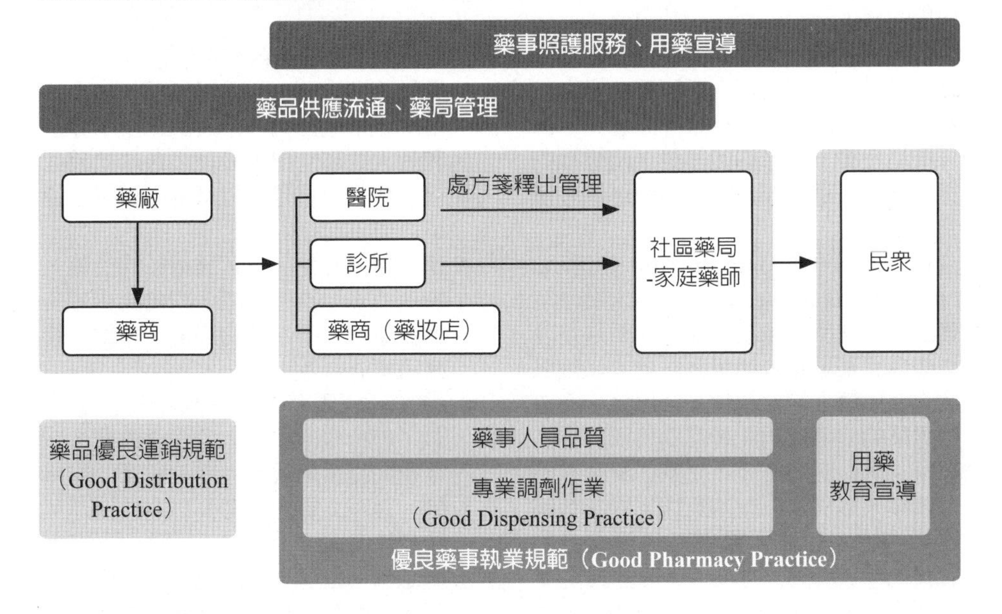

乙類成藥販賣資格

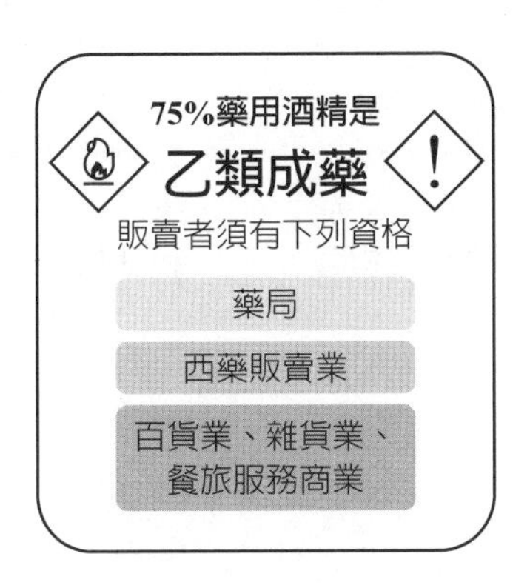

6.5 臨床藥學

藥學的發展隨著世界的潮流，漸漸地從傳統的以藥物導向，移轉到病患導向爲主的「臨床藥學服務」（clinical pharmaceutical services）。

這意謂著藥師服務功能角色的擴展或是延伸。目前國外的臨床藥師在臨床上協助醫師的藥物治療，使得病患在藥物治療得到適當的照護。這些照護的目的包括選擇適當的藥品治療模式與減少副作用的發生。

回到目前國內健保總額預算制度的實施，將迫使各個醫療院所認眞地思考如何使用最少的醫療花費來照護病患。而「藥品花費」的節約始終是一個重要的指標之一，這正好是臨床藥師可以發揮的領域。

1985 年美國 Committee on Clinical Pharmacy as a Specialty 將臨床藥學定義爲：一種藥事執業，臨床藥師是藉著藥學專業知識及功能照顧病患，以確保病人在用藥上的安全性及合理性。而這些專業的知識及功能是需要特別專業的教育及有組織的訓練，使臨床藥師有能力收集、解釋及分析判斷病人的資料或臨床病情，且能與醫療人員建立良好直接的溝通關係。1989 年美國醫院藥師學會（American Society of Hospital Pharmacists, ASHP）認爲臨床藥師是藉著確保用藥的安全和合理以服務社會並促進民眾健康及疾病預防的專業人員。

臨床藥學是醫療體系的一環，藥師以專業知識應用於醫護人員及病患，以提供用藥資訊並確保病患獲得較安全和有效的藥物治療。

臨床藥學可以存在醫院及社區，其應用的範圍包括醫院、社區藥局、護理之家及居家照護，其主要的目的是使患者能正確並適當的使用藥物，令個別病人的藥物使用得到最大的臨床療效，監測治療過程及病人之遵醫囑性，使藥物可能產生的不良反應風險降至最低，並嘗試爲大多數的病人選擇最佳的藥物治療方案，使社會及患者本身的花費降至最少。

臨床藥學服務的內容包括：

1. 藥物治療監測，以測得的藥物血中濃度，根據藥品動力學及臨床藥學原理和病人生理狀況，設計出最佳給藥途徑、次數、用量，以減少副作用並達最高療效的技術。
2. 藥物使用評估，對各種藥品的品質，療效及安全性等資訊，經由臨床報告而做整體，有系統的評估，以做爲將來用藥的參考。
3. 藥物資訊服務，將各種藥物正確資訊，經由資深藥事人員綜合整理，有系統的提供給醫事人員（醫師、醫檢師、護理人員、藥師）以達致合理藥物療法。
4. 病患用藥指導，藥師交付病人處方藥時，主動指導病人正確服藥方法，重要注意事項，可能副作用等相關事宜，以減少病人遭致藥害之苦和避免意外發生而獲得最佳的療效。
5. 藥物動力學，研究藥物在體內的吸收、分布、代謝、排泄以及有關速率和計量的學問。

調劑發藥與三讀五對之流程圖

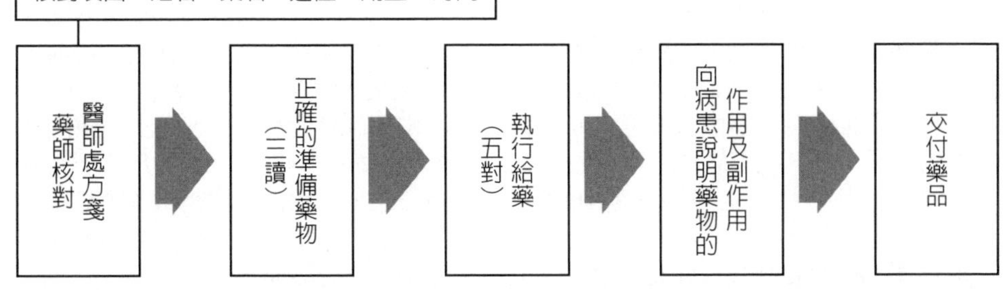

三讀	五對
1. 由藥櫃取出藥品時 2. 由藥盒中取出藥品時 3. 將藥盒放回藥櫃時	1. 病患姓名對 2. 藥物對 3. 藥品劑量對 4. 服藥時間對 5. 服藥途徑對

臨床藥學的執行

時間	臨床藥學活動
處方前	臨床試驗、處方集的訂定及藥物資訊的提供。
處方中	一般日常執行的藥事照顧，包括處方的合理性評估、避免造成傷害的藥物交互作用、監測藥物治療療效、監測藥物不良反應及用藥疏失。
處方後	個別病患諮詢、為個別病患進行處方調配、藥物使用評估、藥物療效評估及藥物經濟學之研究。

臨床藥學模型

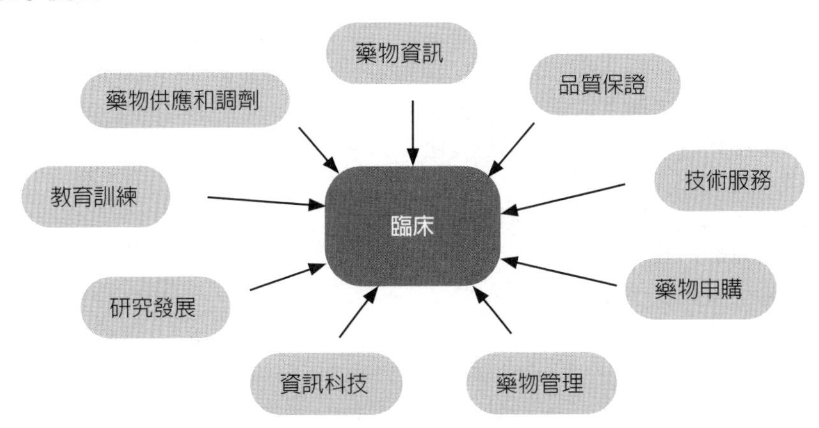

6.6 單一劑量給藥

美國醫學研究機構在 1999 年出版的關於醫療疏失的專書上，估計每年死於醫療疏失的人數約在 44,000 至 98,000 人左右，高居國民死因排名的第八位，其中用藥疏失的部分約損失了 25 億美元。保守估計，每年全美至少有 4000 人以上死於用藥疏失。

單一劑量給藥制度（unit-dose distribution system, UDDS）於 1960 年代在美國興起，1980 年代初期引進臺灣並快速地在全臺各醫院實施開來。UDDS 制度是指住院病人所服用的藥物皆由藥師調劑爲可供單一次服用之包裝，通常運用每日於護理站交換 UD 藥車之方式配送每日所需藥量，再由護理師按照藥品包裝（傷）所標示之病人姓名、藥品名稱、劑量、服用時間，親視病人服用藥物。

住院病患所服的藥品完全經由藥事人員調配成單一劑量包裝，存放於藥車，護理人員每日定時向藥局領取藥車，並依循單一劑量包裝標示的姓名、藥名、服藥時間給藥。此制度係以專業藥事人員調配藥品，改善了傳統護理站調配給藥錯誤發生的情形。

傳統上配藥是每個護理站的小藥局常備有 150 至 200 種的藥品，藥師只依照護士送來的領藥單補藥。護士必需自己調配給藥還要控制小藥局的藥量，還要負責大部分準備藥品及評估處方的工作。藥師雖能看到病人的處方但仍沒法或得其他足夠的資訊，如診斷、過敏、其他藥品，來有效監視藥物治療及評估及改變處方的合適性。

所以，與傳統制度的最根本不同在於，UDDS 讓藥師在藥品使用中扮演更多更重要的角色。病人獲得最大的益處，由藥師負責藥物的使用，並讓護士回歸照顧病人的責任。單一劑量配送制度所帶來最重大的改變是讓藥師能夠直接審視病人的處方，這個改變觸發了臨床藥學服務的形成。

UDDS 的功能在於確保病患用藥安全、對於醫院藥品管理更有效率及經濟性、發揮藥師專業管道之一。其優點有：

- 減少用藥錯誤：由具專業知識的藥師做爲醫囑詮釋者，藥劑部有病人用藥紀錄表得以檢查重複用藥、藥品交互作用、不合理的合併用藥、過量、過敏及禁忌等減少開方錯誤，並可貫徹藥品管制的政策。
- 加強藥品管理護理站的常備藥減至最低限度，病人不致使用過期或變質的藥品，由病人保存藥品的現象也不再存在。
- 減少了藥品的浪費。
- 正確而有效率的結帳，病人的用藥與退藥均正確紀錄，病人或保險單位只支付其眞正所應負的費用。
- 加強了對病人服務的素質。
- 建立一個簡單、正確、有效的藥品配送制度。

醫院通報類事件數；N=71,393

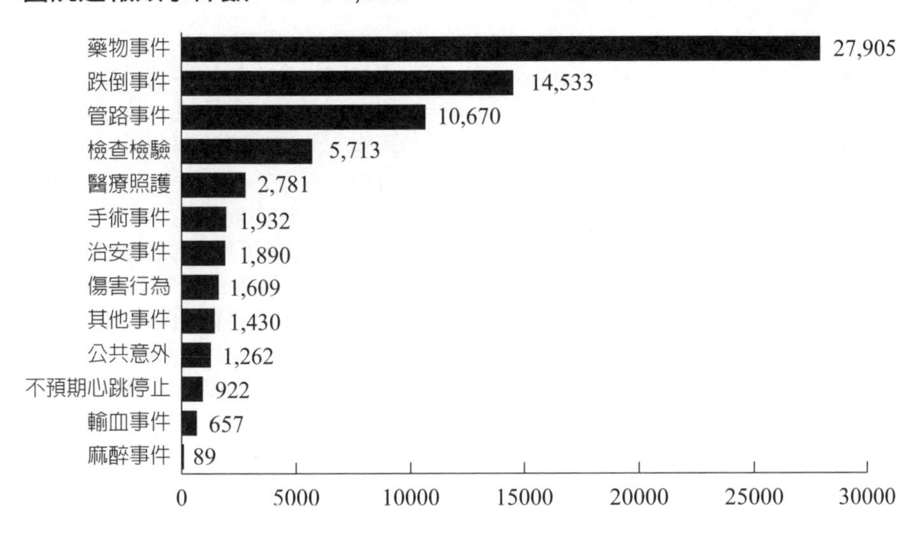

（資料來源：臺灣病人安全通報系統）

醫院藥物事件發生可能原因相對次數百分比

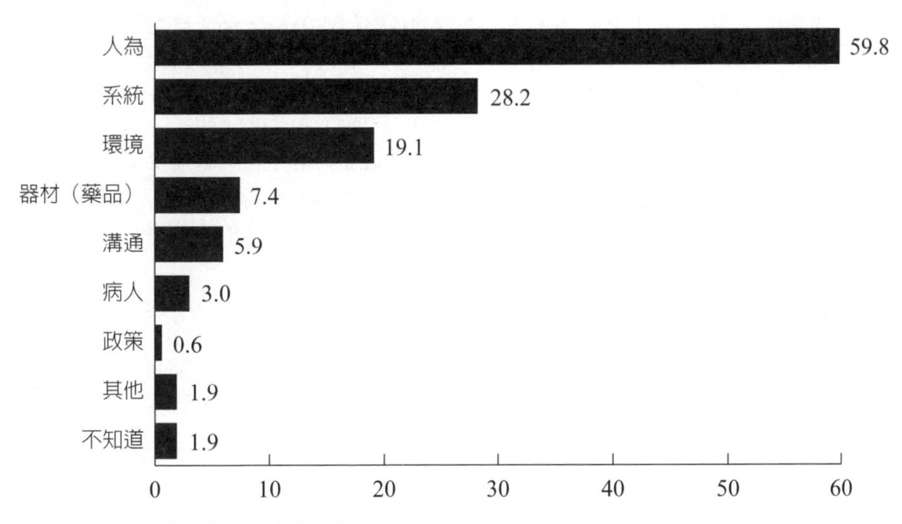

（資料來源：台灣病人安全通報系統）

6.7 藥物使用評估

藥物使用評估（drug utilization evaluation, DUE）這個名詞及其概念是由美國醫院藥師學會所發展出來，1986年以前較偏重於「量」的評估，即藥物的用量及使用型態的記錄與分析。1986年以後，DUE較重視「質」的評估，它要求用藥合理性的評估必須基於所謂使用準則的建立。

藥物使用評估是一個對藥品治療品質保證的計畫，有組織、計畫去評定藥品使用和修正被確定的問題，以獲得最佳藥品治療。最近衛生單位、保險單位、醫療界，及消費者對於服務品質的監督及保障安全合理的用藥有著非常高的要求；在這種品質要求的趨勢中，藥物使用評估占有相當重要的角色，醫院若能例行性對不同藥物進行藥物使用評估，病人必能獲得合理安全的藥物治療且避免藥品資源的浪費。

爲確定和描述可能存在的藥品問題，可從醫學或藥學文獻、偶發事件報告、回顧臨床藥師的監測註解、不良反應報告、藥品資訊問題、藥局藥品使用統計等多種來源確認潛在的問題。

因爲醫院對藥品使用評估的人力、財力均有限，所以每個問題不可能立刻解決，因此，這些問題需設定優先順序來做評估。

決定優先順序時考慮的條件包括藥品使用的頻率、高價位的藥品、可能引起嚴重副作用或與其他藥品、食物、診斷或檢驗方法有交互作用者、用於副作用發生率較高的病人群的藥物、其療效與特定使用方式有關的藥物、具潛在毒劇性的藥物、使用一般治療劑量會引起不適的藥物。

藥物使用評估由安全性、有效性及經濟性三方面進行現況分析及文獻回顧。

(1) 處方合理性評估：加護病房、住院管制性抗生素、長期照顧機構等，評估、建議、追蹤。

(2) 新進藥品申請審查：提供該藥品及院內治療定位相近品項的評估分析。

藥物不良反應是臨床治療上一個很重要的課題，藥物不良反應係指任何藥品用於人體所發生的有害事件（adverse event）。一般仍將藥物不良反應區分爲Type A及Type B兩大類。

美國各醫院在實施藥物使用評估（DUE）後，發現不適當的處方開立造成多餘藥物浪費的問題，故於1990年通過《Omnibus Budget Reconciliation Act(OBRA90)》法案，授權藥師介入醫師開立藥物使用的處方行爲。1992年美國醫院藥師學會（ASHP）更進一步提出了藥物適當性評估（medication use evaluation, MUE），一種系統性及跨科學的改進方法，其目標是以持續性藥物評估及改進藥物使用來提升病人藥物治療結果。

MUE的應用範圍更爲廣泛，同時也包含藥物使用評估（DUE）之精神及目標，強調藉由綜合評估與提升藥物使用來改善病人病情及生活品質。

用藥安全管理——正確用藥

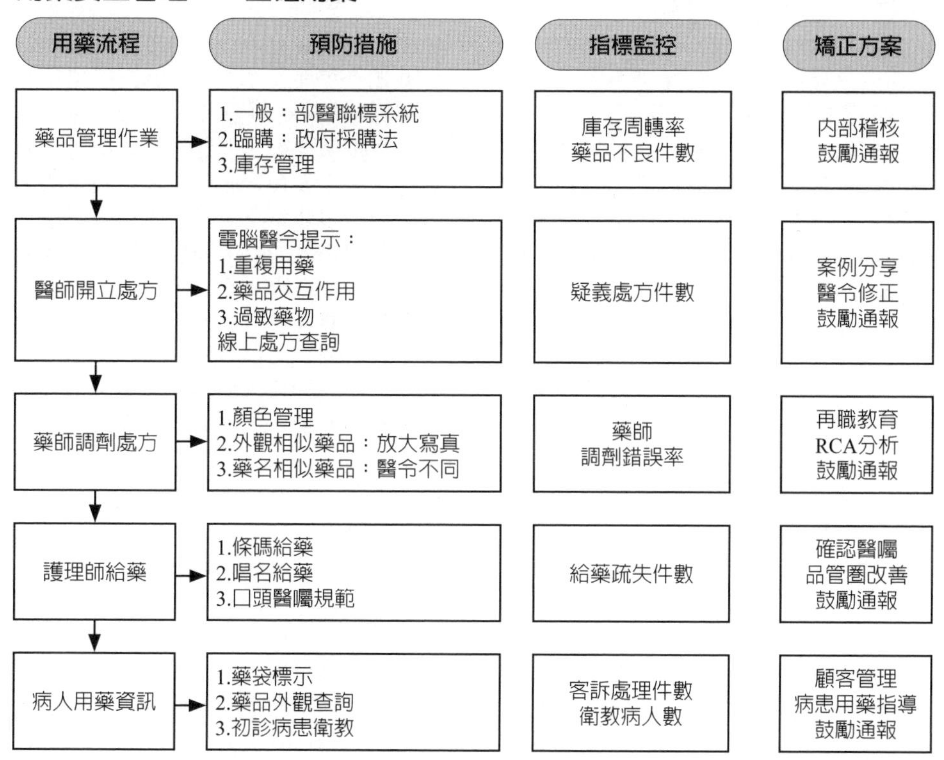

藥物不良反應的類型與疑似藥物間因果關係

項目		說明
類型	Type A	屬於藥理作用相關的，通常可以由藥理作用或其延伸而預估，且大多與劑量相關，這類型藥物不良反應的發生率及致病率較高，約占所有藥物不良反應的70~80 %。
	Type B	包括特異性反應（idiosyncratic reaction）、免疫性反應（immunological reaction），以及過敏性反應（allergic reaction），在一般狀況常用劑量下無法由已知的藥理作用預測，大多與劑量或給藥途徑無關，且常常危及生命或造成嚴重失能。
可能性	確定	(1)給藥後所發生的暫時性且可以解釋的後續影響、在體液或組織造成中毒濃度；(2)所發生的反應為疑似藥物可以區辨的；且(3)經由停藥後好轉因再次給藥又再度發生而確認。
	極可能	(1)給藥後所發生的暫時性且可以解釋的後續影響；(2)所發生的反應為疑似藥物可以區辨的；(3)可經由停藥而確認但並未經再次給藥確立；且(4)無法由病人已知的臨床狀況合理的解釋。
	可能	(1)給藥後所發生的暫時性且可以解釋的後續影響；(2)所發生的反應可能為疑似藥物可以區辨的；且(3)此反應也可由病人已知的疾病狀況所解釋。
	存疑	反應與藥物以外的原因相關。

6.8 藥學倫理

「只要我喜歡，有什麼不可以？」是現在價值觀的寫照，只問結果，不管過程；只顧收穫，不要耕耘。評量倫理思想的，也常以功利的實用性爲主軸，比方說，只要能帶來快樂的，不論其過程爲何都可接受；會給人類社會帶來道德困擾的科技只因它具有實用性，就被認爲合乎倫理。

賣藥治不治好沒關係，不吃死人就好？藥師好好抓藥就好，別去管什麼病人臨床需求了？藥品的販賣與給付給病患或消費者，不同於其他的零售業，藥師如不恪遵藥學倫理，將是病患或消費者的大災難！

倫理學不是要我們成爲道貌岸然者，而是要教導我們如何去思考、分析並擇善固執去發揚眞、善、美、義的精神。

「倫理」（ethics）起源於希臘字（ethos），意指個人的特性（character）和本質（nature）或性情。倫理是闡明人與人相互間的關係，並確立人與人相互間行爲標準，以追求善良及明智的行爲規範。

哲學家蘇格拉底曾說：「倫理是一種科學，一種放諸四海皆準的標準」。今天倫理有標準嗎？還是大家謹守道德分際的最低標準即可！

專業倫理必須根據社會大衆的需求，具有專業知識者應盡的職責與應守的規範，而且專業倫理必須符合社會的需求。

藥師與病人之間的默契要建立在：藥師提供專業知識與技能，而病人提供充分授權；藥師執業目的在提供服務，而非營利，病人利益永遠優先考量，不取不當的報酬。

誠如全美藥劑學會於 1993 年制訂的「藥師誓詞」：「我謹宣誓透過藥學專業，奉獻所學服務人群。並以增進人類福祉、減少人類苦痛爲目標。我將傾全力善用所學知識及技能，服務大衆及其他醫療同仁。同時，我也會竭盡所能追求新知，維持專業能力，並以最高道德標準，恪遵各項藥事法規。」

藥師倫理守則是是協助人們使用藥物，以達藥物最佳利益之專業，本守則旨在釐清藥師角色與職責的定位；期望透過道德規範的約束，給予藥師與病患、醫療人員、社會需求關係間，一個適當的指引。

藥師尊重與病人間無形的默契關係、關切的態度、憐憫的胸懷，尊重病患隱私、尊重每一個病人的自主及自尊、以正直、誠實態度執業、專業知識上須時時溫故知新、尊重其他醫療人員的能力與價值、以服務個人、社區、社會爲己任、兼顧病患個人與社會需求的平衡。

《藥師倫理規範》是根據《藥師法》第 21 條之六違反藥學倫理規範者，由藥師公會或主管機關移付懲戒。《藥師倫理規範》提到爲了維護藥師之專業形象與執業尊嚴，爰依國家賦予藥師職責訂定本規範，做爲藥師於服務時之基本倫理準則。內容主要分爲總則、藥師與消費者及病患、藥師與藥事作業處所、藥師與藥師及其他相關醫療人員之互動、藥師與專業、藥師與紀律等 6 章。

倫理的形成

1. 人際互動自然的演化過程。
2. 少數人認同的理想，逐漸形成多數人的認同。
3. 人類合群互助之天生，逐漸排除「不合作」、「不溫馴」之異端所演化而來。
4. 人類自利理性所演化的自發性社會集體行為。

專業倫理規範的重要性

專業倫理規範雖然是專業組織對成員的規範，但卻是專業生活的一部分，標舉出專業理想，展現專業的崇高價值。

專業倫理規範更適合於典型的專業情況，提供特殊化及個別化專業所適合的行為模式。

專業倫理規範提供深化專業組織價值的機制，使成員融入專業社群，將成員和組織，甚至公共利益相結合。

1997年世界衛生組織於溫哥華會議的主題是未來藥師基礎課程的發展趨勢，提到在醫療體系中藥師所扮演的角色之定位

照顧者（care giver）	藥師須提供照顧相關的服務，包含臨床服務、基礎分析、科技發展或相關法規，藥師必須與大衆充分的互動。藥師應該體認自己的執業是醫療體系的一環，並提供最佳的服務。
決策者（decision maker）	藥師的執業要能適切、有效地運用資源，且兼顧成本效益。故藥師必須具備評估、整合與判斷的能力。
溝通者（communicator）	藥師所扮演的角色是協助醫師和病患溝通的最佳橋梁，所以在與民衆或其他醫療人員溝通時必須具備充分的自信和專業知識。
領導者（leader）	基於社會的福祉，當其他醫療團隊成員不足時，藥師應擔負起領導者的任務。
經理者（manager）	藥師要能有效地管理資源與資訊，並且也要能坦然地接受管理。
終身學習者（life-long learner）	以藥師為志業者，不可能只是由學校修得全數的技能，從開始接受藥學專業教育起，便須體認終身學習的觀念，並親身實踐。
教育者（teacher）	藥師有責任協助藥師養成教育與訓練。扮演教育者不僅止於傳授知識，同時也是吸取新知、提升執業技能。

Note

第二篇
製造藥品的科學

7.1 現代的淘金業

臺灣的製藥產業發展得並不完整，也未具國際競爭力，國人對製藥產業的了解也不深。其實，製藥產業不但是一種重要的民生工業，更是一種能保持穩定成長的高科技產業。

製藥業是一種高度技術密集、資本密集、風險高、利潤高的產業，由於攸關國民健康，其安全性與有效性深受各界重視。製藥業屬高科技產業，產品的開發、行銷型態與其他產業不同，市場供需較不受經濟景氣影響。

製劑學的歷史十分久遠，早在西元前2200年，在美索不達米亞發現有內服及外用製劑的最早記載。在古埃及時代，也有薰、擦、含漱、眼膏、丸劑、栓劑等不同劑型的應用。

在中國醫藥史的記載上，夏禹時就有內用、外用藥的區分及酒劑的出現；商朝伊尹時更有湯液製劑的發明。至明朝李時珍的《本草綱目》一書中，已收載有湯飲、煎、丸、散、膏、丹、花露、藥酒、浸洗、薰劑等多種劑型。

近代製藥學，對製藥發展產生重大影響的首推機械的應用，工業革命後，機械大量代替手工。至19世紀末，已有研磨機、打錠機、製丸機及膠囊充填機等發明。製劑設備的機械化使各式劑型能大量生產，並有標準統一的格式及成分含量。從此藥品的品質規格保證，及藥品的流通與應用向前邁進一大步。

在19世紀末，由於細菌學及免疫學的發展，及由生理學、藥理學、藥物化學等基礎醫學的研究及配合，促進了有機合成的快速發展與應用。自從Ehrlich（1845-1915）發現了第一種抗病毒的合成藥劑後，化學治療便成爲現代醫療的主角。這些化學合成藥物的開發，配合製劑的機械化發展，使得西藥製造業成爲現代醫學中重要的一環，提供人類最重要的治療疾病利器。

製藥產業依其產品種類及生產方式的不同，可以分爲化學製藥產業及生物製藥產業，二者間的主要差異在於產品的製造方法。

所謂西藥製造業包括原料藥製造業及製劑製造業。原料藥製造業是特用化學品工業中最精密的一環，主要以合成方法從事原料藥（爲西藥製劑的主原料，亦爲藥品產生療效的主成分）的製造，所以其性質與一般化學品合成廠極爲類似，即用基本化學溶劑及中間體原料（用來簡化化學製程的中間產物，爲合成藥品及其他化工產品的必要物質）經數個步驟反應製造而成。

製劑製造業，也就是利用標準廠房及製劑設備，依據配方製程研究，將原料藥品加工製造成不同劑型、劑量藥品的工業。其中還包括研究發展、市場分析、財務管理、原物料供應、廠房及設備維護、現場製造、品管品保、包裝封緘、法規事務、查驗登記、行銷企劃、業務推廣、鋪貨通路等，共同組成具有總體性競爭力的產業。

全球藥品市場分析

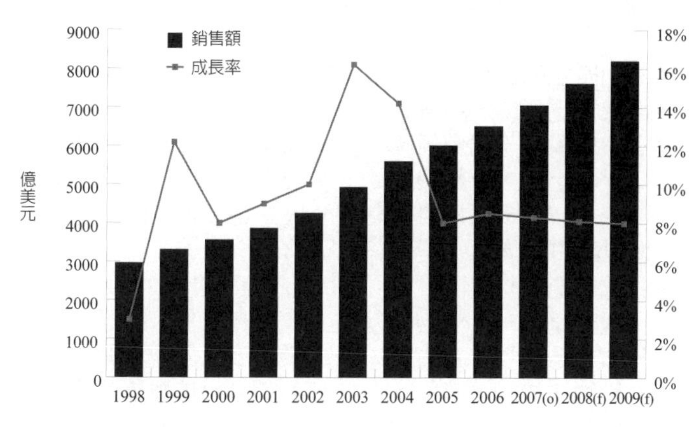

資料來源：生技中心 ITIS 計畫整理

專利藥與學名藥之比較表

分類	市場	價格	產品開發時程	研發費用	利潤
專利藥	獨占	高	長	高	高
學名藥	競爭	低	短	低	有限

資料來源：製藥產業年鑑（2015）

2014年主要藥品市場醫藥環境之比較

指標項目	美國	日本	臺灣	中國
人均GDP（美元）	51,980	36,302	22,415	7,575
實質GDP成長率（%）	2.4	0.0004	3.7	7.4
總人口數（百萬人）	322.6	127	23.5	1,367.8
醫療支出（十億美元）	3,009	475.9	33.2	583.3
醫療支出占GDP之比率（%）	17.3	10.3	6.3	5.6
藥品市場規模（億美元）	3,712.1	1,061.3	48	987.5
藥品市場成長率（%）	6.9	-5.8	2	14.1
占全球藥品市場比率（%）	35.1	10	0.5	9.3
平均每人藥品支出（美元）	1150.7	835.7	236.1	70.9
藥品銷售占GDP之比率（%）	2.1	2.3	1	0.9
藥品銷售占醫療支出之比率（%）	12.3	22.3	16.7	16.9

資料來源：製藥產業年鑑（2015），BMI、IMS Health、DCB 產資組 ITIS 計畫整理。

7.2 臺灣製藥業

我國製藥工業的範圍包括西藥原料藥（含中間體）、西藥製劑工業、中藥工業，而整體製藥工業結構可分為製備藥物加工的原材料階段的上游，原料藥工業及中藥材加工業的中游，及將原料藥加上添加輔料做成製劑的下游。

上游為製備藥物加工的原材料階段，西藥的原材料有一般化學品、天然物，其主要是由化學法合成或半合成法製備，其他部分尚有動物、植物、礦物、微生物菌種及相關的組織細胞等，其中以一般化學為原材料占大多數。中藥的上游，主要是以植物及少部分是由動物、礦物作為原料。

近幾年來，由於生物技術的進步，利用基因轉殖方式，以組織培養技術或飼養動物、培養植物來生產藥物，可說是上游生產技術的一大突破。

中游主要是原料藥工業及中藥材加工業，原料藥工業大部分為有機化學工業，依來源的不同而有不同的生產方式。一般化學品製備，主要製程技術為複雜的有機合成及分離純化，由天然物取得者，除了原料的製備如發酵栽培外，主要製程技術在萃取、分離及純化，中藥材的加工則以藥用植物加工、炮製為主。

下游為製劑業，主要將原料藥加上製劑輔料，如賦形劑、崩散劑、黏著劑、潤滑劑、乳化劑等，加工成方便使用的劑型。在中藥部分，除可依傳統方法將中藥材加工成丸散膏等外，有越來越多的藥廠將中藥方劑生產提煉濃縮成顆粒劑散劑或其他西藥劑型的中藥。

我國的西藥製造業，建立在學名藥的基礎上。由於製藥業獲利及成長遠高於其他產業，吸引了更多從業人員自立門戶，因此到了1960至1970年代，臺灣製藥業群雄並起，競爭激烈，臺灣製藥工業自此走向廠家多，規模小的企業經營型態，至1968年西藥製造廠商已達4、5百家之多。但由於缺乏明確設廠標準及嚴格執行有關措施，製造水準參差不齊。

在1970年代以後，我國經貿大幅成長，在自由化、國際化的要求下，本土製藥工業面對越趨開放的市場，卻由於國內藥廠以仿製學名藥劑型為主，產品創新獨特性與製造過程未符合先進國家規範，因此幾乎沒有外銷能力。在此時，美商及日商藥廠因技術引進及獎勵外人投資辦法，開始在我國設廠，或與國內藥廠進行資本的結合。這時期已有原料藥廠設立，生產需求量大的原料藥以取代進口。於是國資藥廠的市場占有率逐漸退縮，國內藥品市場便逐漸被進口及外資藥廠產品所取代。

為提升國內製藥工業水準，經濟部與衛生署於1982年公布優良藥品製造標準（GMP），到1988年中，共有2百多家優良藥廠通過評鑑，並大量淘汰不合格藥廠，使我國製藥工業向前邁進一大步。

1980年代由於商標仿冒問題，及我國未實施藥品成分專利，引發來自美國的政治壓力，因此於1984年藥政單位實行「新藥監視制度」，目的在保障輸入新藥的專利權，並鼓勵外商在臺設廠製造，知名的跨國性大藥廠紛紛於此時在臺設立製劑廠，以供應臺灣市場的需求。

為促進國產藥品的研發，「新藥監視制度」也規定國資藥廠，若能完成並通過「生體相等性試驗（用來評估不同藥廠所產的同一劑型產品，品質是否一致的最佳方法）」者，也可以申請此新藥的查驗登記。

國內GMP中藥廠現況

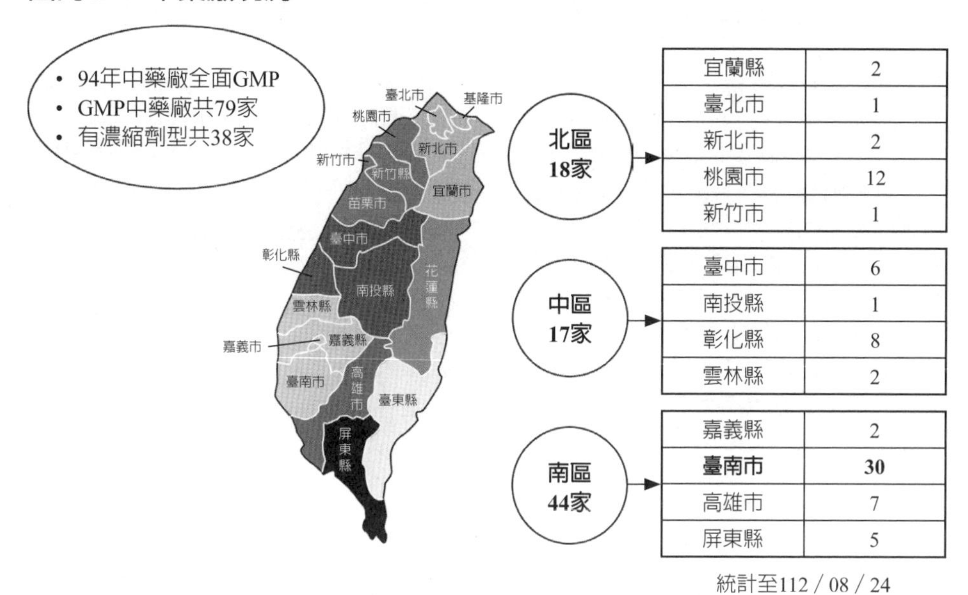

區域	縣市	家數
北區 18家	宜蘭縣	2
	臺北市	1
	新北市	2
	桃園市	12
	新竹市	1
中區 17家	臺中市	6
	南投縣	1
	彰化縣	8
	雲林縣	2
南區 44家	嘉義縣	2
	臺南市	**30**
	高雄市	7
	屏東縣	5

統計至112／08／24

臺灣製藥產業結構

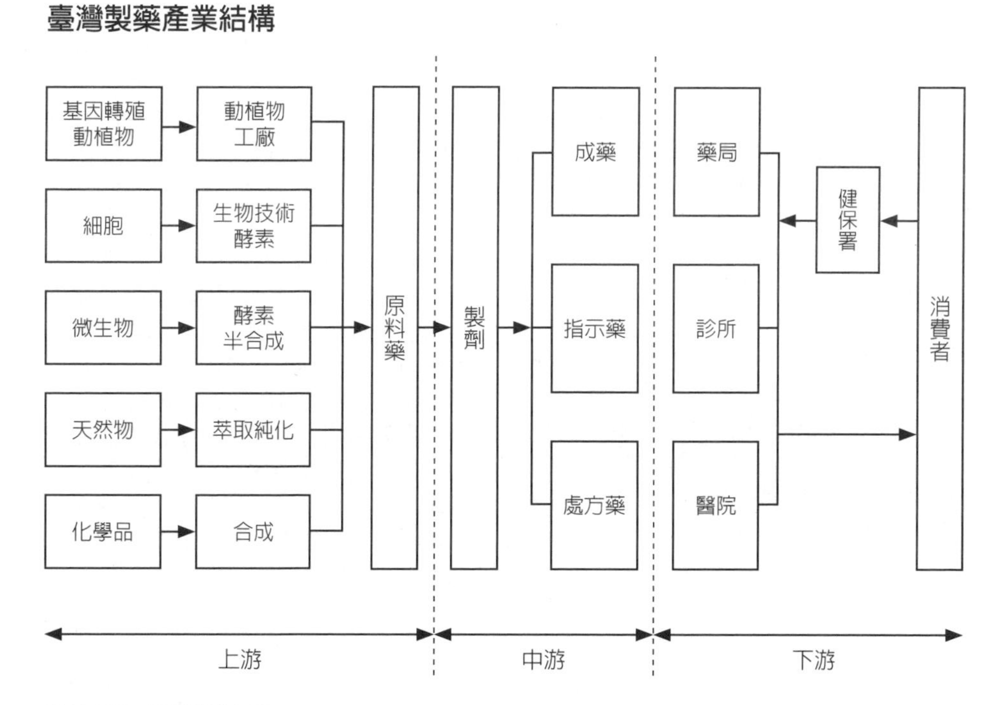

資料來源：製藥產業年鑑 2001。

7.3 我國西藥製造業面臨的問題

同業殺價競爭嚴重

我國西藥製造業建立在學名藥的製造基礎上，產品無特性，雖已實施 GMP 制度，但因無新藥開發能力，未建立原開發性製藥的品牌形象，加以世界各國嚴格的藥品審查制度，因此外銷市場拓展極不容易，除原料藥有部分外銷之外，幾乎全以內銷市場爲主。

廠商多，規模小，加以國人喜用外國貨的心理，使原本不大的國內藥品市場更加侷限，國內各藥廠藥品種類衆多，卻都難達經濟生產規模，而 GMP 的實施已使產能大爲增加，於是國資藥廠在學名藥的市場競爭更形慘烈，造成國產藥品的價格普遍偏低，影響利潤回收，更難以投資經費進行研發工作，形成惡性循環。

研發費用高，影響投資意願

一個新藥的開發約須花費新臺幣 50 億元，歷經 10 至 12 年的時間，雖有高回收，但亦有高風險，且從研發、臨床以至世界行銷拓展相關配合措施須完善健全，才能持續性開發新藥，在世界藥品市場占有一席之地。

以國內西藥製造業中小企業的型態，根本無力獨自進行新藥研發工作，至於一般劑型的開發，也因生體相等性或臨床試驗的要求，而須增加投資的費用，目前一個新的學名藥品完成查驗登記，估計要花費 2、3 百萬元以上的投資，約等於我國西藥製造業每家藥廠的一年平均研發經費。

國內業者一窩蜂往市場銷售好的原廠藥品進行研發，造成相同新學名藥產品多家削價競爭的情況，惡質的產銷環境繼續存在，研發費用高但利潤並不豐厚。

藥政相關法規尚欠完善

我國藥價政策不健全，政府並沒有明確輔導國內製藥工業的藥價政策，未訂定明確藥價基準，放任學名藥品的惡性競爭。

缺乏研發、製劑、法規及國際行銷等人才

製藥工業是高度技術密集的產業，所需專業人才廣泛且要求質量均高，我國製藥工業規模不大，目前各類人才缺乏，影響所及造成研發能力不強，製藥技術無法提升。

與國外合作方式引進新產品、新技術，所費不貲且無法眞正建立自主的研發能力；業務行銷人員各廠間挖角盛行、流動率高，影響公司發展的穩定性；製造、品管部門亦有人才流失現象，專業藥師不願進入藥廠，使 GMP 運作面臨考驗。

此外，了解國際間智慧財產權、專利、醫藥行政法規、企業行銷人才不足，也影響我國製藥工業的國際化，在面對國外經貿壓力，被迫修正法案時，我國製藥業界常處於被動因應的局面。

生物製劑藥物主要研發由生物體而來且具有療效或預防之物質，藉由基因重組技術所製成藥品，屬於大分子藥物，如基因工程蛋白質藥物、過敏原製劑、基因治療、血液製劑、疫苗等。

西藥製劑與生物製劑之比較

特性差異	西藥製劑	生物製劑
類型	小分子藥物	大分子藥物
分子量	0.05-1 kDa	5-200 kDa
合成	產品品質取決於實驗室操作人員，小分子藥可藉由儀器偵測化學結構、計算分子量，複製出同樣產品。	大分子藥物結構複雜，任一角度偏差，就會有所不同；再者，生物製劑的來源是生命體，篩取有效基因放入生物體內讓其自行複製，溫度、營養變數大，導致最終藥物品質不相同。
純化	易於純化，大多為已知且品質穩定。	不易純化，容易汙染。
穩定性	依一級動力反應進行代謝，且透過Arrhenius方程式以評估藥物安定性。	因分子量較大、四級結構複雜性及轉譯後修飾作用，導致最終品質不相同而造成藥物療效與副作用的不一致性。
免疫抗原反應	藥物的活性成分與賦形劑，因個體不同而有所差異。	藥品品質與個體間差異。
投藥方式	多元性（口服、注射等）。	大多為注射。

臺灣生技產業營業額成長趨勢

單位：新臺幣億元

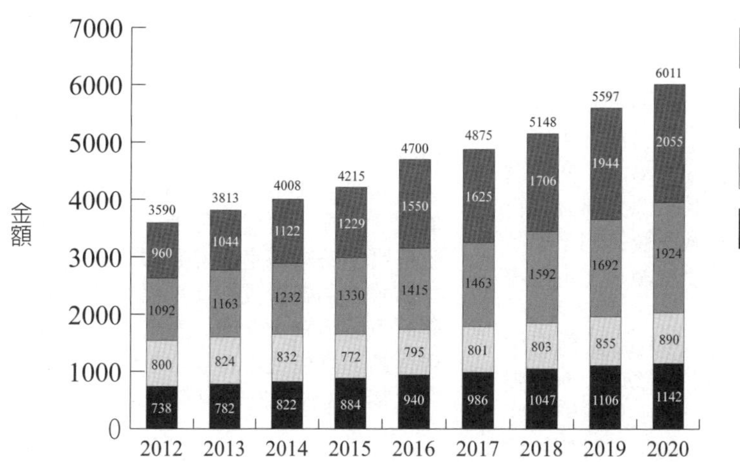

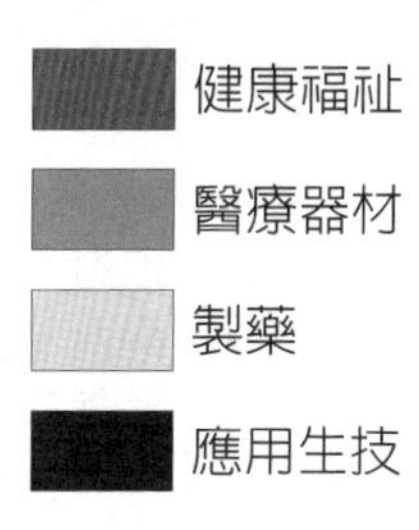

資料來源：經濟部工業局，2021 年生技產業白皮書，2021 年 3 月。

7.4 中藥產業

中藥使用是我中華民族的文化傳統，其種類繁多，且用藥大部分以複方爲主，組成配方隨症狀、體質而變，包括服用劑型除煎劑外，尙有各種傳統丸、散、膏、丹及近年來發展的濃縮製劑、顆粒及散等劑型。

中藥產業具有以下的特色：

1. 藥食同源：多數食物用於食療（如薑、蒜、醋、糖、鹽、酒），而部分中藥常用於食補（如當歸、人參、枸杞等）。
2. 華人市場爲主：目前使用中藥者大多爲受中華文化薰陶的民族，包括中、韓、日及東南亞各國。近年來隨著華僑傳播以及科學實驗的證明，歐美人有逐漸接受的傾向。
3. 製藥廠商衆多。
4. 藥廠多屬中小企業：除少數藥廠外，大多爲小型工廠。
5. 傳統工業新科技應用：近年來由於西藥製劑的發達，加上工業化社會對中藥製劑使用上的不便，不易接受而有改善的需求。

目前中藥產業可分爲原料與製劑二種，中藥的原料是指中藥材而言，中藥材可由具中藥商資格的貿易商，向經濟部國貿局申請進口，其來源大部分來自大陸地區；至於中藥廠所製造的中藥製劑，上市前須經審核及檢驗，上市後需接受監督管制。

中藥製造業是指從事人或動物用中藥藥材的加工及其劑型的加工，調製成一定重量劑型的行業。主要包括膠劑、酒劑、丸劑、粉末加工、丹劑、碎片劑、浸膏劑、流浸膏劑、內服液劑、顆（細）粒劑、硬膏、錠劑、麴劑、飲片加工、膏滋、濃縮劑、膠囊劑、軟膏劑、外用液劑、粉（散）劑及外用粉（散）劑製造等。主要的產品區隔可爲三類型：

1. 中藥傳統製劑：包括丸劑、散劑、膏劑、丹劑、湯劑、膠劑、塗敷劑。
2. 中藥濃縮製劑：包括濃縮散、顆粒、細粒、糖衣錠、膜衣錠、膠囊、內服液。
3. 中藥的西藥劑型：膜衣錠劑、糖衣錠劑、膠囊劑等。

上述三類型的生產，均已實施藥品優良製造規範（GMP），加強製造過程的品管。

藥物製造許可函（GMP 許可函），核有濃縮劑型的中藥廠，自 2020 年 1 月 1 日起實施確效作業；僅核有傳統劑型的中藥廠，實施日期另定之。

中藥廠執行確效作業實施項目：設施與設備的驗證及中藥 製造過程中的空調系統、水系統、電腦化系統、製程、清潔方法及分析方法的確效。自 2028 年 1 月 1 日起，所有生產的產品均應開始執行確效。

「確效」是指有文件證明之行動，能證實程序、製程、設備、原材料或系統確實能持續穩定地導致預期的效果。「驗證」爲對於設施及設備本身的性能確認有關事宜；設施、設備或系統的驗證行動，應從使用者需求規格的初始開發至其終止使用的所有階段。

中藥製藥GMP演進

西元年	內容
1973	發布《藥物製造工廠設廠標準》、《藥物製造工廠檢查辦法》。
1982	中藥濃縮製劑廠與西藥廠同步實施GMP管理制度。
1986	第1家中藥濃縮廠通過GMP。
1991	中藥傳統劑型製造廠申請查驗登記、新設立中藥廠及新增中藥劑型工廠，均應符合GMP規定。
2005	中藥廠全面實施GMP。
2018	公告《中藥優良製造確效作業基準》及實施期程。

中藥濃縮製劑含異常物質之限量標準

異常物質	限量	適用範圍
總金屬量	30以下（ppm）	所有濃縮製劑
砷	3以下（ppm）	已公告200基準方複方
鎘	0.5以下（ppm）	
汞	0.5以下（ppm）	
鉛	10以下（ppm）	
微生物總生菌數	10^5以下（cfu/g）	所有濃縮製劑
大腸桿菌	不得檢出	
沙門氏菌		

中藥傳統製劑含異常物質限量標準及其適用範圍

異常物質	限量	適用範圍
總金屬量	30以下（ppm）	天王補心丹、龜鹿二仙丸、養肝丸、消痔丸、龍膽瀉肝湯、六味地黃丸、上中下通用痛風丸、調經丸、寧嗽丸、獨活寄生湯、杞菊地黃丸、還少丹、參苓白朮散、八味地黃丸、濟生腎氣丸、斑龍丸、知柏地黃丸、加味逍遙散、藿香正氣散、黃連解毒湯、桑螵蛸散及川芎茶調散等22項內服方劑製劑（包括各種傳統劑型及其加減方），103年7月1日起生產適用。
砷	3以下（ppm）	
鎘	0.5以下（ppm）	
汞	0.5以下（ppm）	
鉛	10以下（ppm）	
微生物總生菌數	10^6以下（cfu/g）	
大腸桿菌	不得檢出	
沙門氏菌		

8.1 以嗎啡為例

大部分藥物的結構式都具有六角形的環，也有部分有四、五或七環等，這些環連接在一起，看似烏龜殼，從藥物的結構式，可以了解這些藥物的物理化學特性，也可以知道它們彼此之間的差異，當然也可以做分類之用。

鴉片是把罌粟未成熟的莢果割開後，所滲出的白色乳汁，經過乾燥凝固後的產物，鴉片的希臘文 opius，就是「少量的汁液」。神奇的是在幾百種罌粟植物中，只有一種學名叫做 *Papaver somniferum* 的莢果含有鴉片的成分，而人類早在 6000 年以前，就曉得它的存在及功效。從 4000 年前的荷馬史詩，到 1800 年前希臘醫生蓋倫的巨著，都提到了這種有效的鎮痛、解憂的萬靈藥。

諷刺的是自蓋倫以後 1600 多年來，歐洲醫生使用複雜配方的植物製劑裡，共同且主要的一味藥引，就是鴉片；其餘的添加物，無非是些香料罷了。

由於鴉片是罌粟的粗萃取物，所以其中的有效成分可能隨著植物的品種、種植地區及採收過程而有所差異，因此古代醫生使用鴉片時，常有份量過頭或不足的困擾。現代醫學的重要進展之一，就是將藥物的有效成分純化，鴉片的主成分嗎啡就是其中第一個被分離出來的成分。

有了純化的嗎啡之後，鴉片類物質在醫療的應用有增無減，濫用的情形也隨之增多；像 19 世紀的英法文壇，就有許多癮君子，如柯立芝與白朗寧等都是，甚至還有人為文歌頌鴉片。事實上，鴉片成癮問題的加劇，還是拜醫學進展所賜，其中包括 1853 年英國醫生伍德（Alexander Wood）發明注射器，及 1870 年間拜爾藥廠（Bayer）合成海洛英。

嗎啡是臨床上用來解除劇烈疼痛的重要選擇用藥，在構造上具有 A、B、C、N、O 五個緊密結合的環。

1803 年，賽特納（Friedrich Serturner）是第一位由鴉片中分離出嗎啡生物鹼的德國藥學家，他將這個生物鹼命名為「alkaloid morphine」，希臘語的意思是「上帝的美夢」。

這個美夢在化學、藥學及醫學領域裡皆被廣泛性的討論及研究。在藥理機轉及生理活性的相關研究報告中，嗎啡與位在大腦的接受器結合後，可大幅提高疼痛閥值，改變對痛覺的感受性，但是不會阻礙疼痛刺激的產生或傳導。

在臨床醫療用途上，嗎啡是很強的鎮痛劑，但它容易產生成癮性而造成藥物的濫用，還有呼吸抑制及耐受性不良等副作用。

因此，如何藉由嗎啡所提供在物理、化學及藥理學等知識，進而發展出能保有其強大鎮痛作用，但是可以避免其副作用的新藥物，已然成為藥學領域中非常重要的範疇。

目前，已有許多具有嗎啡部分構造的鎮痛劑被開發出來，而且成功的應用於臨床治療。

一些常見藥物的結構式，六角環看起來像不像烏龜殼？

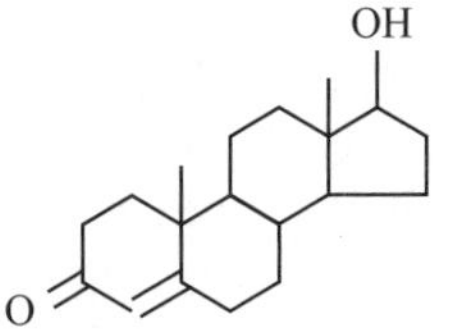

Testosterone（睪固酮）

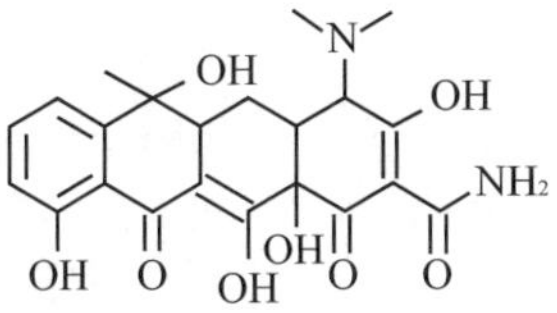

Tetracycline（四環素）

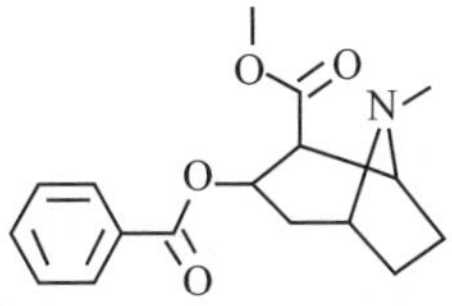

Cocaine（古柯鹼）

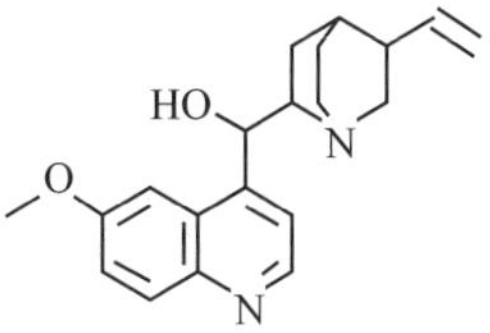

Quinine（奎寧）

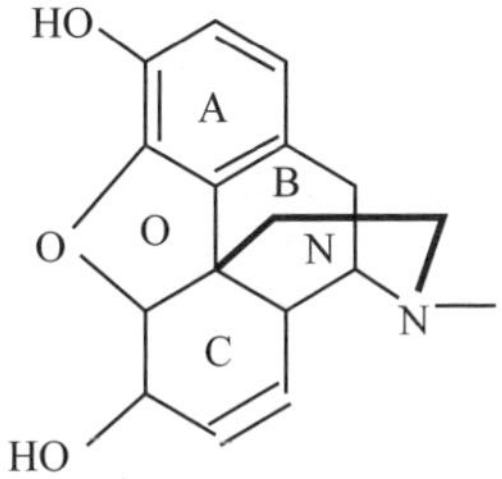

Morphin（嗎啡）

具有嗎啡部分構造的鎮痛劑

環狀系統	結構	例子	說明
A	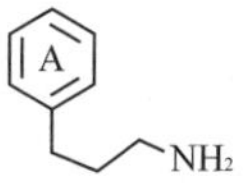	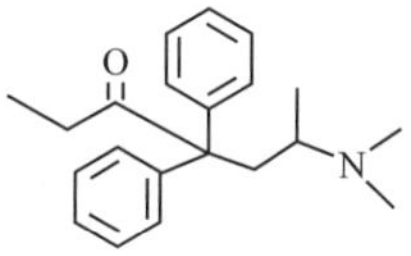	解除各類型之疼痛，曾用於治療嗎啡成癮性。
AN	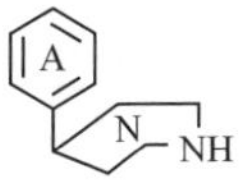	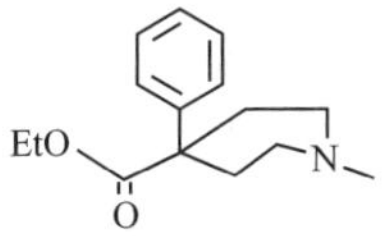	控制疼痛及腹瀉，為目前於臨床使用之麻醉性鎮痛劑。
ABN		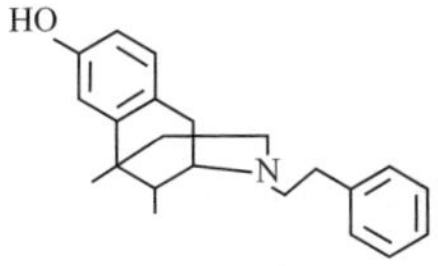	鎮痛作用為嗎啡的1/4倍，具有成癮性。用於解除各種疼痛。
ABCN	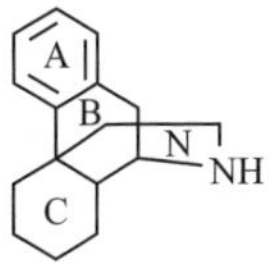	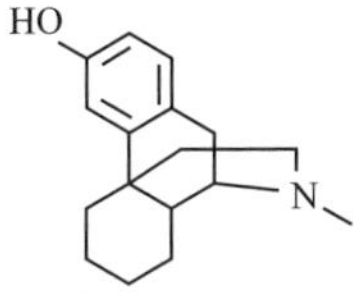	鎮痛作用為嗎啡的5倍，作用時間較嗎啡長，為強效之麻醉性鎮痛劑；其右旋光性的dextromethophan不具鎮痛性卻是非成癮性的鎮咳劑。

8.2 藥物化學的歷史

藥物化學可以說是藥學領域中與新藥開發、藥物製造的關係最爲密切的學科。研究藥物結構與理化性質的關係，闡明藥物的酸鹼性、穩定性。

藥物化學就是以化學方法來合成、分離、分析及鑑定藥物。以不同藥效的藥物做分類，利用合成的方法，並找出其結構的共通性及異同點，評析其藥物與結構的關係。

1769 年酒石酸、乳酸、尿酸和甘油酯的分離；1777 年將化學劃分爲無機化學和有機化學；1806 年從鴉片中分離出嗎啡；1815 年發現蔗糖和酒石酸的光學活性；1820 年從金雞納樹皮中分離奎寧（quinine）；1826 年從血液中分離氯化血紅素（hemin）；1828 年從菸草中分離菸鹼（nicotine）；1832 年從人參中分離胡蘿蔔素（carotene）；1885 年從麻黃中分離麻黃鹼（ephedrine）；1901 年獲得結晶性腎上腺素（adrenaline）；1910 年發現維生素 B_1；1928 年發現青黴素（penicillin）等。吐根鹼（emetine）、番木鼈鹼（strychnine）、秋水仙鹼（colchicine）、小蘗鹼（berberine）、阿托品（atropine）、古柯鹼（cocaine）等生物鹼也是 1 世紀發現的。

直到 19 世紀，人們開始從一些天然藥物中分離出一些具有生理活性的化學物質，以藥物分子爲主要研究對象的藥物化學，開始從原來的藥物學中獨立出來，成爲一個獨立的學科。

有機化學學科開始於 1828 年德國化學家 Friedrich Wǒhler 成功人工合成尿素（urea）。

隨著包括化學、生理學、生物化學等相關學科的發展，對藥物分子結構的認知更加清楚，對藥物結構和藥物活性之間的關係也更加清晰，並產生了解釋藥物藥理作用機轉的衆多理論。在這些理論下，開始對有生理活性的天然來源的藥物分子結構進行修飾、改造。同時，有機化學尤其是有機合成理論和技術的發展使得能夠輕鬆合成較複雜的分子，並使得合成藥物取代了天然來源的萃取藥物，成爲主要的藥品。

近年來，分子生物學、基因組學和資訊技術飛速發展，可以對生物大分子和藥物小分子的相互作用過程進行計算類比，定量分析藥物的結構和活性的關係，即構效關係（structure activity relationship, SAR）。

1960 年代漢奇（Corwin Hansch）和藤田（Toshio Fujita）創立了基於二維定量構效關係的 Hansch 方法，宣示了藥物化學進入了有效率設計藥物的階段，現在的藥物化學家可以借助高性能電腦的幫助，可以量化某一藥物分子結構的生理活性，來設計藥物分子。

量化構效關係是在分子的化學結構與生物效應之間建立定量或定性相關關係，它融合了物理化學、物理有機化學、量子化學、生物化學、藥理學、統計學和計算科學等多個學科的知識和方法。

固醇的骨架結構

膽酸的化學結構

銀杏内酯的化學結構

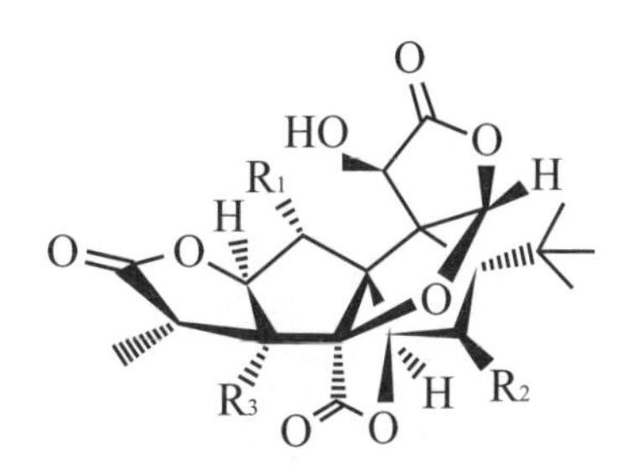

銀杏内酯A　R_1=H, R_2=H, R_3=OH
銀杏内酯B　R_1=OH, R_2=H, R_3=OH
銀杏内酯C　R_1=OH, R_2=OH, R_3=OH
銀杏内酯M　R_1=H, R_2=OH, R_3=OH
銀杏内酯J　R_1=OH, R_2=OH, R_3=H

銀杏内酯K　R=OH
銀杏内酯L　R=H

核奧佛豪瑟譜核磁共振（NOESY NMR Spectrum）用於化合物之化學結構分析

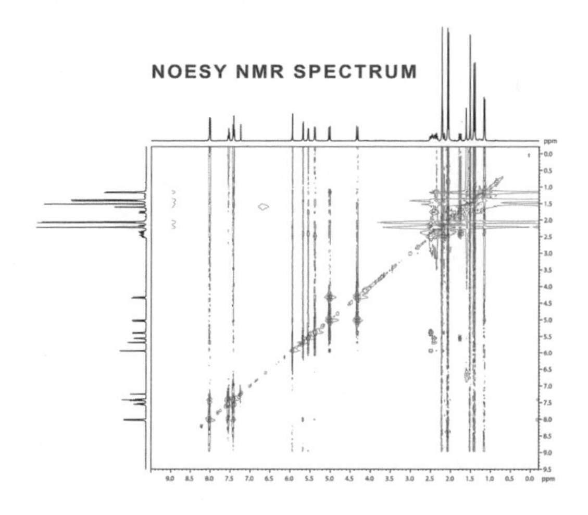

8.3 藥物化學的任務

藥物化學是建立在化學和生物學基礎上，對藥物的結構和活性進行研究的一門學科。研究內容涉及發現、修飾和優化先導化合物，從分子水準上揭示藥物及具有生理活性物質的作用機轉，研究藥物及生理活性物質在體內的代謝過程。

藥物化學的任務包括研究藥物的化學結構和活性間的關係（構效關係）；藥物化學結構與物理化學性質的關係；闡明藥物與受體的相互作用；鑑定藥物在體內吸收、運輸、分布的情況及代謝產物；由藥物分子設計或對先導化合物的化學修飾，獲得新的化學實體創造新藥。

研究和創造新藥一直是藥物化學的發展動力及主要目標，早期新藥的發現，主要是對一些有生物活性的天然產物有效成分，用化學方法進行結構修飾或改造。

例如 1859 年從古柯葉中分離出具有局部痲醉作用的古柯鹼（cocaine），於 1884 年用於臨床，但因其毒性大、化學性質不穩定等缺點，經結構改造發展了普魯卡因（procaine，1904 年）、利多卡因（lidocaine，1946 年）等優良的合成局部痲醉藥。因此，早期的藥物化學主要建立在化學基礎上，被認爲是有機化學的分支。

近年由於科學技術的發展，使藥物的發現由以經驗性爲主，改變爲運用理論進行藥物分子設計。

創造新藥，首先需要發現新的標靶並建立評價模型，近年來發展的「基因體功能分析學」和「蛋白質體學」正在成爲發現新標靶的有效手段。依據標靶大分子與生物活性物質小分子之間的相互作用模式，運用合理藥物和電腦輔助藥物設計等方法，設計合成新的活性化合物、研究構效關係、解析作用機轉，最終獲得具有預期藥理活性的新化學實體。

因此，當代藥物化學是建立在有機化學及多種生命科學，例如生物化學、藥理學、分子生物學、免疫學、遺傳學、藥物動力學、毒理學，以及相關的結晶學、光譜學、結構化學、電腦資訊技術等基礎上的一門應用基礎學科。

小分子藥物在設計初期，常以天然化合物作爲先導藥物（lead compound），並透過化學修飾調整分子的官能基和構型，再從衍生物中篩選出能進入臨床前試驗的候選藥物（candidate）。

近年，隨著解析生物分子結構與電腦模擬的技術演進，越來越多酵素的結構被解析出來，設計藥物時可利用解析出的電性、結合位（binding site）等結構資訊，更輕易地設計出適當的藥物分子。

藥物的藥理活性和毒副作用取決於分子的化學結構 ，比較分子結構中的基團電性、疏水性和分子大小，找出與活性強弱的關係，以判斷影響藥效的趨勢，基團對活性的貢獻。

構效關係指的是藥物或其他生理活性物質的化學結構與其生理活性之間的關係，是藥物化學的主要研究內容之一

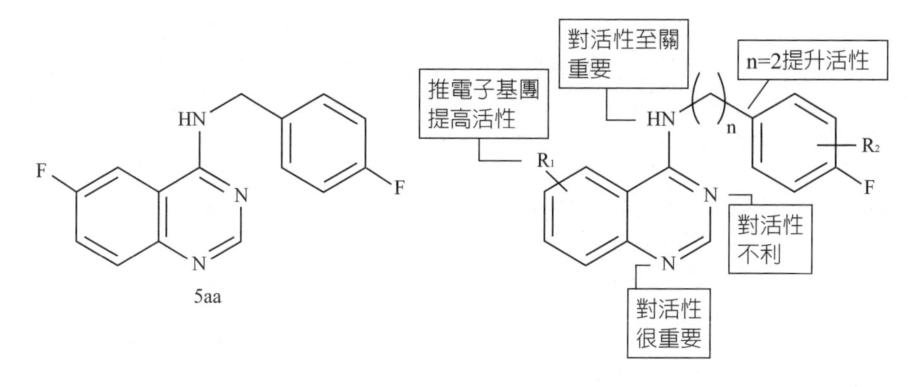

Spautin-1（5aa）的化學結構

Spautin-1的構效關係（SAR）研究有助於發現新型 NEK4 抑制劑（肺癌用藥）

新藥研發涉及的學科

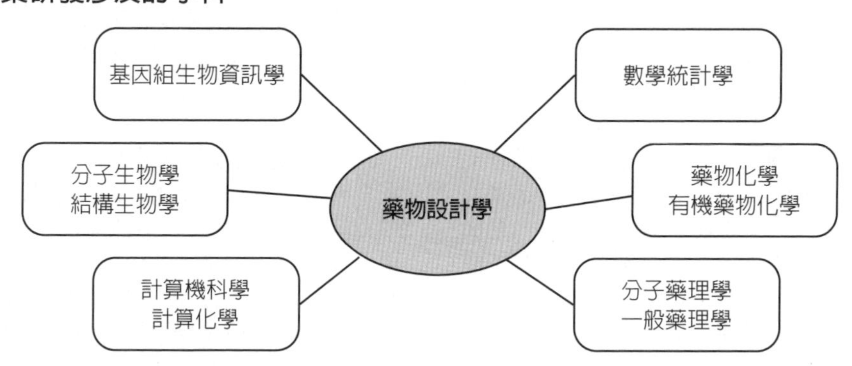

藥物結構與生物活性的關係圖

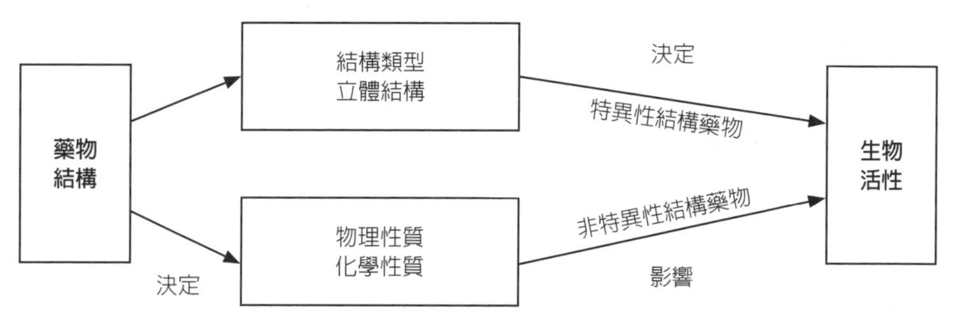

8.4 紫杉醇

紫杉又名紅豆杉，是常綠性針葉喬木，高約 20 至 30 公尺，可結出紅色的漿果，樹皮呈紅色或暗褐色，木質堅硬，生長緩慢，廣泛分布於亞洲、歐洲和北美洲。

1960 年代美國國家癌症中心（NCI）為加速發現新的抗癌藥物便開始對植物萃取物做生物活性篩選。1964 年太平洋紫杉萃取物被證實對癌症細胞株具有細胞毒性。

1966 年時從太平洋紫杉的樹皮中萃取出紫杉醇（paclitaxel；taxol），其產率約為 0.02%，分子式為 $C_{47}H_{51}NO_{14}$ 發現它具有抗癌的效果，經過一連串的臨床試驗，1989 年正式製成製劑用來治療卵巢癌與乳癌。由於它的治療效果甚佳，使得太平洋紫杉被預言為「二十世紀對人類貢獻最大的植物」。

1971 年美國 Wall、Wani 以及 McPhail 利用核磁共振技術和單晶 X 光繞射確定了紫杉醇的化學結構，發現其結構骨架含有 6/8/6-taxane 環狀體系，即 2 個六碳環中間夾著 1 個八碳環並聯在一起構成了核心骨架，此外骨架上還連有 1 個四碳含氧環以及 1 個帶有醯胺等基團的苯丙酸酯側鏈構成的側鏈；分子中還有 11 個立體中心、多個官能團。

紫杉烷類是一種化學結構複雜的雙萜類小分子，是細胞有絲分裂的抑制物，主要作用在有絲分裂期（G2 phase）與有絲分裂間期（M phase），透過促進微管次體（tubulin）聚合成穩定的微小管（microtubules），使其無法順利進行分裂，最終導致癌細胞凋亡。

不過太平洋紫杉生長緩慢，從樹皮萃取紫杉醇的產量又甚低，以治療一個卵巢癌病患需要 2 公克紫杉醇而言，就需要砍伐 2 到 3 棵的太平洋紫杉，如要萃取一公斤的紫杉醇，就需要砍伐 2000 至 4000 株的太平洋紫杉。所以當時 1 公克的紫杉醇售價高達 800 美元，於是全世界研發人員開始投入如何量產紫杉醇的研究工作。

對化學家而言，則是利用合成的方式，由簡單且容易取得的化學單元體合成紫杉醇，1994 年實驗成功了，總共經過 28 個步驟，化學家可在試管內完全合成紫杉醇，當時可是一件大事！雖然最後合成的紫杉醇產率僅有 0.5%，不過化學家並不氣餒，他們知道如果將合成的步驟縮短，就有商業化生產的價值。

目前，已有美國和日本等國家的 7 個研究團隊公開報導完成了具有各自特點的紫杉醇全合成工作。

在研究紫杉醇全合成過程中發現了許多新的、獨特的反應，如大量過渡金屬有機催化劑的應用、有機矽試劑的應用、反應過程中基團的保護、立體構型的建立轉化以及獨到的思考與反應創新等，是有機合成化學以及有機反應理論重要的發展和應用。

太平洋紫杉（*Taxus brevifolia*）

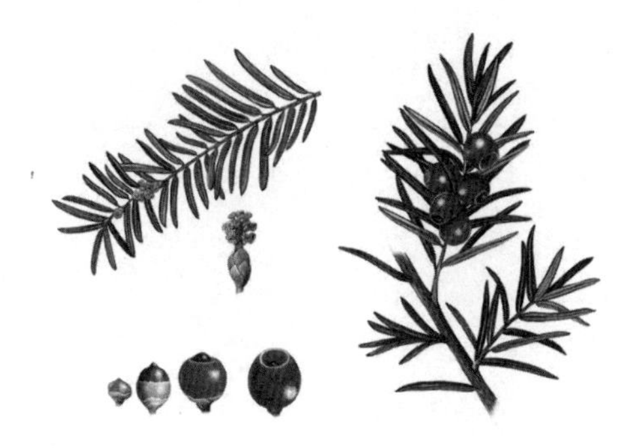

紫杉醇的結構式

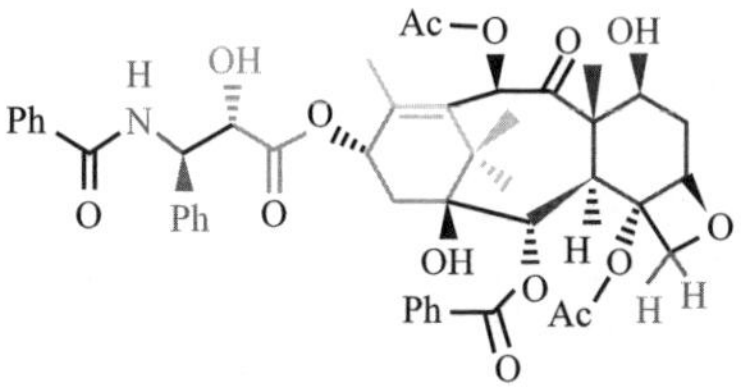

紫杉醇的部分合成步驟，可以看出這個藥物合成時的複雜程度

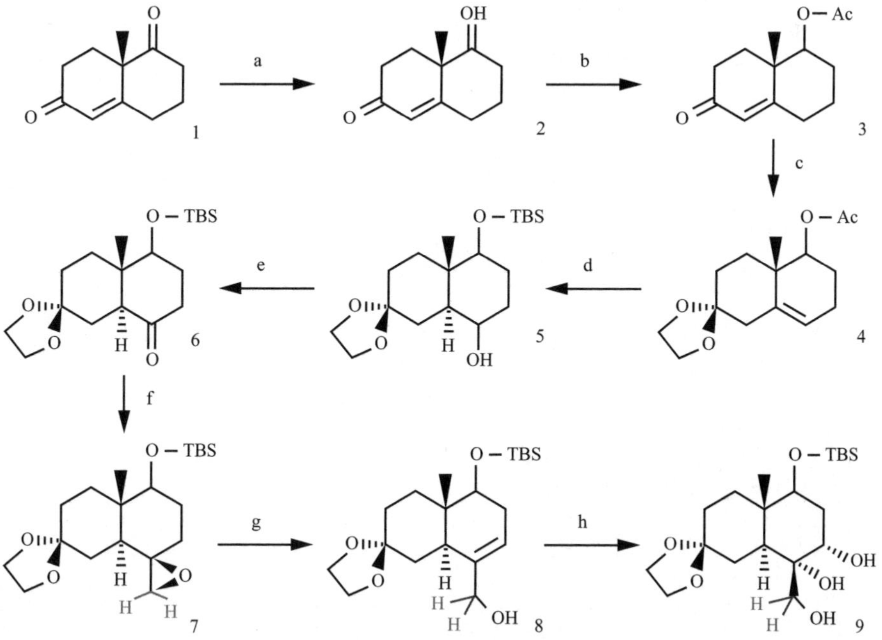

第三篇
使用藥品的科學

9.1 藥物的作用

古埃及人、希臘人與羅馬人都知道柳樹的樹皮可以減緩疼痛，事實上，目前常用的消炎止痛藥物——阿斯匹林，便是由柳樹樹皮中萃取水楊酸進而修飾而成。傳統的使用經驗讓大家都對阿斯匹林的神奇止痛療效深信不疑，但是，阿斯匹林究竟在如何人體體內發揮作用的呢？

1971 年，John R. Vane 開始著手於阿斯匹林的研究，他想像著也許這個藥物的神奇作用，與那些原本科學家們無法測定的血液中生物活性物質有關。

後來 John R. Vane 對於阿斯匹林的抗發炎機制有了更深一層的了解，他與 S. H. Ferreira、S. Moncada 等人發現阿斯匹林可以抑制一種名爲環氧化酶（COX）的蛋白質，進而阻斷前列腺素的生成，最後發揮其消炎止痛的作用。這個發現不但爲 John R. Vane 贏得諾貝爾生理暨醫學獎的桂冠，也讓人們對於發炎這個生理反應有了更進一步的認識。

藥物是一種與活體組織作用而產生生理效應的化學物質。當給予藥物後，達到治療、預防或診斷疾病的作用。這些作用的呈現是經由藥物與受體、酶或離子通道發生生化性或生理性的相互作用。

治療效果（therapeutic effect）：

1. 對因治療（etiological treatment）：消除致病因素。
2. 對症治療（symptomatic treatment）：改善或減輕症狀。

同時藥物亦受到身體的影響而發生變化。藥物在體內的變化過程稱爲藥物的代謝。因此，藥物作用和藥物代謝是藥物與身體相互作用表現的兩個方面。在體內，藥物的作用變現逐漸加強，隨後逐漸減弱以至消失，也就是機體對藥物的影響表現各種變化，以至失去藥物原有的作用並排出體外。

藥物具有以下幾項基本性質：

1. 藥物並不能使人體組織或器官產生任何新功能，只是促進或抑制既存的功能。
2. 藥物不只產生單一作用，而是表現出多樣的作用。藥物通常也會產生非治療目的的副作用。
3. 藥物作用的產生，是藥物與體內一種具有重要功能性分子間（受體或酶）的生理、化學性相互作用的結果。有些藥物經由化學反應（例如制酸劑中和胃酸）或改變細胞膜活性（例如局部麻醉劑阻斷鈉離子通道）而產生效應。

若要藥物產生最好的預期效應或治療效果，則藥物必須能在作用位置達到適當的濃度（即治療濃度）；也就是說足量的藥物分子進入人體後，必須能到達欲作用的組織，才能表現出治療效果。藥物引起反應的大小亦取決於藥物在身體的濃度。

藥物作用曲線分析

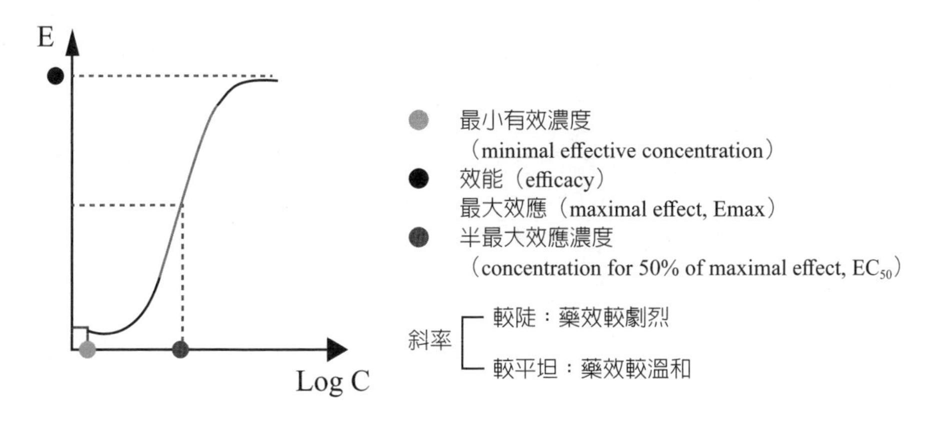

癌症標靶治療藥物作用機轉

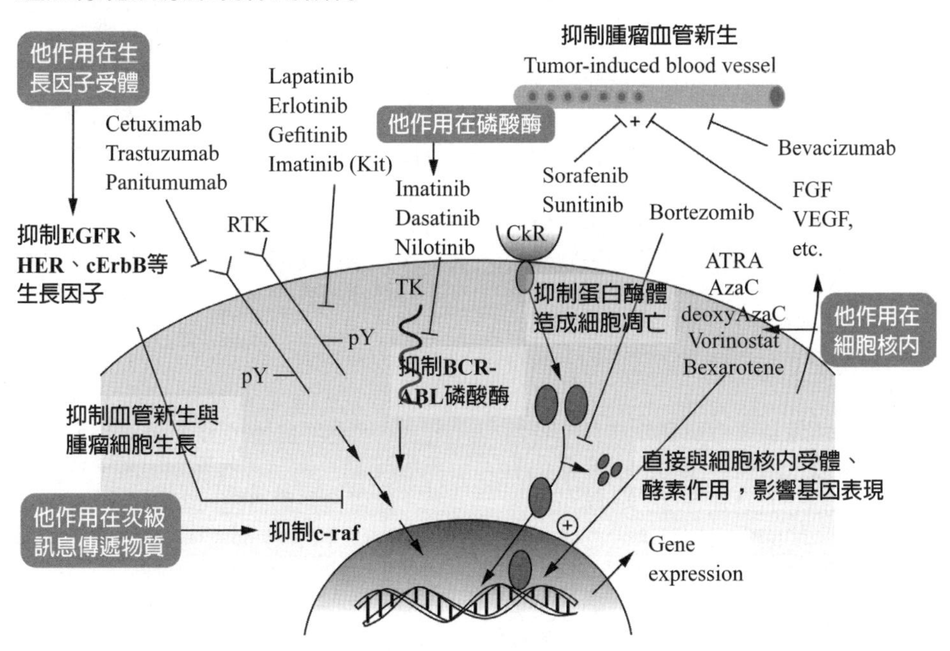

9.2 受體

當人們抽菸時，尼古丁會刺激中腦腹側蓋區多巴胺神經元的尼古丁受體（receptor），以致於促進此等神經元的活動，並引起快樂的感覺。受體的理論是藥效學的基本理論之一，是從分子水準解釋生命的生理和病理過程、藥物的藥理作用機轉、藥物分子的結構效應關係的一個重要依據。

受體（受器或接受器）的假設最早是1878年由Langley提出的，他用「受體物質」來解釋阿托品和毛果芸香鹼對貓唾液分泌的拮抗作用。1913年，Ehrlich根據實驗結果提出了「鎖和鑰匙」的藥物與受體的互補關係，但當時認爲受體和配體都是靜止不動的。1933年Clark在研究藥物對蛙心的量效關係中，量化了藥物於受體的相互作用。這些研究爲受體學說奠定了基礎。

受體是指生物體內與藥物相結合的大分子化合物的結合位點，這些大分子化合物主要有細胞膜和細胞內的蛋白質、核酸、脂質等。受體的理論是藥效學的基本理論之一，是從分子水準解釋生命的生理和病理過程、藥物的藥理作用機制、藥物分子的結構效應關係的一個重要依據。

受體的特性是經由與藥物結合的特點而產生藥效。受體與藥物的結合是化學性的，二者是通過凡得瓦力、離子鍵、氫鍵等分子間的吸引力來結合的。受體具有以下特點：

1. 飽和性：受體在生物體內的數量是有限的，當藥物到達一定濃度時，即使繼續增加，與受體的結合值也不再改變。
2. 特異性：特定的受體只與某種特定的配體結合，受體接合部位與藥物的結構具有專一性，從而產生特定的效應。
3. 可逆性：藥物與受體的結合是可逆的。從藥物—受體複合物中解離出來的藥物和受體結構不發生變化。
4. 高親和力：受體對其藥物的親和力很高。
5. 區域分布性：受體在生物體不同組織或同一組織的不同區域的分布密度不同。
6. 與藥物結合後有生理活性：藥物與受體結合後，二者形成藥物—受體複合物，從而傳遞信號引起一系列的生理、生化效應。

受體本身至少含有兩個活性部位，一個是識別並結合配體的活性部位；另一個是負責產生反應的功能活性部位。其中，負責產生反應的功能活性部位只有在與配體結合形成二元複合物並變構後才能產生反應，進而觸發一系列的生化反應，最終導致靶細胞產生生物效應。受體可以誘導細胞生長、分裂和死亡，可以調控膜通道「開關」或調節細胞結合，在信號傳導、免疫治療和免疫反應中發揮重要作用。根據受體在細胞中的位置不同，可將其分爲細胞表面受體和細胞內受體兩大類。

細胞表面受體跨越細胞膜，爲不能穿過細胞膜的配體提供進入細胞通道。此類受體主要有三種類型：離子通道受體、G蛋白偶聯受體（G protein-coupled receptor）和酶聯受體。細胞表面受體通常由三個結構域組成：細胞外配體結合結構域、嵌在細胞膜內的疏水結構域和細胞內結構域。細胞內受體通常位於胞質中，受體要與相應的配體結合後才可進入細胞核。胞內受體識別和結合的是能夠穿過細胞膜的小的脂溶性的信號分子，如各種類固醇激素、甲狀腺素、維生素D以及維生素A酸。

藥物與受體的關係就像鎖和鑰匙；受體阻斷藥可以占據受體與藥物結合，作用進而阻斷藥物的作用

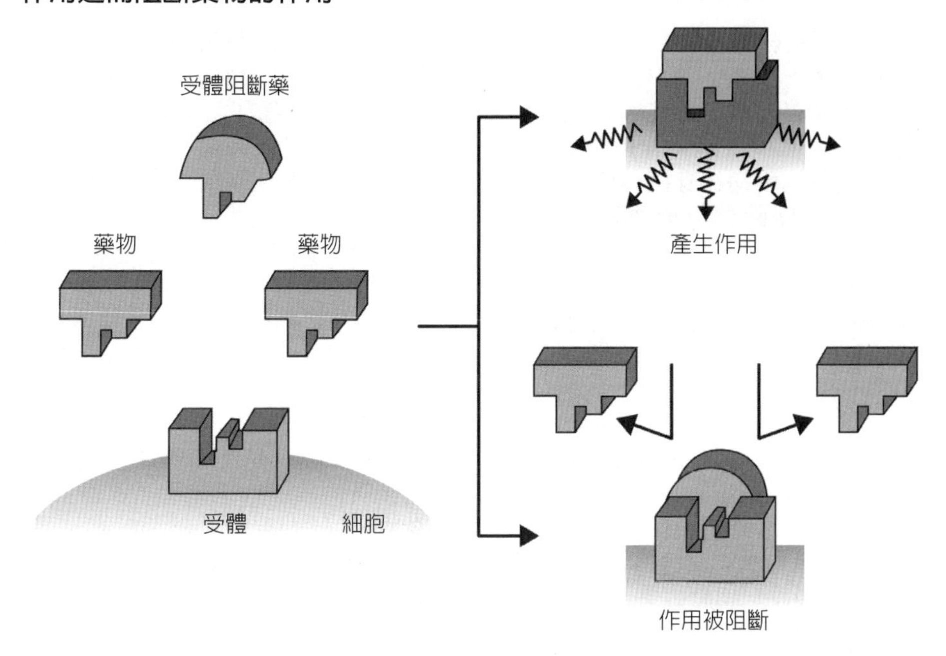

細胞表面受體與細胞內受體作用

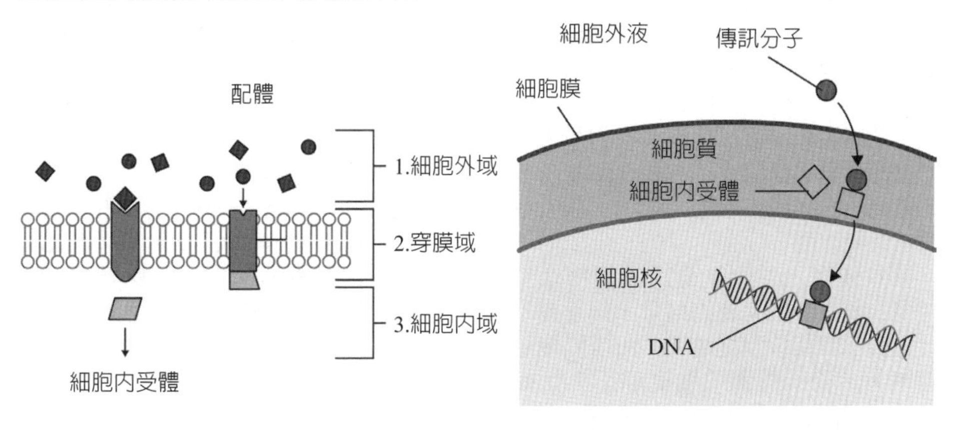

9.3 藥物的藥效

血管擴張藥物對身體內的作用，就是藥物在體內經過一連串複雜的作用後，引起血管擴張，最後導致血壓下降，因此我們說它的藥效是降血壓。這種探討服藥後藥物在身體內的效用，稱爲藥物效應動力學或藥效動力學（pharmacodynamics, PD），簡稱藥效學，是藥理學的一個分支。

藥效學主要研究藥物作用與藥理效應（即藥物對身體的作用及作用機轉）、療效和不良反應。

生物藥劑學（biopharmaceutics）分成藥物動力學（pharmacokinetics, PK）和藥效動力學（pharmacodynamics, PD）兩大分枝。

藥物動力學（PK）又稱爲藥動學、藥品動態學、藥物代謝動力學（藥代動力學）、藥品速度論。

藥效動力學（PD）又稱爲藥效學、藥物效應動力學、藥物效力學、藥力學。

藥物與受體的結合大小稱爲親和力；藥物與受體結合後，可改變細胞組織或器官的生理、生化反應的能力，稱爲效力（效能）或內在活性。由藥物的劑量－效應曲線，可以比較藥物的最大效力，即頂點效應的大小。相同劑量下，比較甲、乙、丙三藥的（最大）效力，爲乙＞甲＞丙。

藥效強度（力價）是比較藥物產生相同的藥效時所需要的劑量，劑量越小者，表示其藥效強度越大；所需的劑量越大者，表示其藥效強度越小。比較甲、乙、丙三藥的力價，分別爲甲＞乙＞丙。藥物的藥效強度與其受體的親和力及藥物動力學的影響有關。

藥物或內生性化學訊息（例如神經傳導物質、激素等）稱爲致效劑或促進劑（作用劑；興奮劑），它會與受體結合而興奮受體的功能。

拮抗劑（或稱阻斷劑）的化學構造類似致效劑，可與受體結合，但不會引起效力或內在活性，阻斷致效劑與受體結合及干擾致效劑的生物效應。

競爭性拮抗劑與致效劑互相競爭受體的結合部位，而使致效劑的劑量—效應曲線平行右移，即增加致效劑的濃度，則可完全對抗拮抗劑的阻斷作用，如阿托品（atropine）是蕈毒鹼性乙醯膽鹼受體的競爭型拮抗劑。

藥物效力學學說如下：

1. 占領學說（occupation theory）：藥物與受器結合越多，效果就越強。
2. 速率學說（rate theory）：藥物與受器結合與分離的頻率越高，效果越好。
3. 儲備受體學說（spare receptor theory）：活化劑不需要占據全部受器即可引起最大效益，多餘的受器爲儲備受器。
4. 孤兒受體學說（orphan receptor theory）：目前發現一些受器出來，可是還沒找到藥物來結合，無法證實其存在，爲將來要發展的目標。
5. 異位學說（allosteric theory）：GABA（γ-aminobutyric acid）與受器結合能增加神經膜對氯離子的通透性，使氯離子流入而產生抑制性的突觸後電位（IPSP），因此降低神經的興奮性。

藥效與劑量的關係圖

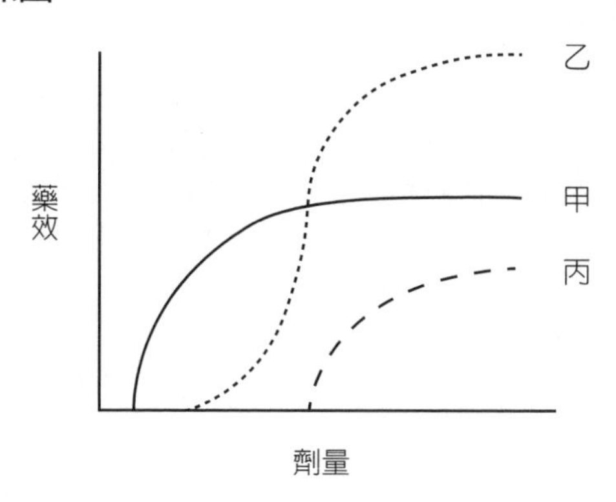

阿托品的作用和副作用

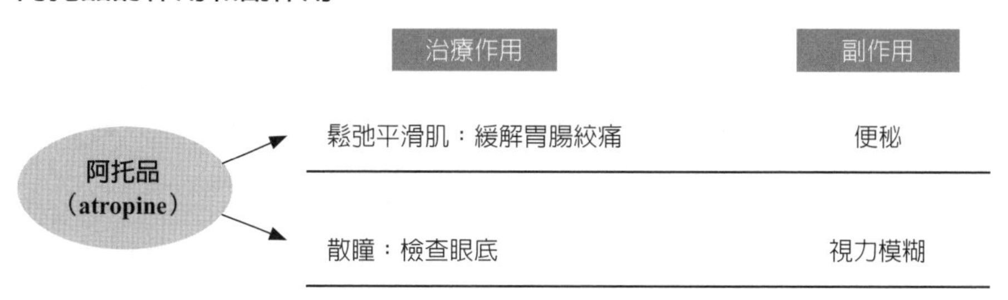

各種利尿劑的效價強度和最大效應比較

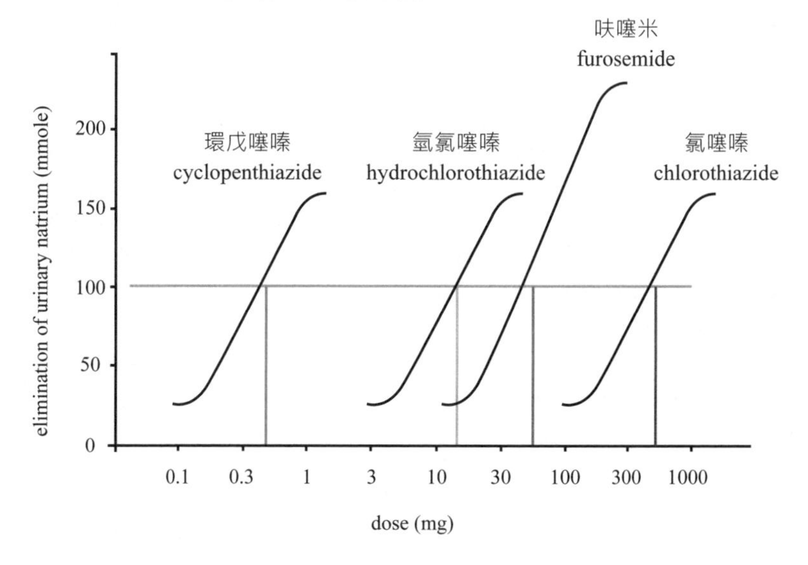

9.4 藥物在體內的過程

藥物進入身體以後，它會經歷增長－平衡－消除的變化過程。也就是說藥物隨時間變化會有吸收、分布、代謝和排泄的過程。在現代藥理學研究中，常把吸收和分布稱爲處置，而將代謝和排泄稱爲消除。這個機制就是藥物動力學或藥動學（pharmacokinetics, PK）。

藥物代謝也稱爲藥物的生物轉化，而吸收、分布和排泄稱爲藥物的轉運，而藥物的療效及毒、副反應的強度和持續性，也與藥物在體內的過程有密切的關係。

藥物達其作用位置的濃度主要受到四個因素的影響：(1) 藥物被吸收至體液的速度及程度。(2) 被分布至作用位置或儲存區域的速度及程度。(3) 被身體轉化或代謝的速度及程度。(4) 經由各種途徑而由身體被排泄出去的速度及程度。

1. **吸收**：藥物初次進入體液中的過程稱爲吸收。吸收的速率取決於藥物的物理性質（如劑型、溶解度）及投藥途徑。
2. **口服給藥**：此方式簡單、方便、較安全且經濟，但缺點是藥效較慢、吸收不規則，有些藥物（例如胰島素）在胃腸道中易受胃酸或消化酶的破壞，故不可以口服給藥。小腸的吸收表面積大，故爲口服給藥的主要吸收部位。
3. **注射給藥**：此種方式吸收快，劑量較易控制，供緊急時使用，可預期中之有效濃度，但其缺點爲危險性高，尤其是靜脈注射，若劑量超過時極難挽回，需由醫護人員進行投藥工作。
4. **直腸給藥**：藥品在肛門部位投藥，主要是靠直腸黏膜吸收而進入血液循環。對於嘔吐或不能吞嚥之病人及幼兒而言，此種方式安全且方便，但缺點爲吸收不規則且難以預期藥效。
5. **分布**：藥物一旦到達血液循環，必須穿過各種障壁才能到達作用部位。大多數藥物經吸收後，均能均勻分布於體內各組織，影響藥物分布的因素。如：藥物與血漿蛋白結合的情形、藥物的特性及組織對藥物的親和力、藥物通過細胞膜機轉、藥物在脂肪組織中的濃度、藥物與骨骼的結合情形、細胞內成分的影響。
6. **代謝**：脂溶性藥物經過代謝或身體轉化的作用，形成更具極性的水溶性代謝物，以便被腎臟濾過或分泌出去，且不易被腎小管被動再吸收回來，因而有利於排泄的進行。藥物代謝作用在不同種族之間或同種不同個體之間有很大的差異；年齡、性別、生理狀況、使用藥物情形等因素也會影響藥物的代謝過程。

   代謝作用主要在肝臟內質網系統中進行，將藥物轉變成單氧性且較不具毒性的代謝產物。

   藥物分子被吸收後進入肝門靜脈，到達肝臟進行藥物代謝，有些會被肝臟酵素轉化成代謝物，導致藥效減弱，這個過程可能使部分藥物分子變成無效的代謝物。但有些代謝物的藥理作用反而比原來的藥物強，例如有些嗎啡代謝物的止痛作用就比嗎啡強。
7. **排泄**：大部分的藥物是由腎臟排泄出去。藥物到達腎臟後，通是先經過腎小球濾過作用，到達腎小管後，部分被再吸收回體內。

少部分藥物經由膽汁而由消化道排泄，例如 quinine、digitoxin 及 tetracycline 等。極少部分的藥物由乳液、汗腺及唾液腺排泄，例如嗎啡（morphine）由乳汁排泄而影響到哺乳嬰兒的健康。另外，全身麻醉劑等氣體及揮發性藥物則大部分由肺臟排泄。

藥物動力學過程圖示

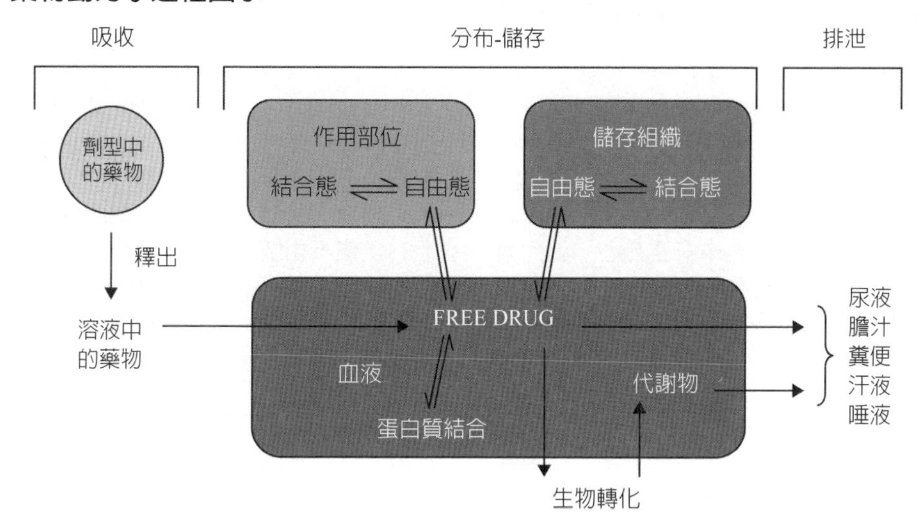

不同製劑釋放的藥—時曲線

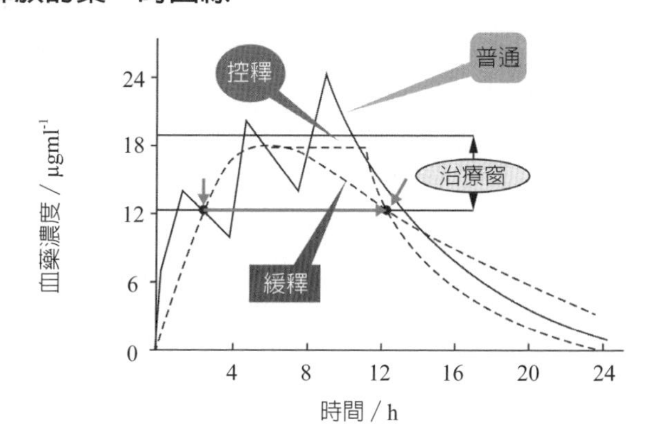

Diazepam在年輕人（A）和老年人（B）的藥物動力學結果比較

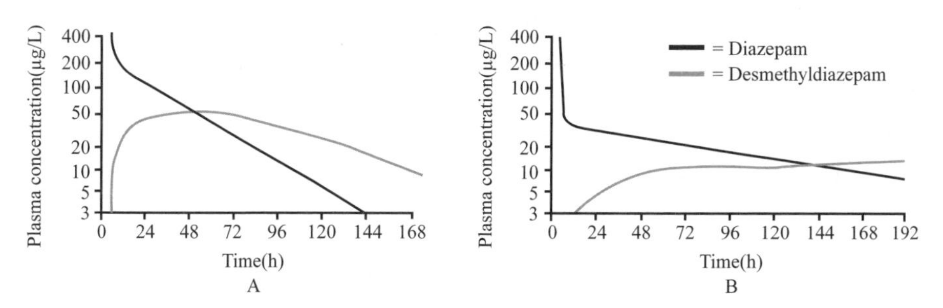

diazepam 在肝臟中經由 P-450 酵素代謝為 desmethyldiazepam。
desmethyldiazepam 是一種活性鎮靜劑，由腎臟排泄。Time = 給藥時間

9.5 藥物的安全和效果

藥物使用不當即成爲要命的毒藥。藥物在體內除了產生治療效應外，還會產生一些不良的效應，即通稱的副作用。有些藥物的副作用並不會影響到正常的生理功能，但許多藥物的副作用會引起不良的作用，甚至中毒或死亡，因此藥物的安全性是很重要的。

藥品以治療疾病、維護人類健康爲最終目的，然而因產品特性、使用者個人體質的差異，可能造成難以預期的嚴重副作用。

歐洲的中世紀藥物化學家帕拉切爾蘇斯（Paracelsus）早在 15 世紀就已經知道，所有的物質，到達某一劑量，就有毒性。

藥物的毒性是用劑量來分類的（過敏反應除外）。事實上，任何物質都能引起傷害。同樣的，任何物質也就有了安全的等級。對於人類，物質和它的生物化學效應之間存在複雜的關係，包括劑量、作用時間的長短、作用的方式（吸入、呑食、皮膚接觸吸收等）以及年齡、性別、種族、生活方式、再生循環的階段等。

影響毒性的因素很多，因此，所有的化學品都應當考慮到其已知的及潛在的危害性。

每種藥物都有一定的化學成分及其一定的分子結構，具有一定的理化性質，作用於人體之後，會對身體的組織結構和功能產生影響。如果藥物的影響與致病因素所引起的影響針鋒相對，就可以減弱或消除致病因素的影響，使疾病向好的方面轉化，產生療效。

有的藥物具有一種作用，有的藥物則具有幾種作用，還有幾種或許多藥物共同具有某一種作用。如果藥物對身體的影響與致病因素引起的影響一致，則可加重疾病。若藥物作用對身體的影響與原有疾病不相關，則藥物的作用會成爲新的致病因素，而引起身體新的疾病。

當我們運用某種藥物治療疾病時，可能只用一種或幾種作用，而其他作用所產生的影響就與疾病無關，從而引起不利的影響。如當胃腸痙攣而出現劇烈絞痛時，用阿托品可有解痙作用而取得良好的止痛效果，但是阿托品又可引起心跳加快，而出現心慌、顏面潮紅，使唾液分泌減少而口乾舌燥，還會使膀胱平滑肌收縮無力而排尿困難；如果用量過多，也可引起腸蠕動過慢而出現便秘，甚至不完全性腸梗阻。如此等等，治療疾病的目的只有一個，而引發出來的麻煩卻是一大堆。這眞是爲捉一隻耗子而搬動了滿屋子的家具，爲摘一個桃子卻弄得整棵樹搖晃。

在臺灣，藥品分成處方藥品、指示藥品、成藥，這樣的分類就是基於藥物的安全性。與處方用藥相較，非處方用藥因使用風險較低，不須醫師處方。但使用非處方藥前須用心閱讀藥品上的標示與說明書，至少須注意：藥品名稱、適應症、主成分、用法用量、副作用與其他注意事項。

風險與效益的天平

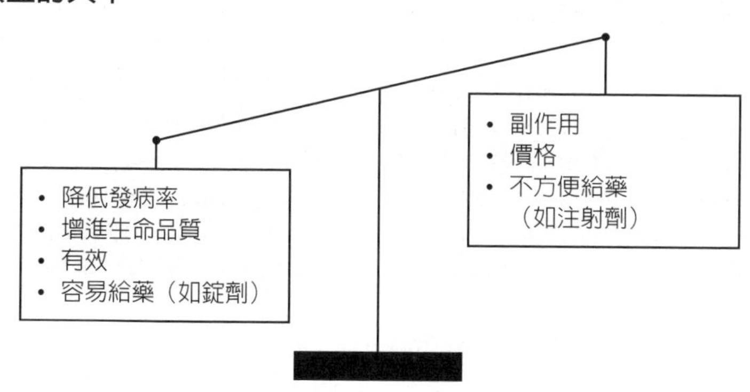

帕拉切爾蘇斯（Paracelsus）

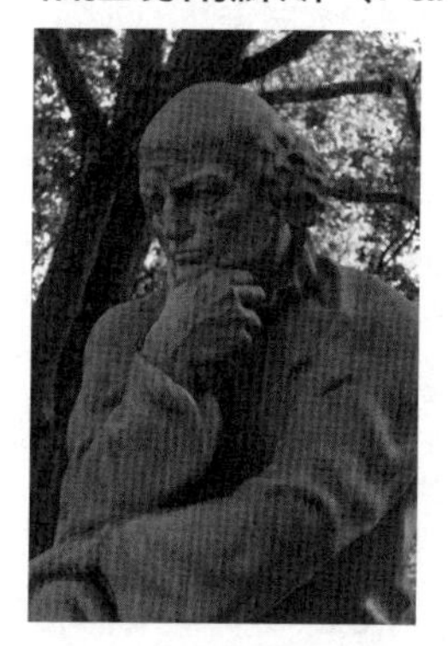

把醫學和煉金術結合起來成為今日的醫療化學。他給煉金術下的結論是：煉金術的真正目的並非煉成黃金，而是要製造有益人體健康的醫藥品。

藥品分級介紹

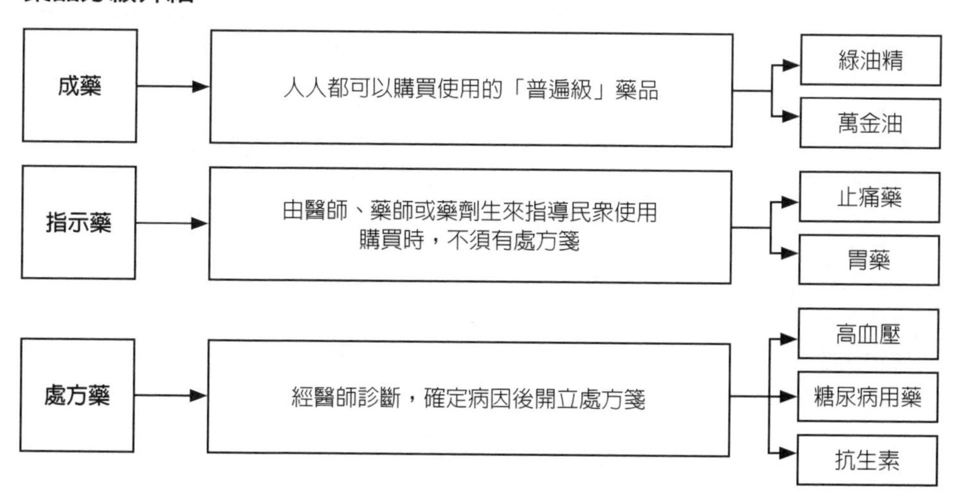

9.6 半數致死量

半數致死量（median lethal dose, LD50），是描述有毒物質或輻射的毒性的常用指標。按照醫學主題詞表的定義，LD50 是指能殺死一半試驗總體之有害物質、有毒物質或游離輻射的劑量。這種測試最先由 J.W. Trevan 於 1927 年發明。

LD50 的表達方式通常爲有毒物質的質量和試驗生物體重之比，例如「毫克 / 千克體重」。雖然毒性不一定和體重成正比，但這種表達方式仍有助比較不同物質的相對毒性，以及估計同一物質在不同大小動物之間的毒性劑量。

應用半數致死這量度方法有助減少量度極端情況所帶來的問題，以及減少所需試驗次數；然而這亦代表 LD50 並非對所有試驗生物的致死量：有些可能死於遠低於 LD50 的劑量，有些卻能在遠高於 LD50 的劑量下生存。在特殊需要下，研究人員亦可能會量度 LD1 或 LD99 等指標（即殺死 1% 或 99% 試驗總體之劑量）。

動物權利組織一直批評以動物進行 LD50 測試，特別是一些物質可能令動物在長時間痛苦下死去。一些國家如英國已開始禁止口服 LD50 測試，而經濟合作與發展組織（OECD）亦在 2001 年廢除對口服毒性測試的要求。

半數致死濃度（LC50），即能使一群動物在接觸外源化學物一定時間（一半固定爲 2~4 小時）後並在一定觀察期限內（一般爲 14 小時）死亡 50% 所需的濃度。一般以 mg/m^3 表示空氣中的外源化學物濃度，以 mg/L 表示水中的外源化學物濃度。

在測定某種毒物的半致死濃度（semi-lethal concentration, LC50）時，經常用到四個指標，分別是 24 小時半數致死濃度 24h LC50；48 小時半數致死濃度 48h LC50；72 小時半數致死濃度 72h LC50；96 小時半數致死濃度 96h LC50。

治療指數（therapeutic index, TI）是指半數致死量（LD50）和半數有效量（50% effective dose，ED50）的比值，爲藥物安全性指標，治療指數大的藥物相對治療指數小的藥物安全。但以治療指數來評價藥物安全性，並不完全可靠。

在環境毒理學中，還常用半數耐受限量（median tolerance limit, TLm），也稱半數存活濃度來表示一種環境汙染物對某種水生生物的急性毒性。TLm 是指在一定時間內一群水生生物中 50% 個體能夠耐受的某種環境汙染物在水種的濃度，單位 mg/L。

絕對致死劑量（LD100）或濃度（LC100）係指外源性化學物引起受試實驗動物全部死亡所需的最低劑量或濃度。由於不同個體對外源性化學物的耐受性存在差異，個別個體耐受性過高而使 LD100 或 LC100 明顯增加。因此，表示一種外源性化學物毒性高低或對不同外源性化學物的毒性進行比較時，一般採用受試實驗動物個體差異影響相對較小，劑量一效應關係較敏銳，重現性較好的 LD50 或 LC50，而不採用 LD100 或 LC100。

藥物治療指數

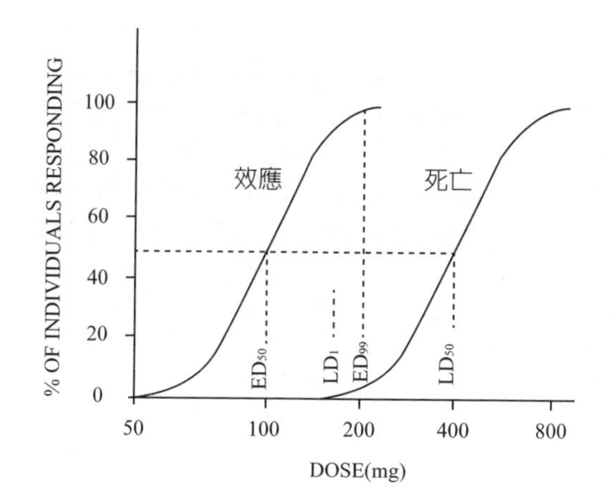

$$治療指數 \quad \frac{LD_{50}}{ED_{50}} = \frac{400}{100} = 4$$

各種毒性參數和安全限值的劑量軸

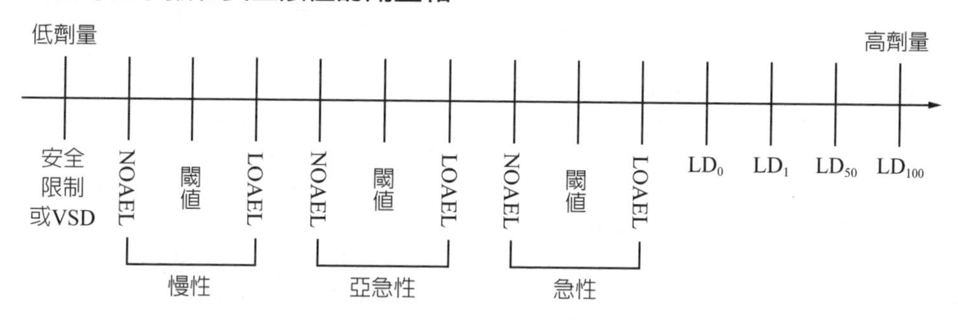

藥物攝取量與中毒反應的關係

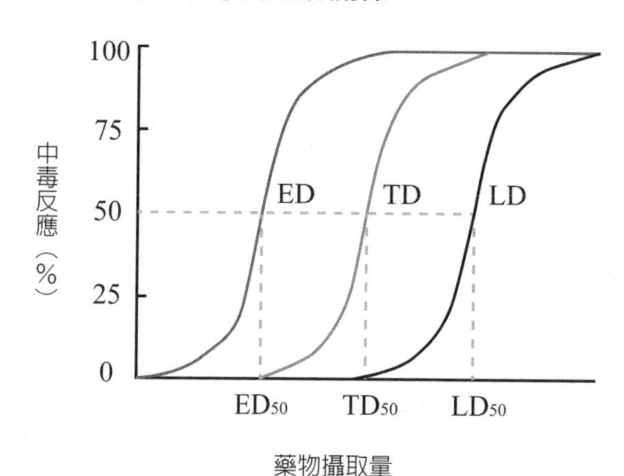

ED (effective dose)：有效量
TD (toxic dose)：中毒量
LD (lethal dose)：致死量
ED_{50}：半數有效用量
TD_{50}：半數中毒用量
LD_{50}：半數致死用量

9.7 雙盲試驗

雙盲（double blinding）是科學方法的一種，目的是避免研究結果受安慰劑效應或觀察者偏向所影響。在各種科學研究領域中，從醫學、心理到社會科學及法證都有使用雙盲方法進行實驗。

單盲是一種簡單的方法，避免有意或無意在實驗中造成偏頗。例如，在口味測試中，如果消費者事先知道測試的產品，他們通常都會稱常用的知名品牌較佳。在單盲測試中，如果產品品牌被矇住，消費者便可能選擇另一產品。

單盲試驗中，由於試驗對象會與研究人員接觸，因而受其影響。例如在心理及社會科學實驗中，觀察者的主觀期望，經常有意或無意影響實驗對象的行爲。

雙盲試驗通常在試驗對象爲人類時使用，目的是避免試驗的對象，或進行試驗的人員的主觀偏向影響實驗的結果。通常雙盲試驗得出的結果會更爲嚴謹。

在雙盲試驗中，受試驗的對象及研究人員並不知道哪些對象屬於對照組，哪些屬於試驗組。只有在所有資料都收集及分析過之後，研究人員才會知道實驗對象所屬組別。

在藥物測試中經常使用雙盲測試。病人被隨機編入對照組及實驗組。對照組被給予安慰劑，而實驗組給予眞正藥物。無論是病人或觀察病人的實驗人員都不知道誰得到眞正的藥物，直至研究結束爲止。不過部分的試驗會較難做成雙盲，例如：如果治療效果非常顯著，或治療的副作用非常明顯，實驗人員便可能猜想到哪組是對照。

不管是使用單盲或雙盲試驗，隨機（randomization）分配受試者是很重要的，也就是用機率作爲分配的方式以減少偏差的過程。通常在試驗開始執行前便由電腦產生分配受試者組別的隨機碼，試驗進行時由試驗執行者將符合條件的受試者依據進入試驗時間的先後順序給予流水編碼，其對應的隨機碼即將病人分派至不同的治療組。

研究指出臨床試驗如果沒有安排合適的隨機分派，有可能讓試驗結果膨脹40%。

隨機分派的對照雙盲試驗（double-blind, randomized controlled trial），被認爲是最客觀的因果關係判定黃金標準。隨機分派機制可以將受試者公平的分派到各治療組中，而當樣本數夠大時，這樣的分派可以使得治療組間對治療結果可能有影響的大部分因子達到平衡，以增加試驗中各組間結果的可比較性。

如果解釋研究結果的統計學家同樣不知道哪組資料屬於對照組，哪組屬於測試組，這種測試被稱爲三盲測試。

在法證中，警察局內的認人手續基本上是一個對證人記憶的單盲測試。由於警察可能會對證人作出有意或無意的影響，不少執法機構現在傾向在認人過程中使用雙盲測試。負責認人過程的警員事先不能知道被認的人當中誰是嫌疑犯，以免影響證人。

雙盲試驗圖示

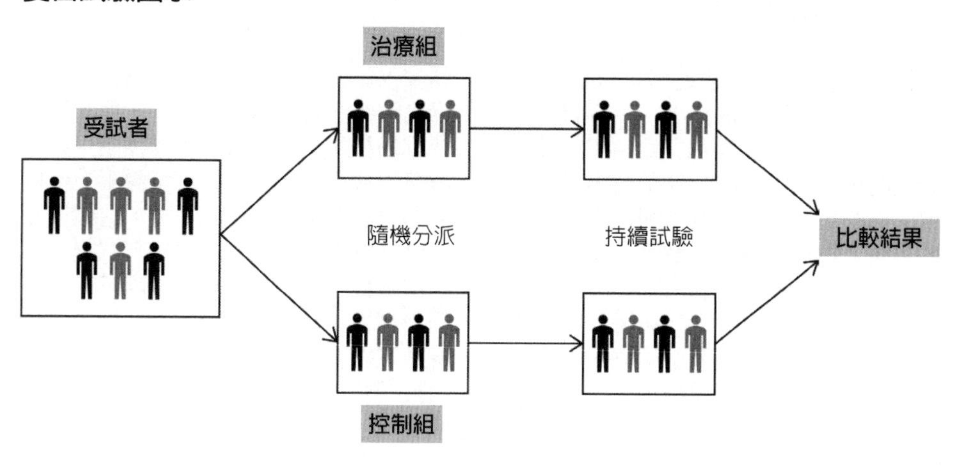

隨機分派的三個階段

項目	說明
產生隨機序號	利用幾種分派方法產生隨機序號，每種序號都對應著某種治療。
分派保密	參與試驗的人員和受測者都不可得知所被分派到的治療方式。
序號執行	每位受測者都須按照所分派到的序號執行所對應的治療方式，不可隨意更換或閃避此次的分派。

雙盲臨床試驗時必須注意的問題

項目	說明
安慰劑	應與所模擬的藥品在劑型、外形等方面完全一致，並不含有任何有效成分。
雙虛擬（double dummy）技術	試驗藥與對照藥各準備一種安慰劑，以達到試驗組與對照組在用藥的外觀與給藥方法上的一致。
膠囊技術	將試驗藥與對照藥裝入外形相同的膠囊中以達到雙盲目的的技術。因改變劑型可能會改變藥代動力學或藥效學的特性。
藥品編碼與保存	由不參與臨床試驗的人員根據已產生的亂數對試驗用藥進行分配編碼。
解盲	試驗方案中，當試驗組（treatment group）與對照組（control group）的例數相等時，一般採用兩次解盲（unblinding）法。

9.8 安慰劑

信心足以治病，是幾萬年來許多人類社會奉行不渝的信條之一，所謂「心誠則靈」是也。古代多少爲人解決疑難雜症的巫醫郎中，靠的就是病人對其堅定不移的信念；宗教信仰裡也不乏治病的神蹟，如神靈親現及附體，或以香灰符水爲媒介等。只要病人不疑不慮，將一切交付全能者的手中，病情就有可能好轉。至於打著「另類」旗幟的各式傳統醫學，更是強調各種精神及信心的力量。問題是：信心對治病眞的有用嗎？如果答案是肯定的，那又是怎麼辦到的？

當醫生並不清楚某位病人的疾病或是對治療束手無策時，常會開些無關緊要的藥物（如維生素錠、葡萄糖生理鹽水）給病人服用或注射，以求其心安，這種藥劑就稱爲「安慰劑」（placebo），原文是拉丁文，有「我將安慰」之意。所謂「心病要用心藥醫」，安慰劑能消除病人許多主觀的症狀，並無足爲奇，然而，安慰劑卻經常有出人意表的功效，甚至改變了疾病的自然走向，這就不能單純以病人主觀的心理感受來解釋了。

安慰劑效應指病人雖然獲得無效的治療，但卻「預料」或「相信」治療有效，而讓病患症狀得到舒緩的現象。有人認爲這是一個值得注意的人類生理反應，但亦有人認爲這是醫學實驗設計所產生的錯覺。這個現象無論是否眞的存在，科學家至今仍未能完全理解。

安慰劑效應於1955年由畢闕（Henry K. Beecher）提出，又稱爲「非特定效應」或受試者期望效應。他回顧了15個臨床試驗的結果，發現每三位病人當中就有一位對安慰劑有所反應。

人體的感覺與運動，屬於神經系統的執掌；此外，人體還有另一個以分泌激素來調控全身的內分泌系統，與神經系統相輔相成。神經系統可以控制內分泌激素的合成與分泌，內分泌激素又可以回頭來影響神經系統的運作，這個神經內分泌學的理論，也在1950年代提出。經由這樣的系統，主觀的心理感受，可經由神經以及內分泌腺體的作用，對全身造成影響。其中尤以大腦的下視丘經由控制腦下腺，再影響腎上腺皮質的這條軸線，促成了許多安慰劑的效應，包括對免疫系統的影響在內。

此外，1970年代發現的內生性鴉片類系統，也提供了安慰劑止痛作用的解釋機制：病人經由安慰劑的暗示，可活化內在的止痛系統；如事先給予鴉片類製劑的拮抗劑，則可阻斷安慰劑的止痛作用。近年來，由於非侵入式腦部顯影技術的進展，更近一步發現安慰劑的使用確實能造成某些腦區的活化，對於止痛，甚至對帕金森氏症患者腦中多巴胺的分泌，都有所影響。

雖然安慰劑的心理作用得到了某些生理機制的證實，但安慰劑卻不是萬靈丹，除了可能加強身體的自癒功能外，安慰劑的治標效果多於治本。醫生可以善用安慰劑效應（甚至受病人信賴的醫生，本身就是極爲有效的安慰劑），加強病人的自癒能力，但也必須曉得其侷限，以免引發病人過多不實之希望，到頭來蒙受更大的失望。

「反安慰劑效應」（nocebo effect）這種效應跟安慰劑相反，如果人們認爲某事物有害處、副作用，即使本身沒有，也可能會帶來若干症狀。例如有些人聲稱對電磁波過敏，但在雙盲測試中卻未能測試出來，症狀本身或是反安慰劑效應所致。

安慰劑（placebo） 與反安慰劑（nocebo）

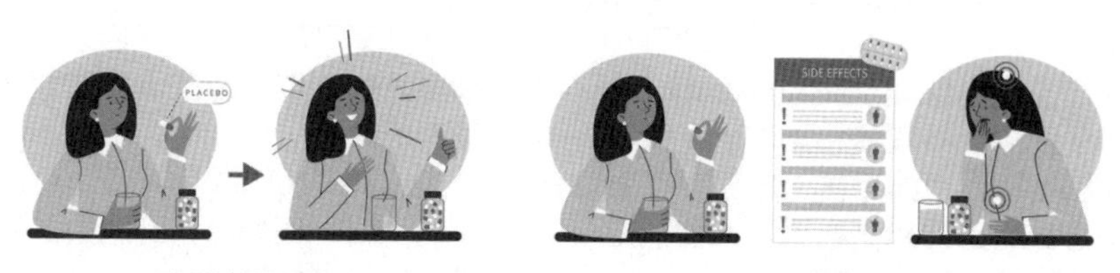

使用「昂貴組」的參與者感覺的「副作用」明顯要強得多，這顯示他們感受到的反安慰劑效應更強。而且經過16次測試後，「便宜組」的反安慰劑效應趨向稍為減弱，而「昂貴組」的卻越來越強

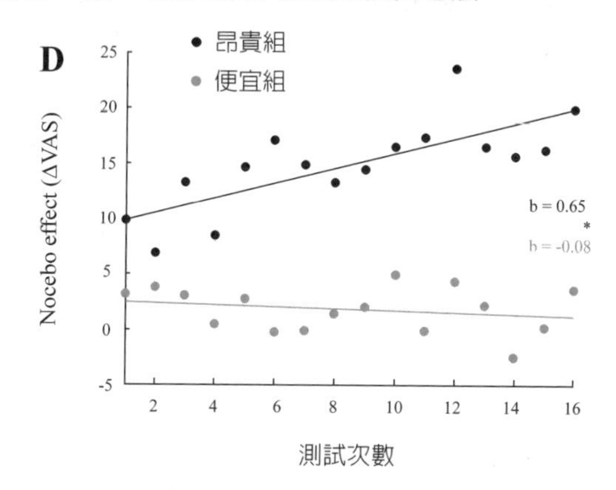

安慰劑和反安慰劑效應的機制——心理預處理因素和參與各自效應的神經傳導物質

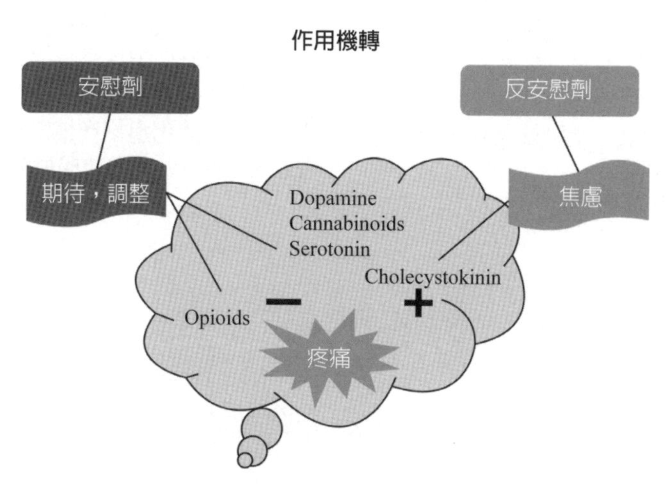

9.9 給藥途徑

給藥途徑（routes of administration）又稱用藥途徑，藥理學和毒理學上指藥物和人體接觸作用的途徑。給藥途徑通過人體自身的運輸和代謝過程，強烈影響著各種藥物在體內的效用。

給藥途徑通常根據藥物的應用地點進行分類，常見的例子包括口服和靜脈內給藥。依作用部位分類，則爲局部的、腸內的（全身作用但通過胃腸道遞送）或腸胃外（全身作用但通過胃腸道以外的途徑遞送）。給藥途徑會影響劑型的設計。

給藥途徑可以分爲局部給藥、消化道給藥、非消化道給藥：

1. 局部給藥：直接用藥於要影響的身體部位。包括：
- 表皮給藥，例如局部止痛、止癢膏劑。
- 吸入給藥，例如很多哮喘藥物。
- 灌腸給藥，例如造影藥劑。
- 眼部給藥，例如眼藥水和眼藥膏。
- 鼻腔給藥，例如鼻塞藥。

2. 消化道給藥：但要影響的部位不是消化道本身。
- 口服，包括片劑、膠囊、藥水等。
- 透過人工途徑，例如胃插管、胃鏡、十二指腸插管等方式給藥。
- 肛門給藥，例如灌腸和栓劑。

3. 非消化道給藥：作用於全身，但不通過消化道給藥。
- 靜脈注射和靜脈進食。
- 動脈注射，例如某些治療血管痙攣和栓塞的藥。
- 肌肉注射，例如疫苗、抗生素等。
- 心內注射，例如急救時注射的腎上腺素（現已少見）。
- 皮下注射，例如胰島素。
- 骨髓注射，然後由骨髓導入動靜脈系統。偶爾用於急救和兒科，靜脈注射困難的情況。
- 皮內注射（直接注射到皮膚內部），例如過敏試驗和紋身。
- 透皮給藥，例如戒菸者用的尼古丁貼片。
- 黏膜給藥，例如舌下含的硝酸甘油。
- 吸入給藥，例如麻醉氣體。
- 其他不常見的給藥方式還有：腹腔注射、硬膜外腔注射（例如麻醉）、脊髓注射（進入腦脊液）、眼球玻璃體注射等。

在無其他影響因素的前提下，一般醫生會建議口服，以省去針刺的痛苦和感染可能。這一點對慢性病治療尤爲重要。然而，有些藥物，例如胰島素，不能或不易被消化道吸收，因而必須採用其他給藥方式。

在急救、重症治療等方面醫生多採用靜脈注射，因爲這是最可靠的給藥途徑。由於這些病人不一定神志清醒，而且血流和消化道排空情況可能異常，所以不易估計外用和口服藥的吸收情況。

各種給藥方式圖示

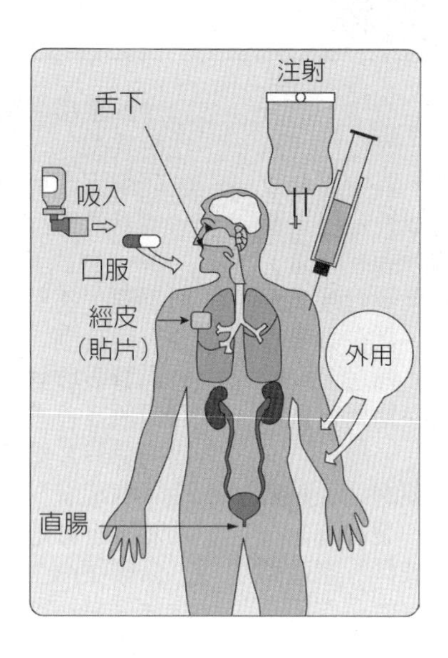

給藥途徑縮寫

途徑代碼	途徑中文名	途徑英文名
PO	口服	By mouth
IU	子宮內給藥	Intrauterine
AD	右耳	Right ear
AS	左耳	Left ear
AU	每耳	Binaural
OT	兩耳滴劑	For ear
SC	皮下注射	Subcutaneous
HD	皮下灌注	Hypoderm
IC	皮內注射	Intracutaneous
ID	皮內注射	Intradermal
TPN	全靜脈營養輸注	Total parenteral nutrition
IM	肌肉注射	Intramuscular
SL	舌下含片（請勿馬上吞下）	Sublingual
IH	吸入用	Inhalation
INH	吸入用	Inhalation
TOP	局部使用（請勿內服）	Topical use

途徑代碼	途徑中文名	途徑英文名
LI	局部注射	Local injection
LA	局部麻醉	Local anesthesia
REC	肛門給藥（請勿口服）	Rectal use
TAE	肝動脈栓塞劑	Trans-catheter arterial
IVI	玻璃體內注射	Intravitreous injection
SPI	脊髓注射	Spinal injectin
IE	脊髓硬脊膜注射	Intraepidrual
IA	動脈注射	Arterial injection

9.10 生體可用率

藥品要廣泛應用於疾病的治療、預防與診斷，必須具備有效性、安全性、適用性、均一性這幾個條件，其中以有效性與安全性最爲重要。有效性是指治療的目標與價值，安全性是指藥品的用量。

爲了達到藥品的治療效果或對疾病預防的目的，藥品的主成分，需在必要的時間，以必要的量（濃度）輸送至身體的作用部位，如此才可讓藥物眞正發揮藥效功能。

不管是以何種劑型或投藥的途徑將藥品製劑投入體內，其內含的藥物首先必須進入體循環，然後才能被移行運送到其他的作用組織或器官，進而在作用部位發揮作用引起藥效發生。

通常藥物的作用強度，會受到作用部位的藥物濃度及藥物在血中濃度的消長所控制，而血中藥物濃度的消長，也同時受到藥物移行及分布到各組織或器官的速率、它的投藥量與藥物的消失速度所影響。因爲藥物的消失速度爲一個因人而異的特定值，因此藥物在人體內的利用率，稱爲生體可用率（bioavailability）。

生體可用率指藥品有效成分由製劑中吸收進入全身血液循環或作用部位之速率（rate）與程度（extent）的指標。如係不具全身性吸收的藥品，則指以有效成分到達作用部位的速率與程度作評估的指標。

生體可用率或生體利用率，在藥理學上是指所服用藥物的劑量部分能到達體循環，是藥物的一種藥物動力學特性。按照定義，當藥物以靜脈注射時，它的生物利用度是 100%。但是當藥物是以其他方式服用時，如口服，它的生體可用率因不完全吸收及首渡效應而下降。生體可用率是藥物動力學的一個重要工具，在計算非靜脈注射的藥物劑量時都需要考慮。

一種藥物的絕對生體可用率，若是非注射式的，一般都會是少於 1。不同的生理學因素會令藥物在進入體循環前的效益下降。

每一個因素會因應不同的病人而有所不同，甚至在同一病人於不同時間也會有所分別。藥物是否同時與食物食用會影響吸收與其他藥物同時服用亦會影響吸收及首渡效應，腸的蠕動會改變藥物的分解及影響腸道菌群對藥物的降解度。病症狀況影響肝臟的代謝及胃腸道功能，也會是影響的因素之一。

影響藥品生體可用率的因素有病態、生理學與病理學的因素、藥物的物理化學因素、食物因素、併用藥物的因素。

1. 病態、生理學與病理學的因素：(1) 病態：病人的組織器官可能有機能性的障礙而導致疾病發生，所以對藥品的吸收及藥理作用的發揮亦顯示不同的結果。(2) 年齡：小孩與高齡者與一般成人的代謝有所不同，由於小孩或高齡者的代謝緩慢，因此藥物會在體內產生蓄積。(3) 胃液酸鹼度：固體製劑經口投藥進入胃內後，是否能夠快速的崩散與快速的釋出，其中胃內的胃液酸鹼度扮演一個很重要的角色。
2. 藥物的物理化學因素：要達到良好的藥效，藥物必須由藥品製劑中快速地釋出，而且經過快速的吸收來運送至藥物的作用部位，藥物的物理化學特性包括藥物的溶解度、藥物的粒子大小、藥物的晶型。
3. 食物因素：食物的有無會改變胃內的酸鹼度、消化管的血流速度、門脈的血流速度、胃的排空速度、腸管的運動速度甚至膽汁的分泌量，因而影響到藥物的吸收。
4. 併用藥物的影響：藥物併用後也會影響主藥物的吸收或改變消化道的機能而影響吸收。

生體可用率（F）

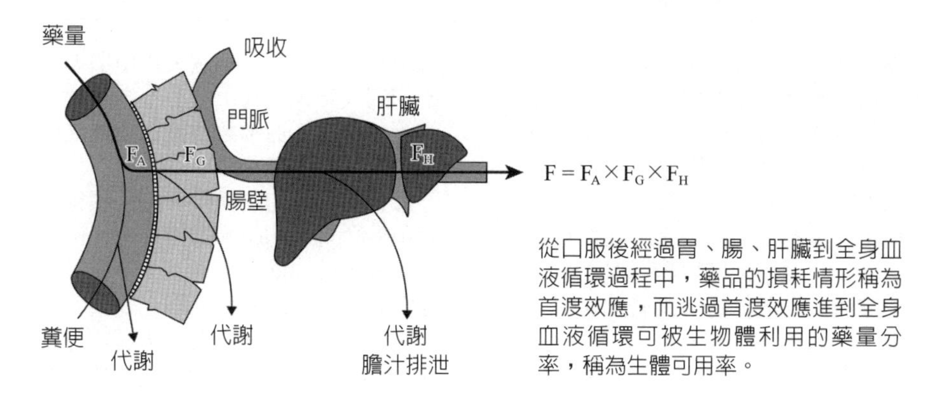

從口服後經過胃、腸、肝臟到全身血液循環過程中，藥品的損耗情形稱為首渡效應，而逃過首渡效應進到全身血液循環可被生物體利用的藥量分率，稱為生體可用率。

生體可用率（Bioavailability, BA）與生體相等性（Bioequivalence, BE）比較

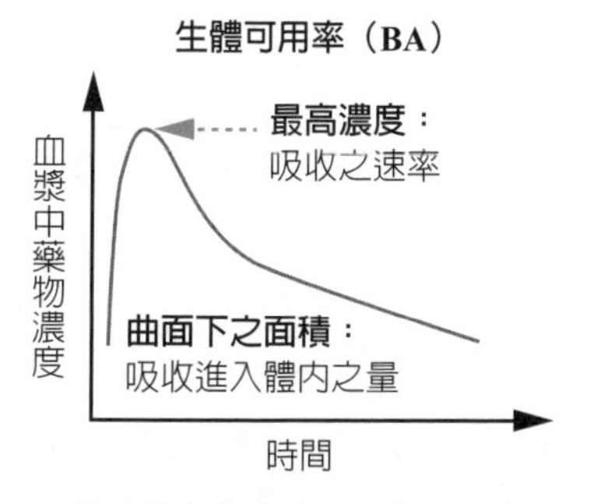

學名藥有效成分進入全身血液循環或作用部位之速率與程度，需與原廠一致。

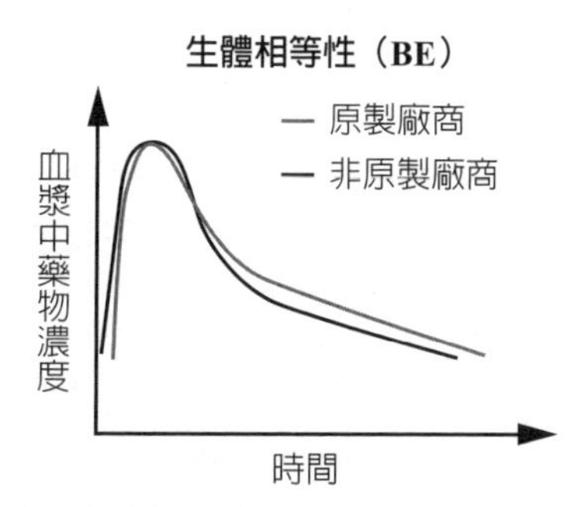

非原廠藥的生體相等性試驗結果需與原廠相似且無統計上的差異。

各種給藥途徑的生體可用率

給藥途徑	生體可用率(%)
靜脈注射（IV）	100
肌肉注射（IM）	75~≦100
皮下注射（SC）	75~≦100
口服（PO）	5~<100
直腸（PR）	30~<100
吸入	5~<100
穿皮	80~≦100

9.11 經皮輸藥

藥物進入人體的途徑很多，口服是目前最爲大家接受且方便的方式。除此之外，靜脈或肌肉注射具有快速達到療效的優點，而眼睛及直腸等器官也提供了藥物不同投與途徑的選擇。

皮膚是人體最大的器官，我們整個身體從上到下幾乎都被皮膚所覆蓋，若能善用皮膚做爲藥物進入人體的媒介，必定可以獲致許多好處。

以目的而言，藥物進入皮膚後可分爲局部作用及全身性作用。前者是指藥物經皮膚吸收後，停留在皮膚、肌肉或關節等局部組織以發揮治療效果，這類藥品包括治酸痛藥膏及皮膚病的外用製劑。另外如肌膚保養品，其有效成分的作用也屬於這一類。

藥物經皮膚穿透而達到全身性療效，則是比較新的技術。它的原理是藥物進入皮膚後被接近表皮的末梢微血管所吸收，而進入全身循環系統。這一方式近來已在臨床上應用的，有尼古丁戒菸貼片、避孕貼片、嗎啡類止痛貼片等。

經皮輸藥系統（transdermal drug delivery system, TDDS）是把適當劑型的藥物，藉由局部投與的方式，控制藥物持續輸送至皮膚，甚至釋放到全身血液循環。它有以下的優勢：藥物能在投予處發揮最大療效，而大幅降低不需要部位的劑量及副作用；藥物不會因經過腸胃道、肝臟等器官而導致分解或降低藥效；不會像針劑注射般造成疼痛感；爲罹患特殊疾病而不適宜以口服方式服藥的病人帶來便利；能有效地維持一定的給藥速率，而不像傳統口服或注射劑型一次給予所有的劑量。

影響藥物經由皮膚投與的因素很多，如由於角質層的結構非常緻密，因此若分子量大於 500 以上則不易穿透；親油性的非離子態的藥物原則上比親水性離子態的更容易穿透皮膚；皮膚本身的生理狀態也會改變藥物的穿透速率；身體不同部位也會顯現出不同的吸收能力，基本上腹部及臉部的穿透能力較佳，其次是前臂、腳背、腳後跟及腳掌。

皮膚由外而內可分成角質層（stratum corneum）、表皮（epidermis）和眞皮（dermis）三層，其中角質層最堅硬，而眞皮層最厚。經皮膚進行藥物傳遞的主要障礙是角質層，因爲它僅允許某些分子（如親脂性和低分子量藥物）通過。

最常用的經皮藥物遞送系統（TDDS）是皮下注射針頭、外用藥膏及透皮貼片。皮下注射針頭可以釋放 90 至 100% 的載藥量，但針頭深入存在痛覺感受器的眞皮，會引起病患疼痛而應盡量避免使用；外用藥膏僅在皮膚表面塗抹，生體可用率（bioavailability）因角質層障壁而較低；透皮貼片貼於皮膚表面，藥物亦須通過角質層屛障，所以生體可用率也較低，添加滲透促進劑雖可改善藥物的滲透性，但成效仍有限。

各種經皮藥物遞送系統的比較

	外用藥膏	透皮貼皮	皮下注射針頭	微針貼片
簡述	乳液／凝膠／洗劑／乳膏／軟膏	皮膚上的黏著性貼片	針頭尖銳和末端有小開口	小貼片表面上有微針
開始作用時間	慢	慢	快	快
疼痛	無	無	有	無
生體可利用率	差	不足	足夠	足夠
病患依從性	中等	較好	較差	較好
自行投與	可以	可以	不可以	可以
藥物遞送機轉	透過角質層小孔穿透	透過角質層小孔穿透	注射針頭直接進入真皮層	微針越過角質層，直接進入表皮或真皮層
藥物穿透率	較差	較差	較佳	較佳
主要優點	• 直接塗抹於皮膚表面 • 藥效溫和	• 直接貼於皮膚表面 • 藥效釋放可控制（controlled release）	• 藥效快速傳遞	• 病患較舒適 • 微生物侵入風險低 • 藥效釋放可控制
可能缺點	• 藥效局部非全身性 • 容易失去藥效	• 藥效局部非全身性 • 引起皮膚過敏	• 病患對針頭的不安 • 注射針頭廢棄物產生	• 外來物質殘留體內 • 引起皮膚過敏

皮膚的剖面圖

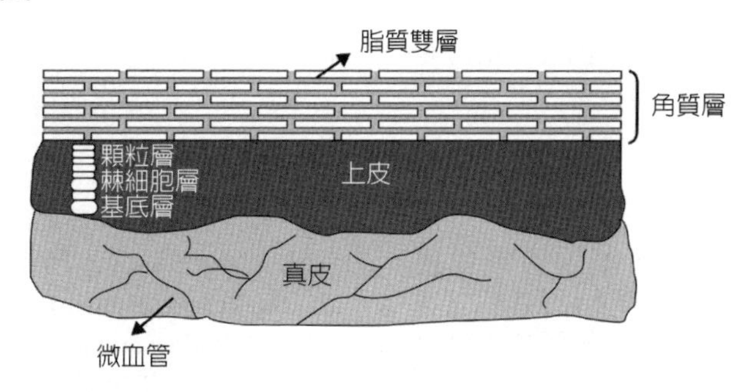

適合經皮給藥的藥物性質

參數	指標	參數	指標
劑量	<200 mg/day	親脂性	$10<Ko/w<1000$
半衰期	$\leqq 10$ h	口服生體可用率	低
相對分子量	<400	治療指數	低
分配係數	$1\leqq \log P\leqq 4$	熔點	$<200^\circ C$
皮膚滲透係數	$>0.5\times10^{-3}$ cm/h	pH	5 – 9

9.12 藥物基因體學

藥物不良反應是疾病臨床治療上一個潛在的問題，對不同的個體而言，些微基因上的差異，卻可能對藥物代謝產生截然不同的反應，發生不同的臨床症狀。

此外，有不少類型的疾病在治療上遭遇很大的困難，特別是癌症，療法失效的比率甚至高達 7 成以上。不同癌症種類的治療效果並不一致，最多只有百分之二十左右的病患呈現療效。

隨著分子生物技術進步及人類基因序列定序計畫完成，研究證實人類某些基因序列與疾病發生有關。而基因體科學的興起是建立在 DNA 定序技術的突破及資訊技術的應用，也因此基因體學是生物資訊學的一個重要領域。

2004 年美國國家生物技術資訊中心（National Center for Biotechnology Information, NCBI）定義藥物基因體學（pharmacogenomics）：藥物基因體學是研究支配藥物反應之基因及其遺傳變異的科學，並且運用這些基因遺傳變異探索預測病人對藥物反應的方法，不論是良好反應、不良反應、抑或是不會產生任何反應之情形。

藥物基因體學運用基因定序所獲得的大量資訊，結合藥物代謝動力學（pharmacokinetics）與藥物藥效學（pharmacodynamics）研究而形成新基因體學應用之領域。

於藥物基因體學之架構下，無論是新藥研發抑或是臨床醫療，都會朝向降低藥物不良反應之方向發展。

探究藥物基因體學則必須了解基因多型性（genetic polymorphism）與突變（mutation）的差異，這兩者的區別是在一個群體中，同時和經常存在的兩種或兩種以上不連續的變異型、基因型或等位基因，一般認爲每種變異型超過 1%即可定義爲基因多型性（genetic polymorphism），若小於 1% 即認定爲突變（mutation）。

影響藥物反應差異性的因素包括環境因素、藥物交互作用及遺傳因素等多重原因。其中，遺傳因素可能使藥物在體內的藥物動力學改變，或是對藥物作用標的蛋白質結構產生變化，因而造成投藥後療效反應及副作用發生率的差異。

基因體特徵差異影響藥物反應的可能機制有二種，一是改變體內的藥物代謝動力學性質，二是影響與藥物標靶蛋白的作用力。例如胺基酸突變改變藥物與標靶蛋白的結合方式，最終改變藥物的活性。

美國食品藥品監督管理局（FDA）於 2013 年 1 月發布了《臨床藥物基因組學指導原則：早期臨床研究的上市前評價和對說明書的建議》（Guidance for Industry Clinical Pharmacogenomics: Premarket Evaluation in Early-Phase Clinical Studies and Recommendations for Labeling），該指導原則旨在爲製藥工業界和其他從事新藥研發的人在評價人體基因組的變異（尤其是 DNA 序列變異）如何影響藥物的藥動學（PK）、藥效學（PD）、有效性或安全性。

美國食品暨藥品管理局建議在使用前做特定基因型測試的化療藥品摘錄

藥物名稱	受測基因	治療的癌症與可能的副作用
Trastuzumab	HER2基因是否過度表現	乳癌
Lapatinib	HER2基因是否過度表現	乳癌
Cetuximab	EGFR基因是否過度表現、KRAS基因是否突變	直腸癌
Erlotinib, gefitinib	EGFR基因是否突變	EGFR基因相關癌症
Irinotecan	UGT1A1基因是否突變	毒性

美國FDA 標示藥物基因相關警語

年分	藥物名稱	治療疾病	藥物不良反應所影響之基因
2003	Thoiridazine	抗精神病藥	CYP2D6
2003	Atomoxetine(ADHD)	過動症	CYP2D6 PM
2004	6-Mercaptopurin(6-MP)	抗癌（白血病）藥物	TPMT*2, *3A, *3C
2005	Azathioprine	免疫抑制劑，廣泛使用於器官移植或自體免疫疾病	TPMT*2, *3A, *3C
2005	Irnotecan	大腸癌化療藥物	UGT1A1*1
2007	Carbamazepine	史帝文生一強生症候群	HLA-B*1502
2008	Abacavir	抗人類免疫缺乏病毒（HIV）感染藥物	HLA-B*5701

血小板反應多樣性的影響因素

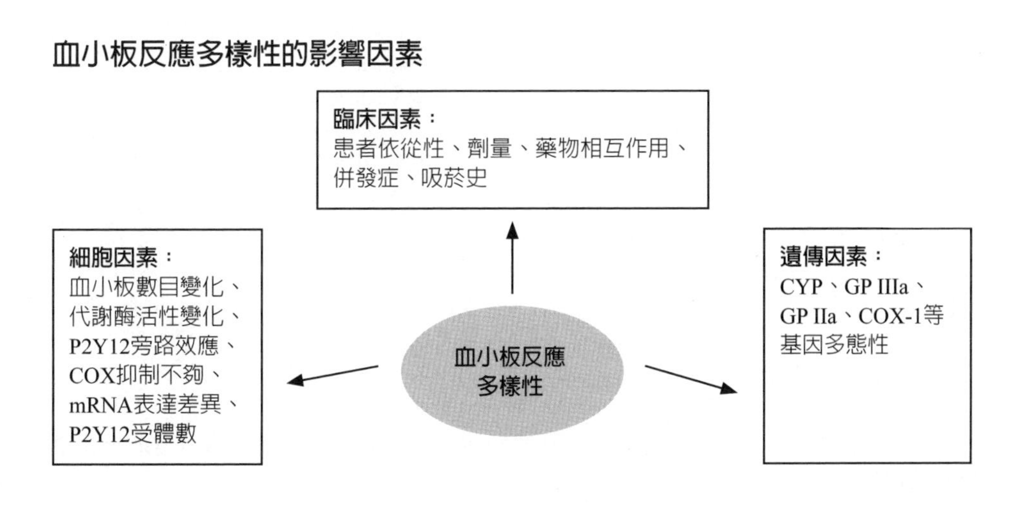

9.13 血腦屏障

腦，是身體最重要的器官，在生理功能及運動機能的調控上，扮演相當重要的角色。不管是人類還是動物，難免會從環境或食物中，攝取到危害腦部運作的物質，如果有一道防火牆，防止腦部在第一時間就掛掉的話，可以增加存活的機率，就再好不過了。

Paul Ehrlich 在 1885 年用苯胺類試劑進行染色實驗，經觀察發現當染色劑注進小鼠的血液循環系統後，在顯微鏡下可以觀察到大部分體內所有器官都可表現出清晰的染色，只有腦細胞沒顯現出染色現象。

E. Goldmann 將相同的染色劑注入脊髓中，發現僅有腦細胞有染色現象，而其他器官並無觀察到染色現象，經由以上兩位科學家的研究，顯見腦部與其他器官之間具有某種特殊屏障，掃描式電子顯微鏡於 1960 年代應用於醫學研究，才觀察到這層特殊屏障。

中樞神經系統被血腦屏障（blood-brain barrier, BBB）及血腦脊髓液屏障（blood-cerebrospinal-fluid barrier, BCSFB）保護，血腦屏障爲一特殊屏蔽，管理並調控選擇性及特殊的傳輸系統，包含內源性（endogenous）物質及外源性（exogenous）物質進入腦部的傳輸。

血腦屏障主要功能包含：(1) 維持中樞神經系統的動態平衡；(2) 保護腦內細胞外部環境；(3) 由特定的傳輸系統提供穩定的養分；(4) 環境或狀態的改變會直接反應在發炎細胞的活動。透過離子調節平衡以穩定體內環境以及物質的進入和排出。除了自律神經系統及內分泌系統允許血源性分子通過血管壁，BBB 普遍存在於所有的大腦區域。

形成屏障的細胞之間會形成緊密連接（tight junction, TJ），有效避免血液中的物質自由進出腦內。這些屏障主要參與腦內的離子調控、有效分隔中樞與周邊神經傳導物質避免混淆、隔絕大分子與血液中對腦部具有神經毒性的物質進入腦部、腦部必要養分與代謝廢物的交換等。

目前已知血液中分子物質進入腦部的方法，包含水溶性分子自血液中經由細胞間緊密連接的部分進入腦部（paracellular aqueous pathway）；分子量較小（小於 500 Da）的脂溶性分子可利用被動運輸的方式穿過細胞進入腦部（transcellular lipophilic pathway）；葡萄糖、胺基酸和核苷等則利用細胞上的通道蛋白進行運輸（transport proteins）。

此外，有些分子同樣也利用通道蛋白自血液中進入腦部，如愛滋病（AIDS）的治療藥物，azidothymidine（AZT）；胰島素會與細胞表面受體結合，而白蛋白（albumin）和血漿蛋白會利用本身電荷與細胞膜之間電荷的差異，透過胞轉的型式經細胞進入腦部。

緊密連接（TJ）爲內皮細胞膜之間所構成的屏障，無法使液體穿透，其功能爲防止分子或離子透過細胞膜間空隙進入腦組織，並將細胞固定在一起。

腦中神經血管單元包含腦內皮細胞及周圍神經細胞。周圍神經細胞有星狀膠質細胞（astrocyte）、周細胞（pericyte）及神經元（neuron）等，其中體積較大的爲星狀膠質細胞，數量是神經元細胞的 5 到 10 倍，在腦中維持神經元周圍離子平衡，提供葡萄糖和乳酸等養分。星狀膠質細胞可以引導神經元移動，調控神經元活性及幫助腦內皮細胞形成緊密連接蛋白，防止外界有害物質侵入，提供養分給腦內皮細胞。周細胞在大腦中支撐著內皮細胞，維持血腦屏障，調節星狀膠質細胞與中樞神經系統的連結。

常見CNS疾病對BBB的影響

疾病	對BBB的影響
阿茲海默症（AD）	緊密連接（TJ）異常，滲透性增加
	P-gp表達下降
	BBB滲透（CSF中白蛋白含量增高）
帕金森氏症（PD）	緊密連接（TJ）蛋白降低
	P-gp、mRNA表達下降
	MRP2表達上升
癲癇（Epilepsy）	緊密連接（TJ）蛋白降低，TJ打開
	P-gp、MRP1、MRP2以及BCRP表達升高
多發性硬化症（Multiple sclerosis, MS）	緊密連接（TJ）蛋白降低
	BBB滲透
	P-gp、MRP1、MRP2以及BCRP表達下降
衰老（Aging）	局部CBF下降
	P-gp表達下降
原發性／轉移性腦瘤	BBB滲透

血腦屏障（BBB）有三層結構防衛，阻止外物進犯大腦

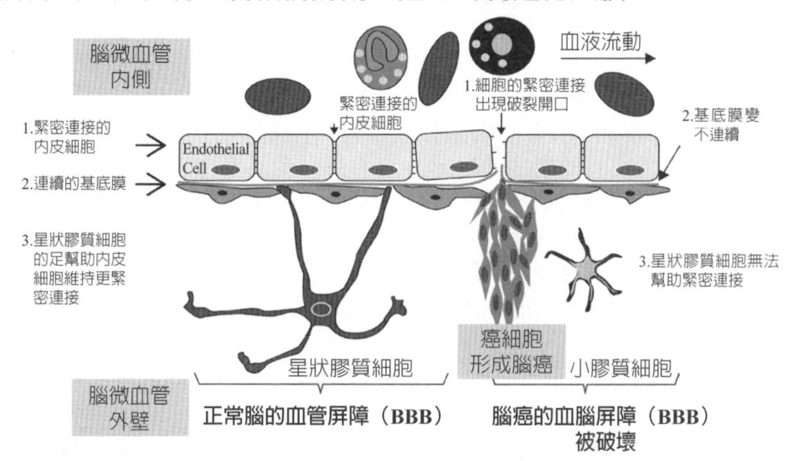

血腦屏障是指腦毛細血管壁與神經膠質細胞形成的血液與腦組織之間的屏障

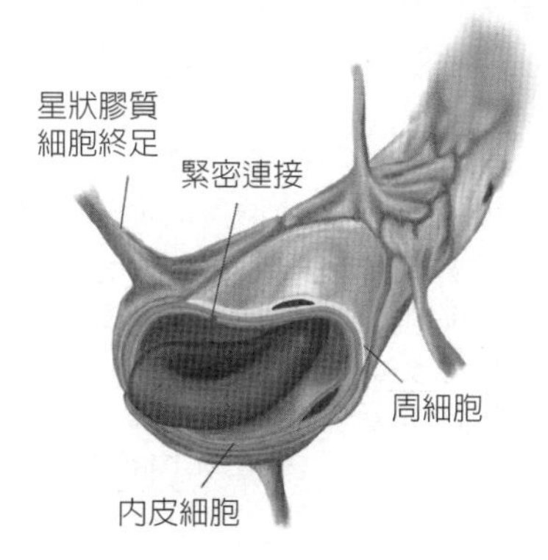

10.1 藥品不良反應

一般民眾甚至醫療執業人員，常常注重藥品是否有效，多於它是否可能造成傷害。然而藥品不良反應的發生，除了可能造成病患另一個新的醫療問題，導致入院或延長住院時間，甚至危及生命外，還可能因住院次數增加、天數拉長，增加診斷檢查、治療費用，而使醫療成本上升，造成醫療資源的浪費。

藥品所引起的不良反應（adverse drug reactions, ADR），包括過敏反應與副作用兩類，雖然多數情況可能是藥品的主成分引起的，有時可能來自藥品製劑中的其他賦型劑或添加劑成分，例如抗癌藥物太平洋紫杉醇注射藥所使用的溶劑。

不良反應有時是因爲藥品在身體內經過代謝轉化後的產物所引起，例如盤尼西林，有時是因爲與其他藥品併用而發生的，例如同時使用兩個都具有腎臟毒性的藥品，有時是因爲某些疾病容易引發某些副作用，例如蠶豆症病人服用磺胺類藥品，還有些情況則可能原因不明。

過敏反應可能與體質有關，因此不容易預期，這也是讓人擔心的原因。過敏反應有輕重之別，輕微的過敏反應可能只是皮疹、發癢，但是嚴重的過敏反應可能會引起過敏性休克，甚至導致死亡。過敏反應通常與使用的藥量無關，有時只是些微量的劑量也可能導致嚴重的後果。

針劑因爲作用快速，所引起的反應通常比口服與外用藥嚴重，所以如果可行的話，有時醫師會先用少量的藥品對病人作測試，預測病人是否會可能出現過敏反應。任何對絕大多數人都算安全的藥品，也可能有人會對它產生過敏反應，稱爲「特異體質反應」。

對某一種藥品過敏之後，還可能會對其他化學結構式類似的藥品發生過敏反應，稱爲「交叉過敏」。所以，每個人應該牢記或寫下自己的藥品過敏情況，用藥時提供給醫生或藥師參考。

相對的，副作用多是屬於可以預期的，在藥品上市前的臨床試驗中，通常就會陸續出現報告。藥品所產生的副作用發生率的高低與嚴重程度因人而異，所以不是每個人都會發生，嚴重度也不一樣，但是通常與劑量有關，藥量越高，副作用也就越嚴重。

藥品上市前的安全性資料主要來自於新藥開發期的臨床試驗結果，然而臨試驗中，對於試驗對象的選擇有其限制，因此老人、孕婦、小孩、肝腎功能不佳或多重用藥等病人，常會被排除在外。藥品上市後，因使用的病人族群擴大、使用期間拉長、藥品交互作用等因素，在臨床試驗中未被發現的藥品不良反應，因而逐漸顯現。一些重大的藥品不良反應案例如早期的綠黴素（chloramphenicol）造成的惡質性貧血、沙利竇邁（thalidomide）使用於孕婦造成的海豹肢畸胎。

世界衛生組織（WHO）對藥品不良反應的定義是一藥物在正常劑量下，使用於預防、診斷、治療疾病或調節生理機能，產生具傷害性且非特意的反應。

最容易發生藥品不良反應的藥物包括抗感染藥品、心血管用藥、中樞神經系統用藥等。內科病患或年紀稍大的病人群，心血管用藥多，藥品交互作用也較易發生，急診或外科病房的病患，則常見中樞神經系統用藥造成的藥品不良反應。在國內的研究中，較特殊的中草藥造成的藥品不良反應，顯示國人用藥習慣的不同及中草藥安全使用的重要性。

藥品不良反應的型態分類

項目	說明
型態A（Type A）	反應通常是可預期的，並且是其藥理作用的延伸，通常和劑量有關，若降低劑量，此不良反應就會解除。此種反應罹病率通常較高，但並不常導致死亡。
型態B（Type B）	不良反應與型態A相反，並非和藥理作用有關，無法預期其發生，通常和劑量無關，較少發生但常導致嚴重的結果甚至死亡，包括了過敏性和特異質性反應。

藥品不良反應的嚴重程度

項目	說明
輕度	不需處置。
中度	需處置並延長住院時間。
重度	可能危及生命或需長時間恢復。

副作用與不良事件

項目	說明
副作用	藥物在正常劑量使用下，除了主要的目的外，產生與其藥理性相關的任何非特意的，包括正面（有利）的與負面（不利）的作用。
不良事件	使用一藥品於治療時，發生的任何不利的醫療事故稱之，且此一事件並不一定要與藥物本身具有直接的因果關係，例如長期靜脈注射抗生素時，發生注射導管阻塞，或是醫療人員處方、調劑或給藥時發生錯誤等。

COVID-19疫苗的副作用
昏昏欲睡
畏寒
注射部位疼痛
頭痛
肌肉疼痛
噁心
發燒
疲倦

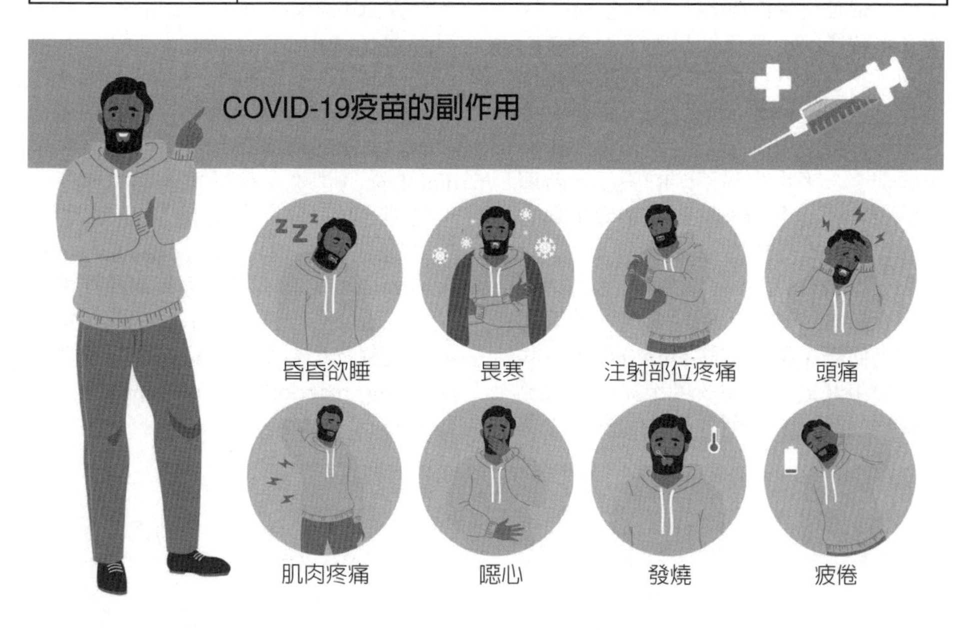

10.2 藥害救濟

藥物有不可預期的反應，再多的藥物安全統計數字，也不能保證人人都能安全用藥，尤其是過敏體質者，很可能產生特殊的嚴重反應。

過去民眾因使用藥品受害，需舉證、訴訟、求償，證明廠商有過失，才可獲得補償。此次，衛生福利部主動引用消費者保護法精神，強調無過失救濟，使民眾免陳情、免訴訟，就可迅速獲得救濟。

《藥害救濟法》定義藥害：指因藥物不良反應致死亡、障礙或嚴重疾病。因正當使用合法藥物所生藥害，可以請求救濟。所謂正當使用：指依醫藥專業人員之指示或藥物標示而爲藥物之使用。而合法藥物是指領有主管機關核發藥物許可證，依法製造、輸入或販賣之藥物。

民眾在使用藥物後，如果覺得身體不適，就要懷疑是不是產生藥害，應該趕快向原開立處方的醫師反應，尋求醫療支援。

爲了維護自身的權益及用藥安全。民眾就診時應該主動告知醫師是否對某些藥物、食物或其他東西曾經發生異常反應或是過敏現象等，並且服用經醫師處方或經醫師、藥師指示的藥，才能確保用藥安全。不吃來路不明的藥品，合理用藥，才能防患於未然，不幸發生藥害時，也才能獲得救濟。

藥害救濟要點不列入中藥，此因中藥如固有成方製劑者，係經衛生主管機關選定的傳統中藥處方調製的方劑，有其悠久使用歷史，藥性多可預見。而常見於媒體報導的中藥藥害事件，多爲中藥商或中醫診所擅自於中藥中添加西藥，故爲藥品使用者的過失，而不適用「無過失」情形。

國內陸續發生數起民眾用藥導致身體傷害的案件，在因果關係難以確認下，民眾和廠商在陳情和訴訟的過程中，遭受精神和肉體上的損失，爲保護藥品消費者的權益，健全醫藥產業發展，並使正當使用經許可的藥品，但卻因其不良反應導致死亡、殘障嚴重疾病者，可獲得迅速救濟。

藥害救濟制度是基於業者主動的精神，藉由類似保險的機構，由廠商自發性捐款，成立共同基金並分擔風險。強調無過失救濟，使民眾免於陳情、訴訟的過程，迅速得到救濟。

自 1999 年 1 月至 2021 年 6 月底止，藥害救濟申請案件數達 3789 件，其中有 2071 件獲得給付，平均獲得救濟比率爲 59.04%；總給付的金額達到 5 億 6 千多萬元。

通過審議而救濟的藥品前五名，第一名是 allopurinol（痛風用藥）、第二名是 phenytoin（癲癇用藥）、第三名是抗感染用藥 rifampin/isoniazid/pyrazinamide（單方或複方）；第四名是 carbamazepine（癲癇用藥）；第五名是 diclofenac（消炎止痛藥）。

最常見的不良反應症狀是史帝文生－強生症候群（Stevens Johnson syndrome），其次是毒性表皮壞死溶解症（toxic epidermal necrolysis），第三名則是藥物疹合併嗜伊紅血症及全身症狀（drug reaction with eosinophilia and systemic symptoms）。

藥害救濟VS.預防接種受害救濟（制度內容不相同）

藥害救濟	制度	預防接種受害救濟
衛生福利部（食品藥物管理署）	中央主管機關	衛生福利部（疾病管制署）
國庫：藥害救濟基金	救濟金來源	國庫：預防接種受害救濟基金
領有中央主管機關核發藥物許可證之藥物（中藥、試驗藥品及醫療器材暫未納入）	適用藥物範圍	領有中央主管機關核發許可證或專案核准進口，並經檢驗或書面審查合格之疫苗
死亡、障礙或嚴重疾病給付	給付種類	死亡、障礙、嚴重疾病或其他不良反應給付
財團法人藥害救濟基金會	向誰申請	接種地所屬地方衛生局
財團法人藥害救濟基金會 諮詢專線：02-2358-4097	向誰諮詢	地方衛生局或疾病管制署 諮詢專線：1922
自請求權人知有藥害時起3年內	申請期限	自請求權人知有受害情事日起2年內；或自受害發生日起5年內

藥害救濟適用範圍：正當使用合法藥物

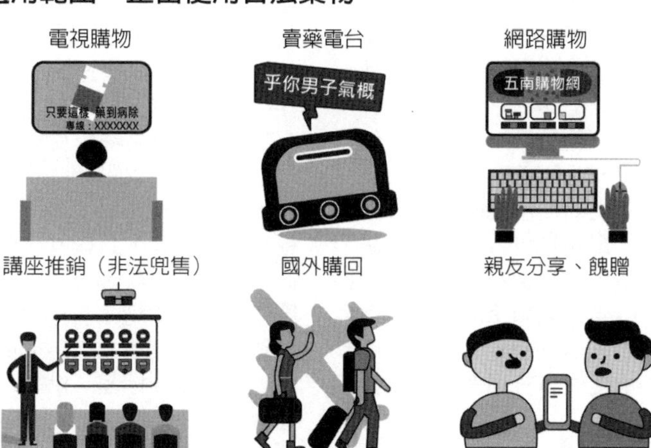

藥害救濟死亡給付標準及金額範圍

<table>
<tr><th>救濟項目</th><th>基本給付（單位：點）</th><th colspan="2">附加給付（單位：點）</th><th>給付金額範圍（單位：萬元）</th></tr>
<tr><td rowspan="3">死亡給付</td><td rowspan="2">32</td><td rowspan="2">受害者有下列親屬之一者，得另計附加給付：
一、配偶
二、未成年子女或領有殘障手冊之子女
三、父母</td><td>給付點數</td><td rowspan="2">160-200</td></tr>
<tr><td>8</td></tr>
<tr><td colspan="3">其他：無法排除死亡原因與使用藥品無關聯者，視個案具體情狀暨其死亡與使用藥品產生不良反應之關聯程度，另行酌予給付。</td><td>最高100萬元</td></tr>
</table>

10.3 減肥藥

肥胖症是一個重要的健康課題，據估計臺灣肥胖人數可能上百萬，而大半都須有適當的治療，加上一些爲美容而要求瘦身者，人數更爲可觀，面對此每年千百億的多元市場，問題一定是多樣的、且爲持續可預期的。長期以來，傳統的飲食治療策略、行爲改變和運動都是被認爲最重要的治療對策。

至目前爲止，人類尚沒有一種永久有效的肥胖治療模式或藥物，雖我們可感覺許多努力在持續進行當中。然而，因問題的廣泛存在，減肥藥濫用一直是全球多數國家的重要問題，臺灣也不例外。

改善肥胖問題的藥物，有的作用在中樞神經、有的作用在周邊組織、有的具此雙重效果；一般而言，其目標在增加飽食感、消耗熱量，或兩者兼顧。一種被稱得上有效的減肥藥，它必須符合許多標準，就如這個藥品應可減肥和降低肥胖相關的疾病，而且沒有成癮性。

此外，除該藥物的作用機轉必須夠清楚外，任何副作用應是可容忍的，或是短暫的。研究顯示結合藥物與傳統治療的策略，雖可改善長期體重的維持，但其往往得依據個人情況而定，而且也不是一成不變的，更沒有一種完全無不良反應的仙丹。

藥物治療的應用繁多，有腸胃道作用的纖維類膨脹劑、瀉劑、抑制澱粉、糖分或脂肪吸收的藥物，如口服降血糖藥、orlistat（Xenical®）等；增加或調節代謝的荷爾蒙，如甲狀腺素、生長激素等；脫水減重的利尿劑；及食慾抑制劑，也就是厭食劑。

目前合法的減肥藥只有幾種，orlistat（Xenical®）是一種胰臟和腸道脂肪分解酵素的抑制劑。liraglutide（Saxenda®）爲結構修飾的 GLP-1 作用劑，原用於糖尿病治療，藉由抑制食慾及延長胃排空達到減重效果。bupropion/naltrexone（Contrave®）bupropion 爲抗憂鬱劑，可增加多巴胺（dopamine）及正腎上腺素的活性，達到抑制食慾、增加能量消耗的效果；naltrexone 爲鴉片拮抗劑（opioid antagonist），可以抑制食慾。

諾美婷®（sibutramine，已禁用）在體內具有抑制神經傳導物質，進而抑制食慾，副作用爲頭痛、心悸、噁心、便秘、口乾、失眠等，劑量增加會造成心跳率增加及血壓上升。羅氏鮮®（Xenical®）胃腸道的不適最常見的副作用，包括軟便或油便，排便及排氣的次數增加，腹痛噁心及嘔吐。

1994 年流行過一陣子的減肥菜守宮木，當時可在市場、農會、美容院及中藥行等處購到。以絞汁、配方濃縮錠或直接炒食，有輕瀉及降低食慾而達到減肥效果。不幸地，有些使用者在連續使用數週後竟發生永久性的間質肺炎，出現呼吸急促、困難、缺氧、呼吸衰竭，甚至死亡。

常見於減肥茶中的「番瀉葉」過量食用不僅人類吸收後具有累積性，還有腹瀉、脫水、電解質不平衡、抽筋及休克等副作用，對小孩、孕婦皆不適宜，番瀉葉每日用量依規定不得超過 12 毫克。

肥胖標準

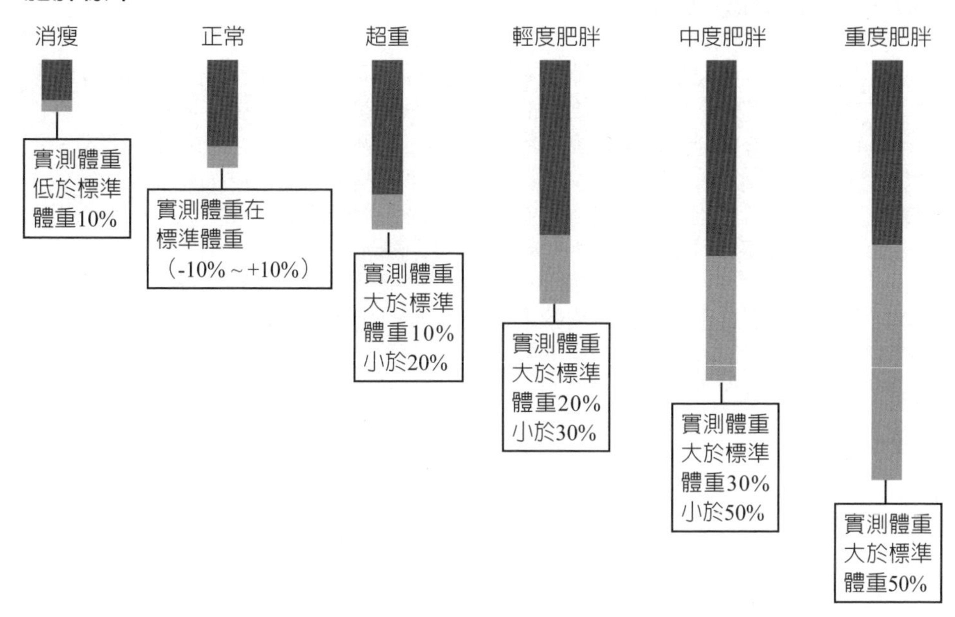

目前治療肥胖的方法

基本療法	行為矯正、飲食控制、體育鍛鍊
輔助療法	藥物治療
非常規治療手段	手術治療
其他	針灸、推拿、儀器

常用減肥藥的三種類型

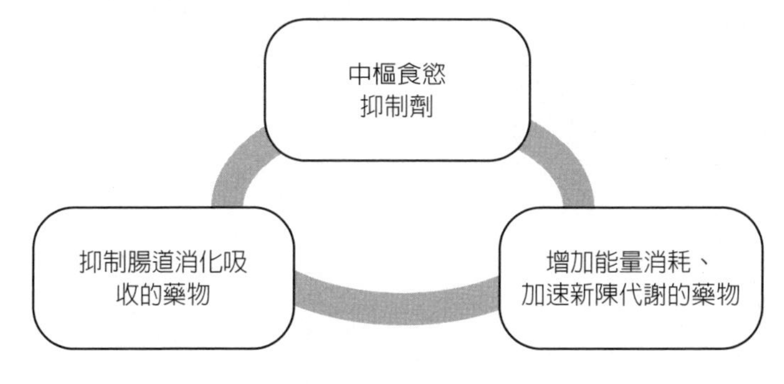

10.4 正確用藥

學者指出病人若要遵從醫師所開的處方，用藥諮詢加上安全用藥二者合併的效果最明顯；又有人提到用藥知識是影響用藥行爲的因素之一。

美國的統計資料指出，大約有 5% 的病人會住院是因爲藥物副作用所引起的，而 25~30% 的老年人住院，是因爲藥物交互作用或不遵守醫師指示用藥所造成的，所以，服藥順從性差及藥物不正確使用是造成醫療花費高的原因之一。

國人長久以來存在許多不正確的用藥觀念，例如：「有病治病，無病強身」，自行購用處方藥，隨意變更使用藥品的用法以及用量，甚至「呷好鬥相報」，任意地介紹他人使用藥品，常常發生「未蒙其利，先受其害」的問題。

藥即是毒，不正確的用藥觀念，可能會造成無法挽回的傷害，一般民衆如果有用藥方面的疑問，應該在就醫領藥時向藥師詢問，或至健保特約藥局，由藥事人員提供說明，並依照其指示，或所附藥品說明書的內容，確實服用藥品，以期獲得最大藥效，並避免不良反應。

感冒是病毒感染造成的，它無法以藥物治療，所謂的感冒藥僅是針對症狀進行緩解，很多人感冒發作時，仍然習慣地用許多藥物來抑制感冒不舒服的症狀。流鼻涕有益疏通，咳嗽也是一個自然去除有害物質的最佳方式。

抗生素濫用後果就是造成更大的抗藥性，最後可能導致無藥可用。胃痛、消化不良，胃酸過多和胃潰瘍是忙碌現代人的文明病，大多數的人卻習慣於選擇腸胃藥來緩解不舒服。

有一些抑制胃酸和治療胃潰瘍的藥物，長期食用的安全性還不清楚，但卻有許多副作用，包括喉嚨痛、發燒、不規律心跳、皮膚發疹、憂鬱等，而老人因爲藥物代謝速率較慢，所以副作用也較明顯。

給藥時程過於複雜也會降低服藥的順從性，據統計，醫師所開立的處方只有 22% 可以被病人正確的執行，其餘的處方不是執行不當就是沒執行，因此臨床藥效自然大打折扣。

使用多種藥物的同時，過度使用（over-use）、不當使用（mis-use or inappropriate use）、使用不足（under-use）、過早或延遲使用（early/late-use）、配合措施不足（insufficient package）甚至濫用（abuse）藥物者均值得注意。

人體的各種生理機能會隨著年齡的增加而有老化的現象，這些生理變化相對的會影響藥物的代謝及作用，包括藥物在體內的動力學（pharmacokinetics）及藥效學（pharmacodynamics）變化。改變的程度，取決於個別老年人在構造上及生理上的變化、疾病病變的種類、遺傳體質以及環境等因素的影響。

在藥物動力學（吸收、分布、代謝、排除）的影響方面。藥物動力學的改變，表示改變了藥物通過身體的速率；這可從藥物的吸收、分布、代謝及排除四個方向來探討，這四者當中以吸收受老化過程的影響最小。

正確用藥五大核心

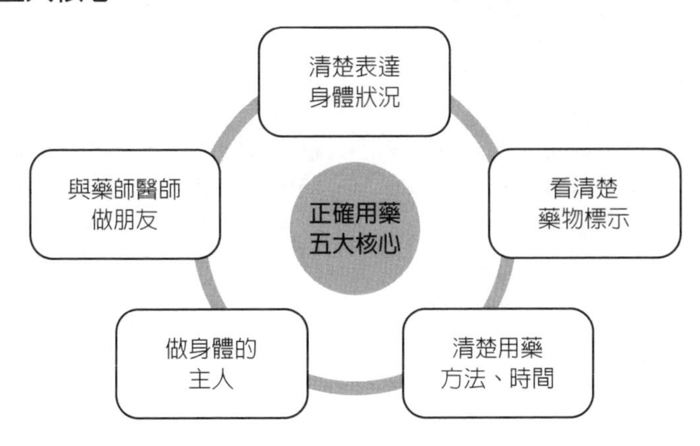

忘了服藥怎麼辦?

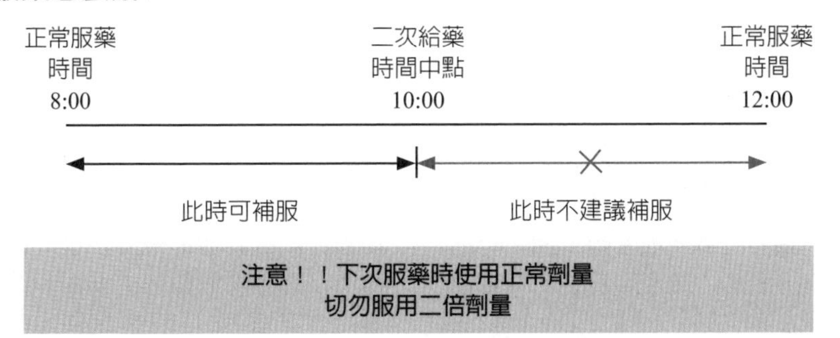

老人藥物的使用中，依生命攸關之必然性可分幾種層次

項目	說明
保命或救急性之藥物	如抗心律不整劑、重點抗生素、抗凝血劑或血栓溶化劑等高度急迫切性者。
避免、控制或預防某些疾病狀況之藥物	如心血管藥劑、降血糖用藥、抵制劇痛用藥、避免BPSD（失智症衍生之行為與心理症狀）等行為問題、部分抗生素等急切性需求者。
減少生活干擾、增加生活自主性與提升生活品質之藥物	如止痛藥、骨關節用藥、放鬆劑及精神用藥等次急切性者。
較非急切性者	如疫苗接種、鎮定安眠用藥、功能增進藥物（如促進循環、性功能不良）者。

10.5 抗生素濫用

在不到一個世紀以前，還有許多感染疾病是屬於無藥可醫的不治之症。不幸染上，就只有聽天由命。而人類這樣悲慘的命運，一直到了 1940 年代，才因為抗生素的發明與臨床使用而完全改觀。

1960 年代末期，人類在治療細菌性感染的領域上獲得空前勝利，由於抗生素的出現，讓許多原本致命的傳染病不再可怕。感染性傷口、食物中毒不再威脅人類生命，一些傳染性疾病，如：淋病、梅毒等逐漸被根除，曾造成嚴重傷亡的鼠疫、霍亂也已經被控制。

事實上，細菌可以透過基因突變，基因交換等方式武裝自己，所以抗生素用得越凶，反而加速具抗藥性細菌的出現，而這又迫使醫師們再選擇其他類「火力」更強大的抗生素進行治療，但一段時間後，抗藥性細菌的出現又再次讓當初火力強大的藥物失效。

哈佛大學分子藥理學教授 Christopher Walsh 指出抗萬古黴素金黃色葡萄球菌的出現確實令人感到相當悲觀，因為連萬古黴素失去效用，這意味著我們也失去了所有對抗細菌的武器。

統計資料顯示，最常被使用的抗生素為頭孢子類抗生素，占全部抗生素花費的 50% 左右，青黴素類次之，占 15.9 至 17.4%。

許多民眾都誤以為在傷風感冒或喉嚨痛的情形下，就一定要吃消炎藥。然而，坊間所謂的消炎藥包含兩種涵義，一種為退燒止痛藥，另一種即為抗生素。醫師往往應民眾的要求及害怕醫療糾紛下，兩種消炎藥都同時給予。其實絕大多數的感冒與喉嚨痛都是由病毒所造成，可是抗生素主要是用來治療細菌感染，因此這時候服用抗生素不僅沒有幫忙，反而可能產生無謂的副作用。

此外，診斷為感冒的患者中，處方開立抗生素的比例為 32.3%，其中最常用的三種抗生素分別為青黴素（35.4%）、頭孢子類抗生素（36.5%）、巨環類抗生素（21.6）。根據這些研究報告顯示，臺灣抗生素抗藥性問題可能發生於所謂第一線抗生素，醫用抗生素的管制，已是刻不容緩的議題。

畜牧業是抗生素濫用的另一潛在禍源。由於動物的瘟疫往往造成業者相當大的損失，因此，大家在談瘟色變的恐懼下，病急亂投醫，將相當大量、多種且新一代的抗生素加入飼料中。

抗生素的作用主要是用於治療某些細菌引起的症狀或疾病，是屬於醫師處方用藥，醫師若開給抗生素時，病人必須遵照處方指示的方法與劑量，將藥全部吃完，不要留著下次用。一般民眾不應自行購買使用，也不可主動要求醫師開立抗生素處方。

抗生素合理使用的觀念在醫界亦仍有待加強宣導，專家學者並列出了常見醫用抗生素不合理使用的具體項目十三項，包括使用抗生素給藥的時間點不當、使用的種類不當、使用天數不當、不需要使用抗生素治療時應家屬要求而開立抗生素處方等。

面對抗生素抗藥性（antimicrobial resistance，AMR）四不一要

- 「不」主動要求抗生素
- 「不」隨便自己買抗生素來吃
- 「不」吃他人的抗生素
- 「不」要隨便停藥
- 「要」遵守醫囑使用抗生素

抗微生物製劑（抗生素）作用機轉

作用機轉	藥物
抑制細胞壁合成	penicillins, cephalosporins, glycopeptides, carbapenems
抑制蛋白質合成	aminoglycoside, macrolides, clindamycin, tetracyclines
抑制核酸合成	quinolones, rifampin
抑制細胞膜功能	polymyxins, daptomycin
抑制營養代謝及生長	sulfonamide

細菌的抗生素抗藥機轉

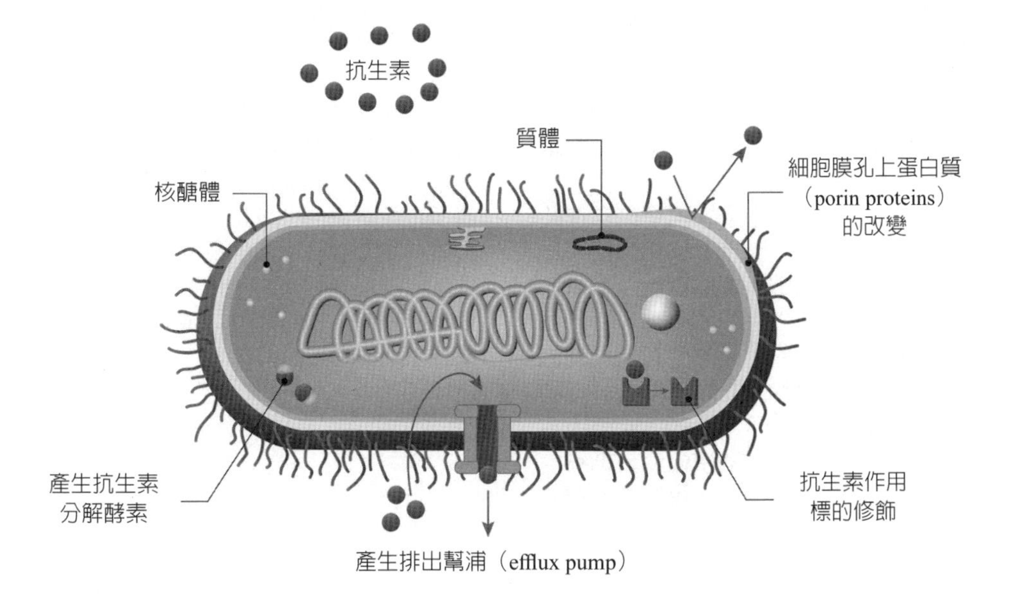

10.6 藥品交互作用

生病時經常不會只服用一種藥品，可能會因爲病情需要而同時服用兩種以上的藥品。民眾常常習慣同時在不同的醫院看病取藥，或是到藥局自行購買指示藥或成藥，這些情形都可能讓用藥變得更複雜。

當不同的藥品在人體內相遇，可能會相互影響，發生所謂的藥品交互作用（drug interaction）。藥品發生交互作用的地點，可以從腸胃道到血液，甚至從各處器官組織，包括大腦。所帶來的影響，如果是輕微的，一般只需要多加觀察就可以，但有些時候必需修正藥量，某些情況是根本不能一起使用，否則會有危險。

克服藥品交互作用的方法，除了醫師在處方藥品時格外小心，盡量避開有交互作用的藥品，或是謹愼觀察病人用藥後的反應之外，有些情況也可以靠錯開服藥時間來避免，這個部分就要仰賴藥師在交付藥品時所提供的用藥指導了。

根據研究，藥品之間可能出現下列的影響，包括互相競爭或抑制在腸胃道的吸收，改變對方在血液或組織的分布情形，抑制或加強其他藥品在肝臟的代謝分解，以及增加或減少某些藥品從腎臟排出等。

另外一種型態的影響，則是來自彼此之間藥理作用，或臨床效果相似或相反交互作用，例如併用多種會使血壓降低的藥品，無論使用目的是否爲了降低血壓，或許所併用的藥品雖然有不同的治療目的，卻具有類似的副作用，使得副作用因此被強化了；同樣的，同時服用的藥品也可能因爲藥效相剋或相抵觸，使得藥效減弱，無法達到預期的治療效果。

文獻上所記載的藥品相互影響情況很多，但是嚴重程度有別，應該要特別注意的是具有臨床意義的部分。藥品交互作用可以依據臨床治療效果或是安全性的影響程度分爲三級，分別爲重度、中度與輕度。其中中度與重度的交互作用通常需要有一些應對方式，例如停用某個藥、改換其他藥品、調整藥量，或是嚴格錯開服藥時間等。

改變腸胃吸收的情況最常見於制酸劑（俗稱胃藥）併用其他藥品，通常是隔開兩小時以上就可以減少大部分的影響，少數藥品可能要間隔到四小時之久。

服藥次序也很重要，會受到影響的藥品應當先服用，會影響其他藥品的可以稍後服用。至於因爲交互作用而導致體內的分布受到改變通常是暫時性的，幾天後會再度恢復平衡，但是如果影響的是藥品代謝，主要是肝、腎或其他部位，例如改變肝裡負責代謝藥品的酵素活性，或是改變腎臟的排泄情形，這些情況經常需要調整藥量。

總而言之，錯開用藥時間、遵守服藥次序，或是調整藥量等，這些都是最常用來減少藥品交互作用的方法。

雖然大多數的藥品交互作用都不是我們所希望發生的，所以常被視爲不利的影響，然而也有少數的藥品交互作用卻是可以被善加利用的，例如用來加強藥效，延長藥品作用時間，或是用來消除或減少某些藥品的副作用。

造成藥品交互作用的四種原因

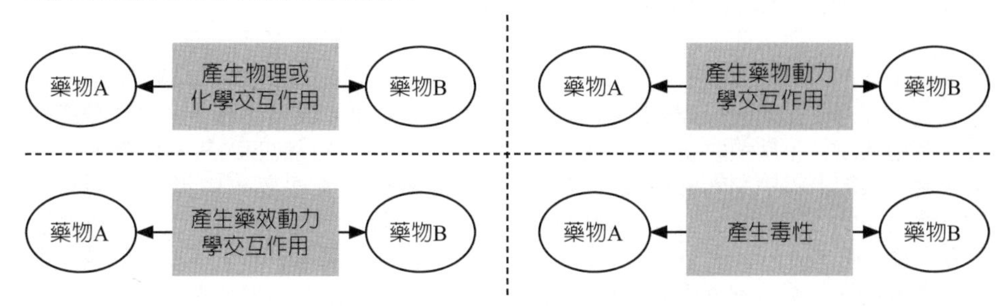

會與COVID-19抗病毒藥物Paxlovid®產生嚴重交互作用，不可併用之藥物一覽表

抗心律不整藥物	• Amiodarone (Cordarone®) • Dronedarone (Multaq FC®) • Propafenone (Rytmonorm®)	心衰竭治療藥物	• Ivabradine (Coralan®) • Eplerenone (Inspra F.C.®)
抗凝血劑	• Rivaroxaban (Xarelto FC®)	抗血小板藥物	• Ticagrelor (Brilinta®) • Clopidogrel (Plavix)
肺動脈高壓	• Sildenafil (Viagra RevaTio F.C.®)	抗生素	• 含Rifampin、Rifapentine成分（Rifampicin®、AkuriT-3®、Rina®、Rifinah®）
抗癲癇藥物	• Carbamazepine (Tegretol CR®) • Phenobarbital (Phenobital®) • Phenytoin (Aleviatin®)	抗精神病藥物	• Clozapine (Clozaril®)
催產素	• Ergonovine (Ergometrine®)		

七種危險的藥物——藥物交互作用

藥物	機轉	內容	交互作用等級
SSRIs and Tramadol	5HT-1A和5HT-2A受體過度活化	協同作用而增加Serotonin，造成發生Serotonin syndrome。	C (Moderate)
CCBs and Clarithromycin	抑制CYP3A4代謝	抑制CCBs代謝，造成發生低血壓。	D (Major)
TMP/SMX and Antihypertensive Agents	不明	高血鉀風險增加。	C (Moderate)
Warfarin and Acetaminophen	不明	與劑量相關的，會增加INR數值，造成出血風險增加。	C (Moderate)
Antihypertensive Drugs and NSAIDs	抑制cyclooxygenase(COX)-1 and COX-2 enzymes，減少前列腺素的合成	增加動脈平滑肌張力並對尿鈉排泄產生作用導致體液滯留，造成血壓上升，並抵銷利尿劑的作用。	C (Moderate)
Carbapenems and Valprolic acid	減少valprolic acid的吸收及增加其代謝	大大增加valprolic acid的治療，血中濃度而造成癲癇發作。	D (Major)
Amiodarone and Digoxin	amiodarone會抑制小腸的CYP3A4及p-glycoprotein，增加digoxin的吸收	大大增加digoxin治療中濃度而造成digoxin中毒，建議至少降低digoxin一半的劑量。	D (Major)

10.7 中藥不良反應

傳統上，民眾普遍認爲中藥溫和無毒，一廂情願的認爲「中藥無毒副作用、無過敏性」，即使大量或長期服用也無礙，再加上對中藥的藥性及分類認識不深，因此很容易發生服用中藥後而引發不良反應。

其實，在許多藥典裡對中藥毒性早有敘述。例如《神農本草經》將其所收載的藥物依其藥性分爲五味，但同時也將中藥依其毒性的大小分爲上、中、下品三類。其中，下品則爲多毒的藥物，使用時則必須注意，即所謂「若用毒藥療病，先起黍粟，病去即止，不去倍之，不去十之，取去爲度」。然而服用上品藥物時，例如人參，若不注意劑量亦可能造成中毒的現象。可見「劑量」的觀念在避免因使用中藥時發生中毒現象是非常重要的。

除了劑量的關係，藥材選用不當，如誤用異品、品種不純，製備不當，如炮製不妥，也是造成中藥中毒的主要原因。此外，配伍不合理時也可引起中毒，本草綱目裡便有所謂十八反，指出有些藥材不能合用或相配，不當的配伍可能會產生毒性增強的作用。

因此，在使用中藥時，仍然要非常小心，依臺灣某醫院的調查，因藥物中毒而就醫的病例占所有病人的百分之四，而中藥使用不當在藥物中毒病例中居第三位。而香港醫院的調查顯示所有病人中有千分之二是因爲中藥中毒而就醫的，榮總毒物諮詢中心的統計亦顯示中藥中毒的案件占所有中毒案件的千分之十五，顯示出大部分人在使用中藥時仍不夠小心謹慎。

不當服用中藥導致中毒的原因有許多，與劑量、個體反應、食物與藥物的交互作用以及其他的因素皆有關。

因服用中藥而導致中毒的原因有很多，如藥不對症、劑量過大、長期服用、誤食或濫用、配伍不妥、炮製或煎煮不妥、汙染、添加西藥、混用或僞用以及個人體質等因素。

香港中文大學中藥研究中心分析已知的中藥中毒案例，歸類出中藥中毒有以下九種原因最爲常見：藥材錯誤、品質低劣、劑量過高、方劑出錯、長期服用、中西藥相互影響、摻加西藥、病人誤服和病人個別反應。

無論中藥還是西藥，過敏反應均爲常見的不良反應之一。過敏反應即變態反應，是外來性抗原物質與體內抗體間所發生的一種非正常免疫反應。

中藥中可以誘發過敏反應的物質很多，如蛋白質、多肽、多醣等大分子物質具有完全抗原性；另一些分子較小的化合物可作爲半抗原與體內蛋白質結合成全抗原，從而引起過敏反應，這些半抗原在中草藥中廣泛存在，如小檗鹼、茶鹼、丹參酮等。

中藥藥材會引起過敏反應發生頻率較高的爲三七、天花粉、金線蓮、乳香、沒藥、鴉膽子、雷公藤、番瀉葉。

禁用中藥材一覽表

品項	內容（公告日期）
虎骨、犀牛角	禁止製造、調劑、輸入、輸出、販賣或陳列
穿山甲、熊膽、麝香	禁止製造、調劑、輸入、輸出、販賣或陳列（2000／11／8）
羚羊角、龜板	禁用保育類（2000／11／8）
鉛丹	禁止內服
廣防己、青木香、關木通、馬兜鈴、天仙籐	禁止製造、調劑、輸入、輸出、販賣或陳列（2003／11／4）
硃砂	禁止製造、調劑、輸入、輸出、販賣或陳列（2005／4／29）

常見中藥不良反應主要症狀（摘錄）

品名	不良反應主要症狀
三七	搔癢、畏寒發熱、麻疹樣丘疹
山豆根	胸悶、心悸、嘔吐、腹瀉
山藥	心煩不安、坐臥不寧
川芎	口唇腫脹、疼痛
川楝子	噁心、嘔吐
丹參	高熱面腫、四肢隱疹搔癢
五味子	胸悶難受、全身搔癢、蕁麻疹
天花粉	寒顫、頭痛、頭昏、發熱
天麻	搔癢
牛蒡子	頭暈、胸悶氣急、搔癢、皮膚丘疹
冬蟲夏草	過量服用致過敏、引起腎功能惡化、心包炎、心律失常
甘草	水腫、胸悶、哮喘
生地	可逆性血壓升高

持續服用甘草數週，可能會有高血壓、低血鉀症、虛弱、麻痺副作用

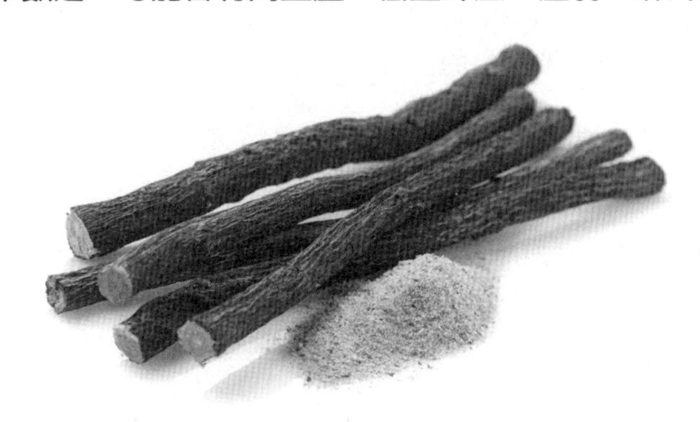

10.8 美國仙丹

1940年代由美國合成的類固醇，因爲太好用了，所以有「美國仙丹」的美稱，這類的藥對於造成身體上的疼痛，幾乎都可以改善。然而，類固醇就像雙面刃，療效很好，相對地造成的副作用也頗多。

類固醇又稱爲腎上腺皮質素，在正常生理狀況下腎上腺皮質所分泌的類固醇荷爾蒙共有三類：(1) 糖化皮質類固醇（glucocorticoids，糖皮素），一般大家所說的類固醇多半指的是這一類，它具有減緩免疫發炎反應、調節蛋白質、脂肪及醣類代謝、維持血壓及心臟血管功能等；(2) 礦物皮質類固醇（mineralocorticoids）主要功能在維持體內鈉、鉀離子平衡；(3) 雄性素（androgens）。

臨床上類固醇使用的範圍非常廣泛，它可緩解發炎反應（紅、腫、熱、痛）之作用，用來治療關節炎、嚴重過敏、氣喘及某些免疫失調的疾病（包括皮膚、血液、甲狀腺、腎臟、眼睛、結腸炎等），此外也與其他藥品一起使用預防器官移植之排斥作用。外用類固醇則經常用來治療一些因免疫失調引起的皮膚疾病或皮膚的發炎症狀。

類固醇有不同的劑型，包括口服劑（如錠劑、膠囊和藥水）、外用劑（如眼／耳藥水、噴鼻劑、吸入劑和膏劑）和注射劑（用於肌肉和關節內的注射劑）。

類固醇之常見臨床應用如下：

1. 內分泌功能失常或不足：如腎上腺功能不全。
2. 風溼性疾病：如風溼性關節炎、僵直性關節炎、脊椎炎。
3. 過敏性疾病：如過敏性鼻炎、皮膚炎或氣喘。
4. 腸胃道疾病：如腸炎（Crohn's disease）、潰瘍性結腸炎（ulcerative colitis）。
5. 血液疾病：如自體免疫引起之溶血性貧血、自發性血小板低下型紫斑症。
6. 皮膚疾病：如嚴重的牛皮癬、脂漏性皮膚炎。
7. 免疫疾病：如腎病症候群、器官移植後預防排斥、紅斑性狼瘡。

類固醇的副作用包括：體重增加、水腫、高血壓、高血糖、消化性潰瘍、骨質疏鬆、脂肪重新分布（會發生所謂的水牛肩、月亮臉）、青光眼、白內障等。

外用類固醇常見的副作用多爲皮膚的局部反應，包括：皮膚萎縮變薄、色素改變（變黑或變白）、毛囊炎、長毛、長痘痘、黴菌感染或產生擴張紋等，若不當塗抹也可能產生全身性副作用。

雖然類固醇可引起副作用，但它在治療及控制疾病仍擔當一個重要的角色。只是要能得到最大的效益，並將風險減至最低，還是可以使用。

類固醇必須在醫護人員監督下使用；不要自行停藥或改變劑量，以避免不必要的副作用；若出現任何懷疑與皮質類固醇有關的副作用，如有受感染的症狀、精神狀態出現變化（如感到抑鬱和焦慮）和任何庫欣氏綜合症的症狀（如滿月臉、體重增加、四肢、背部和臉上生長毛髮、胃痛和關節痛）等，應立刻求醫。

長期服用高劑量的類固醇可能會削弱免疫力，如接受活菌疫苗注射可能引起嚴重的併發症。

長期服用口服類固醇副作用

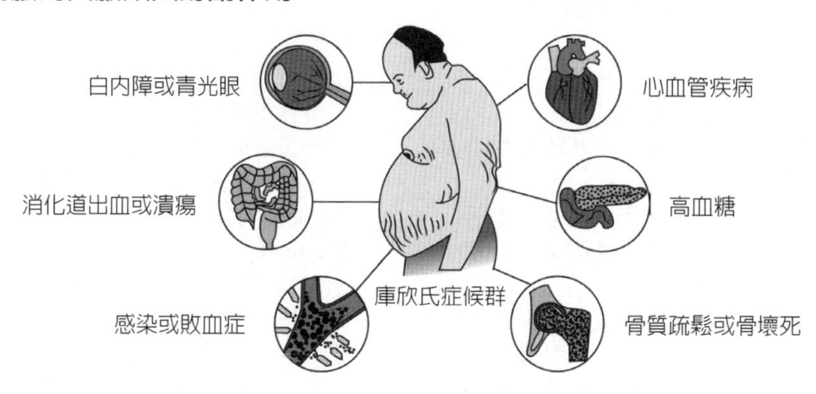

外用類固醇強度分級

類固醇強度		類固醇成分學名	濃度
最強效	第1級	Betamethasone dipropionate, augmented	0.05%
		Clobetasol propionate	
強效	第2級	Desoximetasone	0.25%
		Fluocinonide	0.05%
強效	第3級	Betamethasone dipropinate	0.05%
中效	第4級	Mometasone furoate	0.1%
		Triamcinolone acetonide	0.1%
中弱效	第5級	Betamethasone dipropionate	0.1%
			0.064%
		Betamethasone valerate	0.06%
			0.05%
		Fluticasone propionate	0.05%
弱效	第6級	Triamcinolone acetonide	0.1%
最弱效	第7級	Hydrocortisone	0.25%
		Hydrocortisone acetate	1%
			0.275%

Prednisolone是一種常用的類固醇

10.9 肝毒性藥物

肝臟是具有維持生命和具有多種功能的重要臟器，包括解毒功能，合成和生產必要的消化酵素和維持新陳代謝重要器官所需的蛋白質。

肝臟代謝的重要作用與功能，包括肝醣儲存、回收紅血球、功能蛋白質和激素的合成與解毒功能。

肝臟在質或量上都是人體主要代謝外生性物質主要的器官，所以肝臟會產生不良反應的機會相對也比較高。不同的藥物或化學物質幾乎都會經由肝臟代謝成無活性或具活性的代謝物，化學物質作用於肝臟，肝臟則代謝化學物質，因而肝臟比起其他器官或組織更容易引起不良反應，所以肝臟在藥物毒性扮演著非常重要的角色。而這些與肝臟的相互作用主要會受飲食、其他藥物、生理或病理的影響。

肝細胞爲主要構成肝臟實質之細胞，約占整個器官的 80%，肝細胞以中央靜脈爲中心的索狀排列稱爲肝索（hepatic cords）。

肝小葉（classic liver lobule）爲構成肝臟最小的單位，典型肝小葉爲一個略呈六角形的構造，六邊頂點爲肝門脈（由肝門靜脈、肝動脈及膽管所組成），軸心則爲中央靜脈（central vein）。

藥物性肝損傷的致病機轉複雜，可簡單分爲兩大類：

1. 內因性毒性（intrinsic toxicity）：藥物本身或其肝內代謝產物具有肝毒性，直接造成肝細胞的壞死，或間接干擾肝細胞代謝與膽汁排泄的途徑，而造成肝細胞之壞死或膽汁鬱積（cholestasis），主要代表例爲過量乙醯胺酚（acetaminophen）、靜脈注射 amiodarone、methotrexate 等。
2. 體質特異性（idiosyncrasy）：大部分藥物屬於此類，又可分爲過敏性（hypersensitivity）與代謝異常（metabolic abnormality）兩類。

過敏性乃藥物本身或其代謝產物，可作爲抗原，或半抗原，而引起體內的免疫反應，包括先天免疫（innate immunity）或後天免疫（adaptive immunity）。藥物可經由第一或第二相（phase）代謝成新抗原（neoantigen），呈現在 T 細胞上。

主要代表例爲 phenytoin、carbamazepine、allopurinol、amoxicillin-clavulanate、minocycline、磺胺劑等。

藥物引發的肝毒性常以非特異性的表徵作爲最初的臨床表現，且症狀在個體間差異性極大，從輕微的無症狀肝指數上升，至嚴重的猛爆性肝臟衰竭都有可能發生，使其診斷的困難性增加。

造成肝毒性的致害藥品排名第一爲抗結核病藥物，其次依序爲全身性使用的抗黴菌藥物、血脂調節藥物、抗癲癇藥物及非類固醇抗發炎藥物。抗結核病藥物中，又以 isoniazid 占比最高，其次爲 rifampin 及 pyrazinamide。

藥物引發肝毒性的臨床表現統計

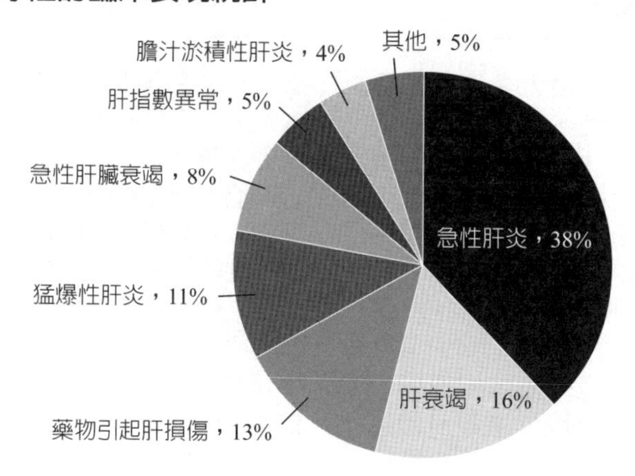

肝小葉結構圖

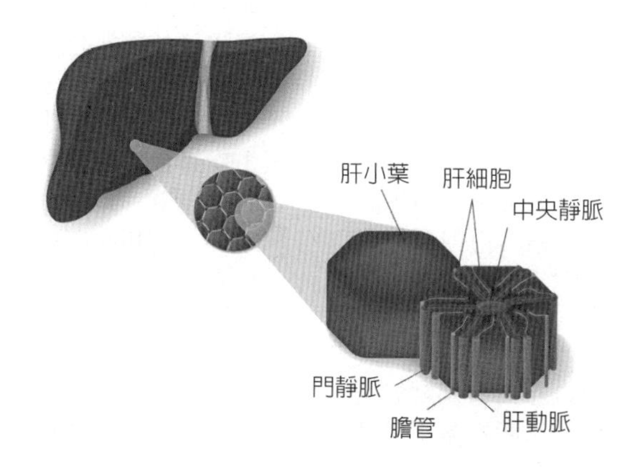

從健康的肝、脂肪肝、纖維化、肝硬化到肝癌的肝損傷階段

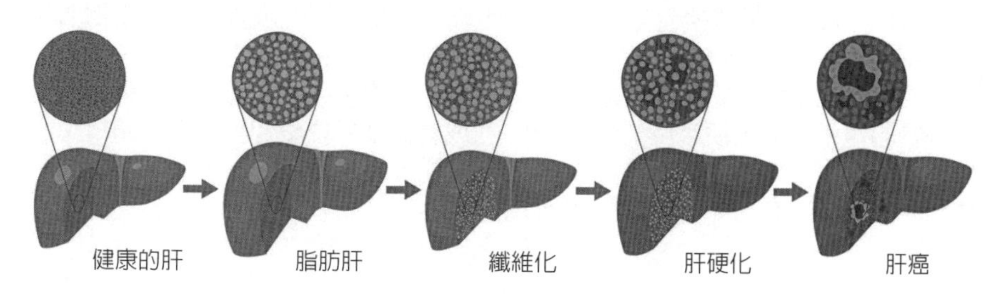

11.1 上癮

按一般的說法，一個人從事某樣活動，變得欲罷不能時，就可謂上癮或成癮（addiction）。所以，每天看連續劇、慢跑、看報紙、上網等活動，都可能構得上成癮的條件；要是哪天電視、電腦壞了，或是碰上颱風、下雨，很多人都會渾身不自在，不曉得做什麼才好。

人對某樣東西上癮是漸進的過程，包括肉體及心靈兩個層面：先是身體逐漸習慣了該樣東西的作用，不論是放鬆、愉快感，還是某種麻痺或迷幻的感覺，再來心理也喜歡上它帶來的好處。在成癮的過程中，對成癮物質的需求量會逐漸增加：有的物質在達到一定的量之後，會固定下來（如菸草裡的尼古丁）；有的則難有止境，有多少用多少（如古柯鹼）。

上癮是指一種重複性的強迫行為，即使這些行為已知可能造成不良後果的情形下，仍然被持續重複。這種行為可能因中樞神經系統功能失調造成，重複這些行為也可以反過來造成神經功能受損。

癮可用於描述生理依賴或者過度的心理依賴，例如物質依賴，藥物濫用（藥癮、毒癮）、酒癮、菸癮。或持續出現特定行為（賭、暴食），網路成癮症、賭癮、暴食症等，是生理或者心理上，甚至是同時具備的一種依賴症。

對眞正能造成成癮的物質上癮之後，就不容易說斷就斷，因為生理及心理習慣了藥物的作用之後，便產生依賴，一旦停用，就會出現戒斷的症狀。其中症狀強烈者如嗎啡；有的如古柯鹼，據稱就沒有什麼肉體的戒斷症狀（心理的渴求是另一回事）。至於尼古丁，則介於兩者之間。

可能引起濫用的物質分成了尼古丁、酒精、鴉片類、古柯鹼及安非他命、大麻、咖啡因，及迷幻藥等七大類。很難想像一般人熟悉的香菸、酒、咖啡也名列其中！

其實，只要是會讓人產生欲罷不能的依賴，同時停用之後，會出現戒斷症狀者，就屬於成癮物質。所以，一般人又把這些物質分成兩類，一類是「眞正」的毒品，一沾上就可能萬劫不復，另一類則屬於「休閒」用品。

對於成癮與濫用物質，一般人有太多的誤解及選擇性的認知。利用道德訴求或是拿十年二十年後看不見的健康問題作威脅，也難以奏效，更別提還有許多天生異稟者可為反證。

20 世紀初，歐美最出名的醫學教育家歐斯勒（William Osler）曾說：「人與其他動物最大的不同，大概是人有吃藥的慾望」。人不但生了病會想吃藥，許多人沒病也會吃藥，至於讓人上癮的藥物，在人類的社會更是普遍。

藥物濫用是醫療問題同時也是社會問題，個人的藥物濫用不僅損害個人健康，也常造成眾多社會問題（例如由藥癮引發偷竊、搶劫、走私等犯罪行為）。眾多研究調查顯示，藥物濫用及成癮的原因包括遺傳、生理、心理、社會、經濟諸因素，因此防治藥物濫用及成癮需全方位整合，並需有關單位的高度配合及支持。

成癮帶來的問題

項目	物質成癮	行為成癮
生理	1. 影響人的整個身體系統，例如：中樞神經系統、腎臟系統、呼吸系統、消化系統。 2. 減慢身體的協調、擾亂官感，以及損害記憶、注意力和判斷力。	1. 因為缺乏體能運動而引致其他身體疾病，如過重。 2. 日顛夜倒，茶飯不思，將會引致營養不良，以至身體免疫力下降。
心理	1. 長期的心理問題或持續的壓力。 2. 精神問題如：判斷力弱、心理不安、情緒低落、自殺傾向、難以入睡、情緒不穩、憂鬱煩躁、攻擊行為。 3.物質或行為占據了當事人的思想、感情和行為，形成心理依賴。	
社交	1. 占據了當事人的生活，不再有任何其他的社交活動，使當事人完全失去以前的嗜好和興趣。 2. 引致家庭不和、友誼破裂、失業、工作不愉快、學業不順利、撒謊、負債累累，以及犯罪行為。	

物質成癮元素

成癮元素	物質成癮——吸毒（毒癮）／酗酒／吸菸
生理上的渴求	強烈希望吸食／飲用，沒有能力控制使用量，雖然知道物質會傷害身體仍持續吸食／飲用。
脫癮症狀	• 脫癮症狀——嘗試減少物質或停止行為時產生的負面情緒及或生理反應。 • 需要相同或接近的物質來協調舒緩或避免以上症狀。
耐受性	• 不斷增加吸食／ 飲用量。 • 耐藥性。 • 繼續使用相同吸食／飲用量，反應或影響顯著減少。 • 需要顯著增加的吸食／飲用量以出現反應或達到預期的效果。

透過這種蒸氣的吸入、注射，在時間上最快到達大腦，產生欣快的感覺

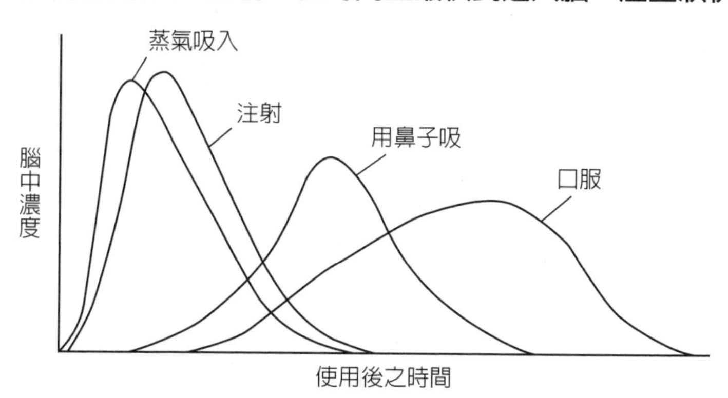

11.2 精神作用性藥物

精神作用性藥物（psychoactive drug, psychopharmaceutical），又稱精神作用藥物，這些物質能夠穿越血腦屏障，直接作用於中樞神經系統，使大腦腦內神經傳導改變，產生興奮或抑制。

精神作用性藥物能夠對大腦掌管愉悅與快感的部位產生作用，使服用者產生愉悅的感覺。更重要的是，大腦會記得達到快感的化學藥物捷徑，個人即使是戒除之後，生活環境中的細微線索，例如看到相關景物或相連結的感覺，仍有可能觸發並活化當初使用該藥物的感覺，而有可能再次挑起個人對該藥物的渴望；這使得藥癮戒斷過程變的緩慢且易復發。因此，「藥物上癮」實際上可以視爲是一種慢性的、易復發的腦部疾病。

影響精神功能的藥物的使用由來已久：例如酒精、菸草、咖啡、檳榔、古柯葉等，但以往這類藥物使用有其特定社會限制或規範，例如古代馬雅人慣於在慶典時飲用巧克力。

在當代社會這類藥物使用卻經常跨越到社會常規、醫療領域之外，使得藥物濫用的問題日益嚴重。這主要是因爲藥物種類的繁多與日新月異，特別是混合或改造自然界物質的合成藥物（如海洛因、安非他命）的出現，其藥效及成癮性更強，使得毒性及成癮問題日趨嚴重，也增加防治藥物濫用的困難度。長期下來，對個人健康與社會治安均帶來嚴重影響。

海洛因可用作強力麻醉鎮痛劑，具鎮痛及鎮靜神經功效。同時，它能予人一種欣快和舒適的感覺，海洛因經注射後，會迅即抵達腦部，產生即時效果能迅速到達欣快感。

多巴胺（dopamine）是一種神經傳導物質，在情緒感知或肢體協調等有其不可替代的重要性，也被認爲與上癮相關。多巴胺濃度上升會產生開心、亢奮的感覺，因而毒品的作用機轉多爲增加多巴胺的分泌或滯留，或是直接刺激上游多巴胺合成。多巴胺不足會使人注意力不集中或是肌肉不協調；相反地，多巴胺濃度過高也會導致肌肉不受控制的擺動。

古柯鹼單純的阻斷突觸前神經元上的多巴胺轉運體，使得突觸間隙的多巴胺濃度上升，進而持續興奮突觸後神經元。

甲基安非他命則是直接進入突觸前神經元並與融入運送多巴胺囊泡，刺激多巴胺的分泌與運送效率；另一方面，甲基安非他命被運送道突觸間隙釋放後，再回頭抑制多巴胺重吸收轉運體，在此「雙重功效」下，多巴胺的濃度遽增，導致突觸後神經元處在高度興奮電位。

甲基安非他命不單只是阻斷多巴胺重吸收轉運體，更促使上游神經元製造更大量多巴胺，致在毒品濫用所產生的心理／生裡效應而言，甲基安非他命「優於」古柯鹼。

多巴胺（dopamine）

由突觸前神經元以囊泡方式運送至突觸間隙；再與突觸後神經元上的多巴胺接受體結合後引發神經衝動。作用完成的多巴胺會再次被突觸前神經元上的多巴胺重回收轉運體吸收回去。

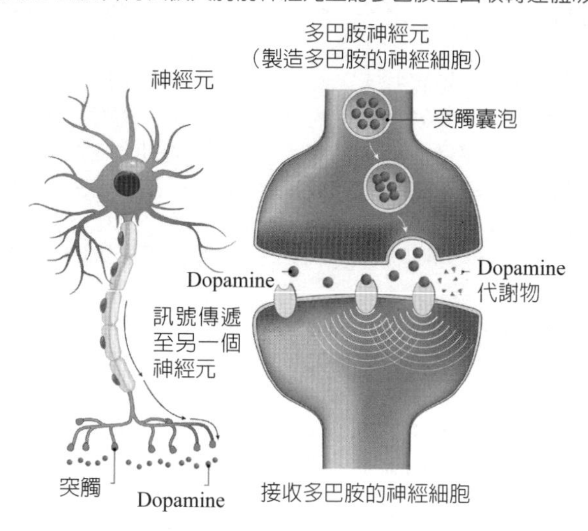

物質使用模式

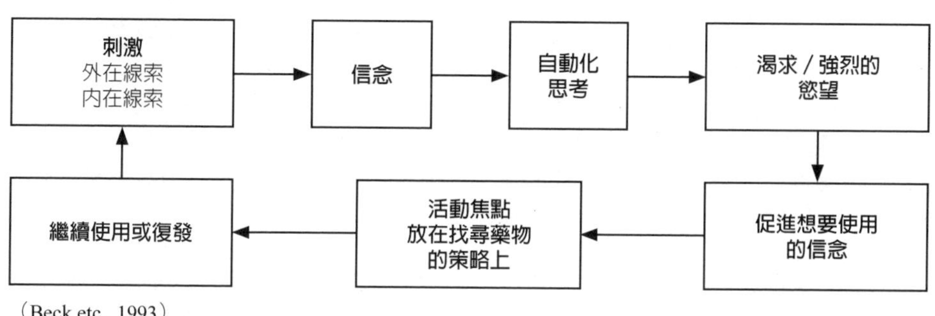

（Beck etc., 1993）

快樂化學物質（happy chemicals）

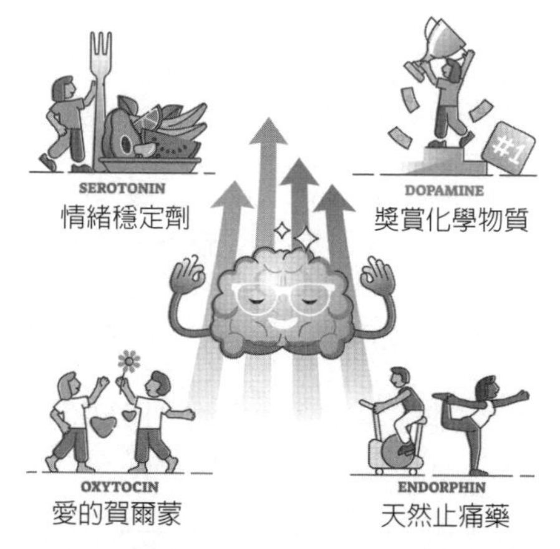

11.3 藥物濫用的概念

有些人在挫折時，常併有焦慮感。舒解焦慮的方法有很多，例如借酒澆愁是其中的一種，但最可怕的是有些人，在不甚了解的情況下，被誘惑使用毒品。

藥物是用來治病，即使是一些毒品，最初也是用作正當的用途，因爲這些藥物的某些副作用，而被濫用，藥物濫用不是開發藥物的本意，是藥物發展的痛！

1977 年搖滾歌王 Elvis A. Presley 猝死於自宅，舉世震驚及哀悼，據外電報導原先田納西州法醫的診斷證明記載爲心臟病，但經過傳播媒體不斷的追蹤，使得州檢調當局不得不透露，由貓王的體內檢出十種以上的管制藥品，推測其可能是因濫用藥物過量致死。

臺灣藥物濫用人口每年急速擴增且年輕化，保守估計濫用藥物人口已經超過了 40 萬，也就是約爲總人口的 2%，且近六成是 18 歲以下的青少年。調查也發現，全臺灣 18 至 30 歲的年輕人，其中有 2.1% 承認有嗑藥經驗；且有 32% 的人聽說同學或朋友曾服用禁藥，各種禁藥中，以搖頭丸最受年輕人青睞，其次是安非他命、大麻、強力膠、魔菇等。

由於「鴉片戰爭」這一段歷史，國人對於「毒品」的恐懼與厭惡，根深柢固。「走私與販賣毒品最高可判處死刑」的公告，也還高掛桃園國際機場的入境處。即使如此，報紙的社會新聞裡，三不五時就有破獲走私販毒的報導，而且動不動就是規模前所未有、價値千萬上億之數，顯然重利之下，必有勇夫。

爲什麼對各種藥品上癮的人仍然如此之多？爲什麼明知花錢傷身，還有這許多人「執迷不悟」？這一切似乎都印證了一般人對毒品成癮的認知：「一旦上癮，萬劫不復。」

「藥物濫用」有三個重要概念：「耐受性」：持續服用特定藥物，會增加對該藥物的耐受性，也就是人體對於該劑量的藥物不再感受藥效，或需要更高劑量才能達到相同的藥效。「依賴性」：意指人體只有服用藥物才能正常運行，不使用該藥物即出現生理上不適的現象（即所謂的「戒斷現象」）。「成癮性」：意指用藥行爲已經成爲「不由自主」的動作，個人喪失自己限制攝取量的能力而無法自制。

毒品對腦部的特殊作用，雖然具有興奮、提神解勞、改善人際關係，有些甚或幻覺幻聽，或可令人富有創作力，或許令人有短暫性脫離現實，引進羽化登仙的情境。可是當它們刺激腦部細胞，引發特殊的效應時，只要嘗試一次，就會令人記得藥物存在的那種特殊感覺，而且不斷的強迫使用者對該種藥物的渴求及再次獲得，在這種強烈渴望的驅使之下，一方面驅使吸毒者進入不擇手段的非要取得該毒品不可，另一方面由於神經系統已迅速對該毒品的存在產生適應性及耐藥性，因此所需毒品的劑量，不斷增加，才能滿足獲得初次嘗試的藥效。

更有甚者，當無法補給毒品時，短暫的停藥，立即令患者的精神急燥不安，甚或瘋狂，也有的會抑鬱或自殺的傾向，更令人難以擔當的所謂戒斷症候群，身體依賴症狀如血壓及呼吸變化、腹瀉、遺尿，全身虛弱或抽搐等等，那眞是生不如死的痛苦難當。

毒品濫用後，產生藥物依賴性及戒斷症候群（焦慮不安、強迫性渴望再獲毒品及極端不舒適感），乃是臨床上共同的特徵。

藥物濫用的再犯歷程模式

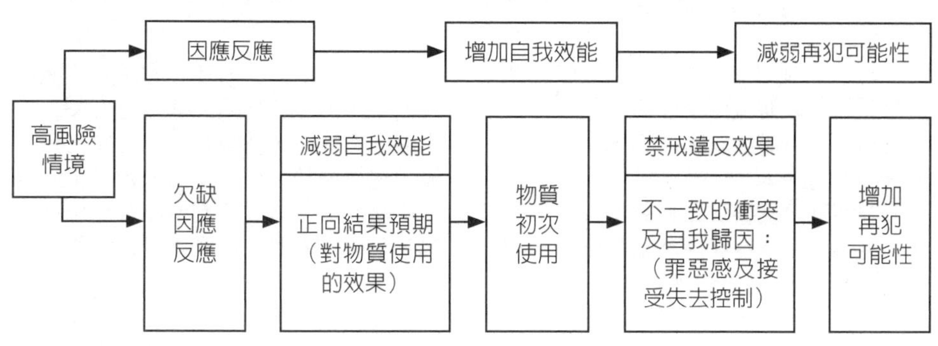

(Marlatt & Gordon, 1985)

造成成癮的因子

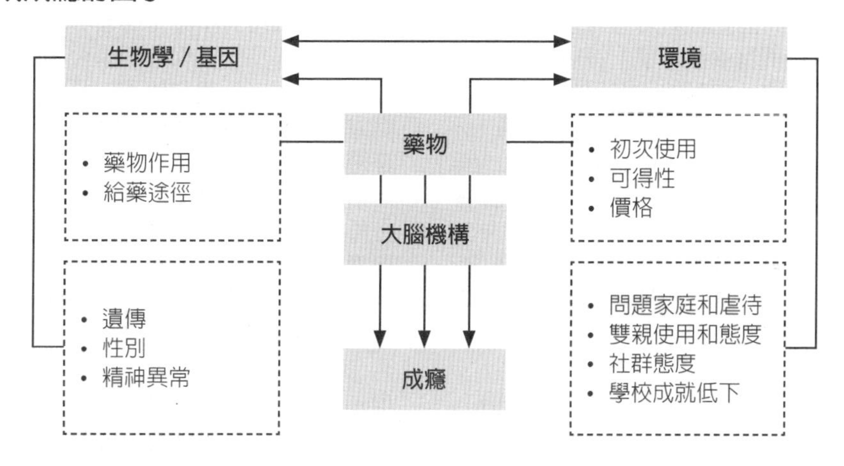

毒品對人體健康的危害性

- 毒品有成癮性：吸食毒品成癮無法自拔
- 毒品有依賴性：身體上及心理上的依賴
- 毒品有抗藥性：與日俱增藥量滿足毒癮

11.4 管制藥品、毒品

「毒品」與「管制藥品」具有一體兩面關係，非醫療使用而濫用藥物即為「毒品」，由醫師診斷開列處方供合法醫療使用則為「管制藥品」。

管制藥品限供醫藥及科學上需用，否則即屬毒品，且醫藥使用須經醫師診療後方能憑其處方調劑供應。

第三級、第四級管制藥品，若非醫藥及科學上需用，則屬第三級、第四級毒品，非法使用是屬違反《毒品危害防制條例》。

依據《管制藥品管理條例》的規定，管制藥品係指成癮性麻醉藥品、影響精神藥品及其他認為有加強管理必要的藥品。其以供醫藥及科學上使用為限，並依其習慣性、依賴性、濫用性及社會危害性的程度，分級管理。

管制藥品流為非法使用則為毒品。依《毒品危害防制條例》的定義，毒品係指具有成癮性、濫用性及對社會危害性的麻醉藥品與其製品及影響精神物質與其製品，並依其成癮性、濫用性及對社會危害性分四級管理。

依據《管制藥品管理條例》規定，領有管制藥品登記證者之業者及機構，應於業務處所設置簿冊，詳實登載管制藥品每日之收支、銷燬、減損及結存情形，並定期申報。

西藥或動物用藥品製造業者及販賣業者，應依規定於每月二十日前就其前一個月簿冊登載情形申報；醫療機構、藥局、獸醫診療機構、畜牧獸醫機構及醫藥教育研究試驗機構，應依規定於每年一月向所在地衛生主管機關及食藥署辦理前一年管制藥品之申報。

管制藥品的品項繁多，對患者與照顧者而言，須知此類藥品都是處方藥，經由醫師看診後，持醫師開立之處方箋才能至藥局領藥；如果是第一級至第三級管制藥品，依據《管制藥品管理條例》第 10 條，醫師、牙醫師須另外開立管制藥品專用處方箋，領受人須出示身分證明並在處方箋上簽名，才能領藥；此外，第一級、第二級管制藥品專用處方箋，以調劑一次為限。

日常生活中，有些人可能會因心理壓力、人際或家庭環境，接觸到毒品，而對身心造成重大的不良影響。現今社會，毒品濫用有年輕化的趨勢，青少年可能使用毒品的原因包括學習困難、家庭支持薄弱、身邊有使用毒品的朋友或壓力太大不會釋放，往往因為好奇，被身邊的朋友推了一把，甚或誘導說「只用這一次不會上癮」的謊言，等待上癮後再被要求用金錢購買或幫助其運輸販賣毒品。

更可怕的是現在毒品包裝多樣化，會做成糖果、咖啡包或奶茶包等，最近居然還有將毒品溶於水後，做成果凍，或用正方形厚紙片浸泡製作成郵票，藉以鬆懈警覺性而不自覺的去接近它。

管制藥品與毒品的管理區別

	管制藥品	毒品
主管機關	衛生福利部（食品藥物管理署）	法務部（檢察司）
法規前身	《麻醉藥品管理條例》　18.11.11公布	《肅清菸毒條例》　81.7.27公布
法規名稱	《管制藥品管理條例》　88.6.2公布	《毒品危害防制條例》　87.5.20公布
定義	1. 成癮性麻醉藥品 2. 影響精神藥品 3. 其他認為有加強管理必要之藥品 ＊限供醫療及科學上之需用	具有成癮性、濫用性及對社會危害之 1. 麻醉藥品與其製品 2. 影響精神物質與其製品
分級依據	習慣性、依賴性、濫用性、社會危害性；分四級管理	成癮性、濫用性、社會危害性分四級管理
分級品項審議	衛生福利部管制藥品審議委員會審議，報請行政院核定公告	法務部毒品審議委員會審議，報請行政院核定公告

第一級管制藥品

項次	中文品名	英文品名
1	乙醯托啡因	Acetorphine
2	古柯鹼	Cocaine
3	二氫去氧嗎啡	Desomorphine
4	二氫愛托啡因	Dihydroetorphine
5	愛拖啡因	Etorphine
6	海洛因	Heroin
7	酚派丙酮	Ketobemidone
8	鴉片（阿片）	Opium
9	嗎啡	Morphine

新興毒品是什麼？

化學混合而成
規避查緝

CHIPS

多變形式偽裝
降低戒心

販毒話術
誘拐吸毒

是流行
不是吸毒
只是會high的
咖啡
試試沒關係

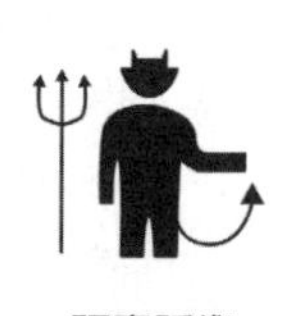

11.5 濫用藥物的種類

根據聯合國藥物濫用與犯罪辦公室（UNOCD）出版的「2008年世界毒品報告」統計出目前全球約有兩億人口在使用毒品，約占全球總人口的5%，而年齡介於15~64歲間有約4.7%的人口至少使用過一次毒品。

濫用藥物使用的種類因文化背景、地理環境而異，也因時代不同而改變。在19世紀，吸食鴉片菸是中國最嚴重的吸毒問題，而現在以靜脈注射施打海洛因則取代了吸食鴉片菸，成為臺灣使用頻率高的毒品。除了海洛因外，安非他命、愷他命、嗎啡及MDMA，都是藥物濫用排名前幾品項。

新興影響精神物質（new psychoactive substances, NPS）以「合成卡西酮」為首位，該類別以mephedrone為最多，其次為4-methyl-N,N-dimethylcathinone。

國外流行大麻及古柯鹼，在臺灣較少發現古柯鹼的使用者。

2022年醫療院所等機關（構）通報「管制藥品濫用通報資訊系統」個案藥物濫用之品項排名，以海洛因為最多，其他依序為（甲基）安非他命、苯二氮平類安眠鎮靜劑。

海洛因的通報量一直居高不下，乃因其成癮性高、戒治困難，濫用者常因戒治失敗而多次出入醫療院所。

甲基安非他命是安非他命的一種衍生物，它的脂溶性較高，藥效較快產生，一般市面上查獲的多屬甲基安非他命；二者均屬中樞神經興奮劑，使用者於初用時會有提神、振奮、欣快感、自信、滿足感等效果，但多次使用後，前述感覺會逐漸縮短或消失，不用時會感覺無力、沮喪、情緒低落而致使用量及頻率日漸增加。

施用方式包括口服、菸吸、鼻吸及注射，長期使用會造成如妄想型精神分裂症的安非他命精神病，症狀包括猜忌、多疑、妄想、情緒不穩、易怒、視幻覺、聽幻覺、觸幻覺、強迫或重覆性的行為及睡眠障礙等。

大麻是由大麻科植物Cannabis Sativa或其變種的葉製造而得，主要成分為四氫大麻酚，富含於葉尖所分泌的樹脂及雌花頂端，屬於中樞神經迷幻劑。市面上較常見的型態為將大麻葉乾燥後，混雜菸草捲成香菸。吸食後會產生心跳加快、妄想、幻覺、口乾、眼睛發紅等現象。長期使用會產生耐受性及心理依賴性，使得吸食劑量或次數增加。

潘他唑新俗稱速賜康、孫悟空，屬於合成類麻醉性止痛劑，在1970至1980年代曾造成大流行。主要以靜脈注射方式使用，使用後會產生幻覺及欣快感，同時會產生嗜睡、頭暈、意識混亂，若與酒精或安眠鎮靜劑併用，會產生嚴重的呼吸抑制，在國內已較少使用了。

西洛西賓（psilocybine）係由引起幻覺的蕈類所萃取，為具有迷幻、擬交感神經作用及類似麥角二乙胺（LSD）效果的迷幻劑。西洛西賓蕈類的俗名包括shrooms、mushies、Mexican magic mushrooms，也有人將之稱為魔菇或稱幻菇。其不良反應包括嘔吐、肌肉無力、呵欠、噁心、嘔吐、肌肉無力、呵欠、思睡、流淚、面潮紅、瞳孔放大、出汗、缺乏協調性等。

常見濫用藥物

分級	第一級毒品	第二級毒品	第三級毒品	第四級毒品
常見濫用藥物	1. 海洛因 2. 嗎啡 3. 鴉片 4. 古柯鹼	1. 安非他命 2. MDMA （搖頭丸、快樂丸） 3. 大麻 4. LSD （搖腳丸、一粒沙） 5. 西洛西賓 （psilocybine）	1. FM2 2. 小白板 3. 丁基原啡因 4. ketamine （愷他命）	1. alprazolam （蝴蝶片） 2. diazepam （安定、煩寧） 3. lorazepam 4. nimetazepam （一粒眠、K5、紅豆）

卡西酮（cathinone）、安非他命（amphetamine）、甲基卡西酮（methcathinone）與甲基安非他命（methamphetamine）之結構比較圖

cathinone　　amphetamine

methcathinone　　methamphetamine

大麻種子、葉素描

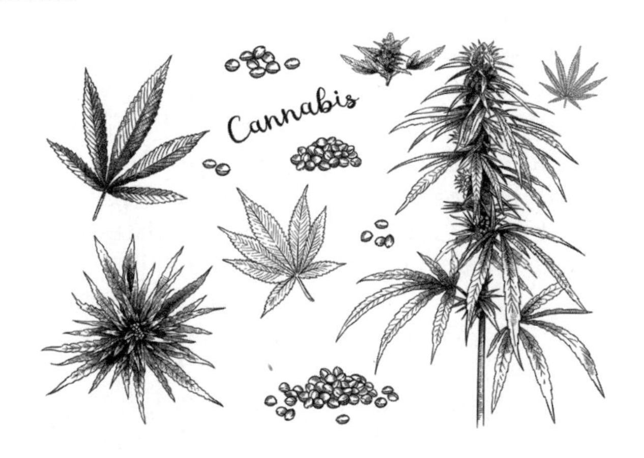

11.6 新興的濫用藥物

MDMA（俗稱快樂丸、搖頭丸、狂喜、ecstasy）在 1914 年合成，用爲抑制食慾的藥物，臨床上並不太成功。由於 MDMA 除了具有安非他命類藥物刺激中樞神經的特性外，也另具有迷幻藥的效果，可以降低使用者的戒心及禁忌，因此被心理分析學家用來作爲心理分析時的輔助藥物。又因使用後引起欣快感，增加感官的敏感性，增加情感的感性、增加移情作用、對於生性害羞的人，有促進溝通等作用。

1990 年代，MDMA 的使用以一種不同的方式出現，MDMA 配合有電子音樂，雷射光表演的影音效果的飆舞場所，風靡英國轉而散布到美國甚至臺灣，由於 MDMA 可以影響中樞神經的作用，強化感官反應，並使眼球產生不自主的轉動，所以會令施用者更容易受到周遭環境的刺激，而有劇烈的反應，如在舞會中，隨音樂節奏大幅擺動身體及晃動頭部等，故而有搖頭丸的別稱。

愷他命（ketamine，K 他命）於 1962 年由 Parke-Davis 藥廠的科學家合成，是一種與 phencyclidine（PCP）類似，具有迷幻性質的藥物，但其毒性較低。在高劑量時是一種解離麻醉劑，雖然有些腦部神經元被抑制，其他的神經元卻維持興奮。臨床上使得病人顯得有意識（如眼睛睜開、吞嚥），但不能對感覺刺激有反應。由於在低劑量時具有迷幻的效果因而容易被濫用。服用後的效果因人、時、地不同而異，包括時空、時地改變，神遊，讓人回顧起久已遺忘的往事，增加靈感，增進感性及經歷死亡的經驗等。

愷他命在我國爲第三級毒品及管制藥品，屬於中樞神經抑制劑，在醫藥上，多爲手術全身麻醉使用。副作用包括心搏過速、血壓上升、震顫、肌肉緊張而呈僵直性、陣攣性運動等。愷他命藥效約可維持 1 小時，但影響吸食者感覺、協調及判斷力則可長達 16 至 24 小時，並可產生噁心、嘔吐、複視、視覺模糊、影像扭曲、暫發性失憶及身體失去平衡等症狀，長期濫用會產生耐受性及心理依賴性，造成強迫性使用，且不易戒除。

搖頭丸的學名爲亞甲基雙氧甲基安非他命（3,4-methylenedioxymethamphetamine, MDMA），化學結構類似安非他命，具有安非他命的興奮作用及三甲氧苯乙胺（mescaline）之迷幻作用。

卡西酮（cathinone），是巧茶（Catha edulis）其天然植物中所含的生物鹼，該植物爲常綠灌木，分布於阿拉伯半島與東非周邊國家，近年來亦栽種至大陸海南與廣西等地。興奮物質卡西酮，成分結構類似安非他命，具成癮性，但其價格便宜、服食方便。

卡西酮類毒品合成的變化可分爲 4 類：(1) 第一類只是很簡單的改變碳鏈的長度；然而爲了增加效果。(2) 第二類即在苯環加入取代基團，例如：在對位苯環上插入甲基，即變成在歐美極盛行，俗稱喵喵的 mephedrone（4- 甲基甲基卡西酮），而若插入甲氧基，即變成俗稱 βk-PMMA 的 methedrone。當喵喵被列管後，市場又出現「新喵喵」（甲基乙基卡西酮）。(3) 第三類變化是模仿搖頭丸，在苯環上插入雙氧基，即變成俗稱 βk-MDMA 的 methylone，而進一步改變碳鏈的長度，可變成 βk-MBDB（Butylone）與 βk-EBDB（Eutylone）等。(4) 第四類是除了苯環插入雙氧基外，在胺基插入 pyrrolidino 基團形成 4 級胺，並可隨意改變碳鏈的長度，例如卡西酮類合成毒品中危害性與致死性最高的 MDPV（3,4-methylenedioxypyrovalerone）即是屬於此類。

常見合成類大麻活性物質（synthetic cannabinoids）之化學結構

CP47,497、JWH-018、JWH-073、JWH-250、HU-210是「K2(Spice)」內常見所含之5種類大麻活性物質。

JWH-018	JWH-073
JWH-081	JWH-250
JWH-122	HU-210
AM-2201	CP-47,497

MDMA的結構式

ketamine與PCP的化學結構式

Ketamine

PCP

11.7 拒絕毒品

炫耀閃爍的燈光、重金屬的音樂、亢奮的情緒夾雜著陣陣酒精揮發的氣味，這就是讓衆多青少年迷戀忘返的 Pub，也是臺灣流行的濫用藥物交換場所。

許多人因爲對毒品及其危害不了解，只爲了上述原因而染上毒癮，葬送掉自己及他人一生的幸福，眞的是很不值得，令人感到非常惋惜。所以在這裡簡單介紹幾種拒絕毒品的方法，提供給大家參考：

- 拒絕不良嗜好：根據研究發現，曾經抽菸或喝酒而後用藥者的比例，會比未曾抽菸或喝酒而後用藥者高出很多。而熬夜等不規則生活作息，也會間接造成不良嗜好的產生。因此，青少年朋友們若能避免與菸、酒、檳榔、藥物的接觸，養成規律的生活作息，杜絕不良嗜好，便已踏出拒絕毒品正確的第一步了！
- 建立舒緩壓力、情緒的正當方法：人生的波折、情緒的起伏，是每一個人都會遇到的，所以難免需要紓解宣洩一下，自己或是和家人朋友一起，聽聽音樂、唱唱歌、看看電影、打打球、吐吐苦水、聊聊天，都是不錯的方法，而且沒有後遺症。如果因爲一時糊塗，而從毒品或藥物去尋求慰藉，不但無法解決問題，反而陷自己沉淪「毒」海！
- 建立正確用藥觀念：想擁有強健的體魄、充沛的體力，就必須要有充足的營養攝取、運動、睡眠以及正確的醫療。若想利用毒品來達到精力充沛或治療病痛的效果，那只不過是預支精力、透支生命的假象，自欺欺人罷了！因此，建立正確用藥觀念，遵從醫師或藥師的指示服藥，不聽信誇張不實的藥品廣告，不購買未經衛生主管機關核准的藥物，也是拒絕毒品危害的不二法門。
- 遠離是非場所：電動玩具店、KTV、PUB、舞廳等場所，是毒販及吸毒用藥者出沒最頻繁的地方。愼選休閒地點，避免涉足不正當的場所，也是保護自己不受毒品侵害的好方法。
- 提高警覺，不隨便接受陌生人的飲料、香菸：最近常有許多居心不良的人，將藥物摻入飲料或香菸當中，於是有很多人都是在這種不知情的狀況下，遭受到毒品的侵害！所以在公共場所一定要提高警覺，無論是陌生人，甚或是熟識的人，都不要隨便接受他人所送來路不明的飲料、香菸！一旦飲料、食物曾經離開過視線，絕對勿再飲或再食！
- 培養健康正當休閒活動：平日多多培養健康正當休閒活動，不但使心靈能夠有所寄託，也可以讓多餘的體力能夠有所發洩，身心皆能得到紓解，自然無須藉助藥物了。
- 建立自信及自尊心：越沒有自信及自尊心的人，在面對藥物的誘惑時越無法拒絕，甚至會奢望藉由藥物來獲得自信或自尊。殊不知在使用毒品之後，卻是把自己的健康、生命、尊嚴全部都賠了進去！

藥物濫用者常用的術語

嗑藥、克藥	泛指藥物濫用
安公子、安仔、冰糖、冰塊、鹽、Speed、糖果、冰毒	安非他命
快樂丸、搖頭丸、綠蝴蝶、亞當、狂喜、忘我、Ecstasy、衣服	MDMA
液態快樂丸、G 水	GHB
小白板	短效型苯二氮平類（Benzodiazepines） 安眠鎮靜劑triazolam（Halcion®）
煩寧、安定、凡林	長效型benzodiazepines 安眠鎮靜劑diazepam（Valium®）
FM2、約會強暴丸、十字架、615、815、強姦藥丸	中 or 長效型（視劑量而定）benzodiazepines 安眠鎮靜劑Flunitrazepam（Rohypnol®）
蝴蝶片、藍色小精靈	短效型benzodiazepines 安眠鎮靜劑alprazolam（Xanax®）
Rush	冠心病、心絞痛用藥amyl nitrite
卡門、K、K 他命、Special K、K 粉、克他命K仔	ketamine
飯（濫用大麻的行為濫用者稱為「呼麻」及「開飯」	大麻
老鼠尾巴	捲成香菸狀的大麻
藥仔頭、雞仔（台語）	販毒者
煉丹	指吸食強力膠或有機溶劑

全球藥物使用內容估計表（2006／07）

	Cannabis	Amphetamines	MDMA	Cocaine	Opiates	Heroin
濫用人數（百萬）	165.6	24.7	9	16	16.5	12
15-64歲全球人口比率	3.9%	0.6%	0.2%	0.4%	0.4%	0.3%

資料來源：UNODC 官方網站

11.8 美沙冬

海洛因（heroin）是一種抑制中樞神經系統的半合成鴉片劑。在我國《毒品危害防制條例》列爲一級毒品。

海洛因是高成癮性的鴉片類毒品，根據世界衛生組織的統計資料顯示，1985年起，預估全世界有1350萬人使用鴉片類毒品，其中約有920萬人使用海洛因，海洛因注射者時常面臨著用藥過量致死的風險，且由於海洛因通常用於注射，所以具有高度愛滋病毒和肝炎傳播風險。

吸食海洛因後最典型的感覺爲興奮及欣快感，但隨之而來的是陷入睏倦狀態，長期使用會產生耐受性及心理、生理依賴性，即需增加劑量才可達到主觀相同的效果，一旦停止使用，除產生戒斷反應外，心理的渴藥性是吸毒者最難克服的問題。

海洛因較嗎啡有更高的脂溶性，因此有高達68%的海洛因會迅速進入中樞神經，而相較於嗎啡僅5%，是造成病患使用時快速到達快感及伴隨急性中毒的原因。

戒斷症候群症狀爲最後一次用藥後，6~24小時會開始發生渴求藥物、坐立不安、失眠、流眼淚、盜汗、流鼻水、易怒、焦慮、發抖、打冷顫、厭食、嘔吐、腹瀉、身體捲曲、抽筋、頻尿等，而肌肉痙攣則會導致頭痛、抽筋、皮膚呈現雞皮疙瘩等症狀、睡眠障礙，增加對鴉片類藥物的渴求。

美沙冬（methadone）起源於第二次世界大戰，在戰爭中用於戰場上受傷者需要大量嗎啡來止痛，自1960年以後，美沙冬才開始在臨床上被用來治療海洛因成癮者，這就是所謂的美沙冬替代療法。

美沙冬的特性爲高脂溶性，可以半衰期長達24小時或更久，作爲治療鴉片類藥物戒斷症狀的效果強，相當於2倍的海洛因；且美沙冬戒斷症狀較海洛因輕微，可以用長時間慢慢減量的方式來改善其戒斷症狀，其治療目標是預防與管理戒斷症狀。

我國自2005年8月開始試辦替代療法，使海洛因使用者可以在服用美沙冬後減少對海洛因的依賴，維持正常的生活。

美沙冬維持治療的主要目的是阻止愛滋病毒的傳播，而非治療海洛因依賴，故美沙冬維持治療的治療目標爲：

1. 提供方便、合法、醫學上安全和有效的藥物以代替非法使用毒品；
2. 吸毒者無須因購買毒品而作出犯罪或不法的行爲，能如正常人般工作和生活；
3. 減少因注射毒品而共用針頭，以防治愛滋病、B或C型肝炎及破傷風等傳播；
4. 幫助吸毒者解毒，直至完全無須依賴毒品。

美沙冬替代療法被認定是現時治療海洛因毒癮者最可靠辦法。在國外超過40年的臨床經驗，美沙冬被證實既安全、又有效地用在海洛因成癮者的治療。美沙冬被當作鴉片類（opioid）毒品之代替品，使病人在服用美沙冬後能減少對海洛因的倚賴。

模擬美沙冬在穩定狀態病人體內的24小時劑量反應圖

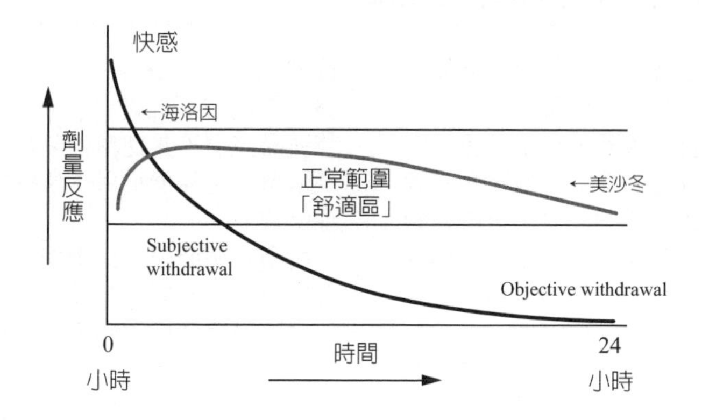

比較藥物成癮和其他疾病的復發率

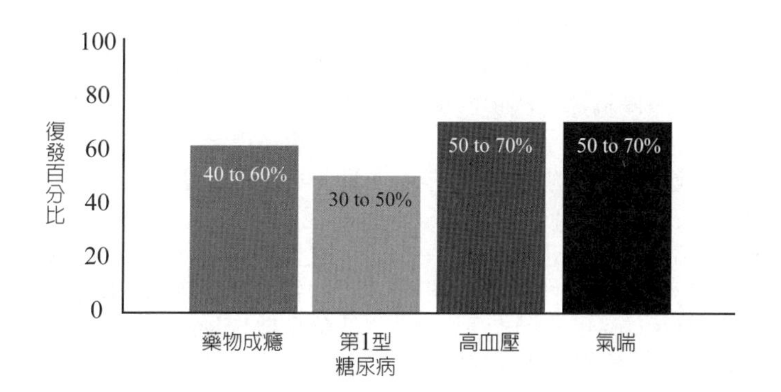

美沙冬結構式

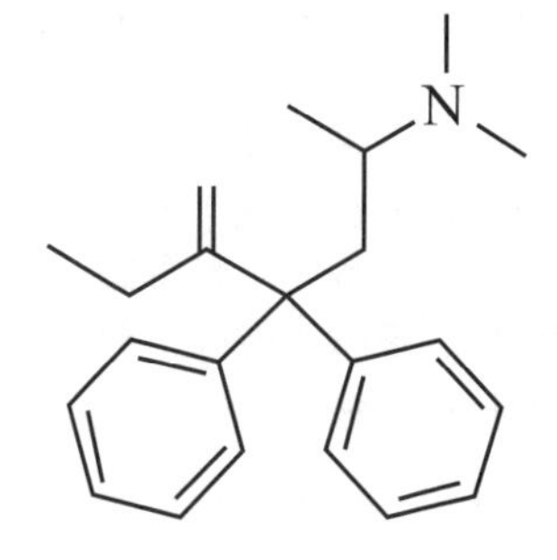

海洛因結構式

12.1 藥價黑洞的來源

人稱臺灣有三寶——「勞保、健保、199 吃到飽」，全民健康保險（健保）不僅提供國人醫療服務，也是社會安定的力量，當然沒有人希望，也不想看到健保垮掉。「藥價黑洞」會不會影響到健保的存亡，沒有人知道，相信短期內也不易解決（因爲相關利益團體角力不斷）。

藥價黑洞其實不屬於藥學或藥物的問題，而是健保藥品支付價格所衍生出來的問題，是醫療制度面的問題，雖然如此，因爲人人喊得漫天價響，仍然值得一探究竟。本文僅把各方對於藥價黑洞的看法鋪陳於後，就一個消費者的立場來做說明，各方對於這個問題的看法，是對是錯不做評論（其實不論團體或個人，都站在自己的角度論述，國民的權益就無所謂了）。

黑洞是一個質量相當大的恆星死亡後發生引力塌縮後形成，任何物質都不能從裡面跑出來，甚至是光也不例外，以此比喻藥價，認爲藥價就像個無底洞（其實黑洞不是洞），又黑又嚇人。

「藥價黑洞」是媒體對整體藥價差額的負面用語，官方的說法是「藥價差」，指的是藥品銷售價格與健保藥品實際支付價格的差距。

健保實施以來問題不斷，雖經多次的改革，仍然體質欠佳，尤其在費率和財務方面，一直入不敷出與藥費高居不下，有人悲觀的認爲，藥價黑洞是拖垮健保的最後一根稻草，是不是如此？天知道！

藥價黑洞的形成有其歷史背景，在公勞保時期，藥品給付有藥價加成制度，健保開辦後，取消藥費加成，改以藥事服務費支付，並在診察費部分做調整，雖然如此，仍未能對支付項目合理調整，醫院在不符成本下，爲維持營運而依藥品差價等其他項目來補貼，所以，藥價黑洞是醫療費用支付結構長期不合理所致。

所謂的藥價差，係指健保局支付醫療院所交付保險對象的藥品費用與醫療院所實際購買價格間的差距。通常發生的情況有三：

1. 醫療院所實際購買價格低於健保藥品支付價格。
2. 基層診所採簡表申報的藥品利潤。
3. 醫療院所使用低價藥品浮報或以高價藥品申報。

後兩種狀況是制度設計與健保局稽核的問題，第一種則是一種「畸形」的市場交易。健保局估計每年藥價差的金額爲一百多億元，而民間則估計約達二百到三百多億元之譜，這比錢堪稱健保黑洞！

由於藥價差乃是因健保藥價基準、支付制度及藥商間彼此競爭而產生，因此藥品進貨量的多寡，決定了醫療院所是否具有議價的能力。大型醫院進貨量多，就有能力壓低進價成本，藥價差就會較大，而小型醫院診所由於議價能力低，也就傾向買較便宜的藥品。再者，各藥商爲獲得醫療院所的青睞，也會以回扣、贈品，以及其他優惠方式來提升誘因，最後雙方形成默契，通路於焉成型。

每年藥品費用約占總醫療支出的四分之一以上，加以醫療費用逐年成長，藥品支出的規模，無論政府主管機關、特約醫事服務機構、藥廠、藥商、輿論均對所謂藥價黑洞高度關切。

國民醫療保健支出（NHE）資金來源（單位：億元）

年（西元）	政府部門	企業與民間非營利組織	家庭部門	私人醫療保險行政管理費	醫療保健總支出	健保於餘絀數
2016	2,858	2,457	5,742	91	11,081	68
2017	2,939	2,513	5,851	91	11,492	-98
2018	3,008	2,613	6,058	94	12,071	-248
2019	3,052	2,670	6,212	104	12,358	-320
2020	3,314	2,882	6,298	112	13,253	-647

2020 年醫藥保健總支出分配占比

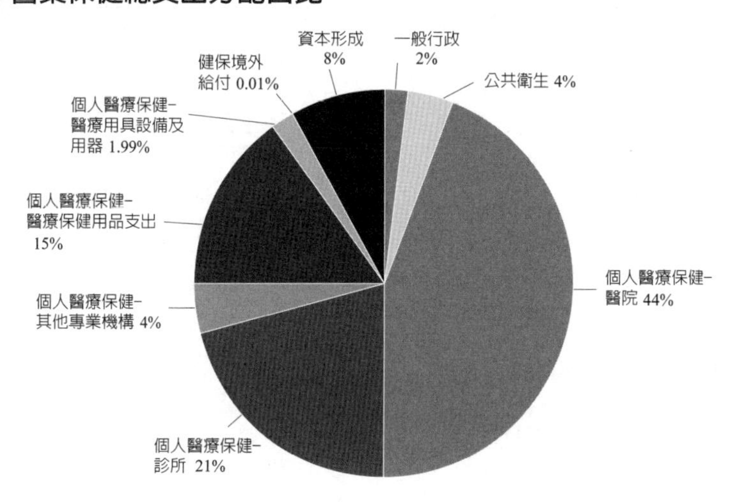

健保民眾滿意度趨勢圖

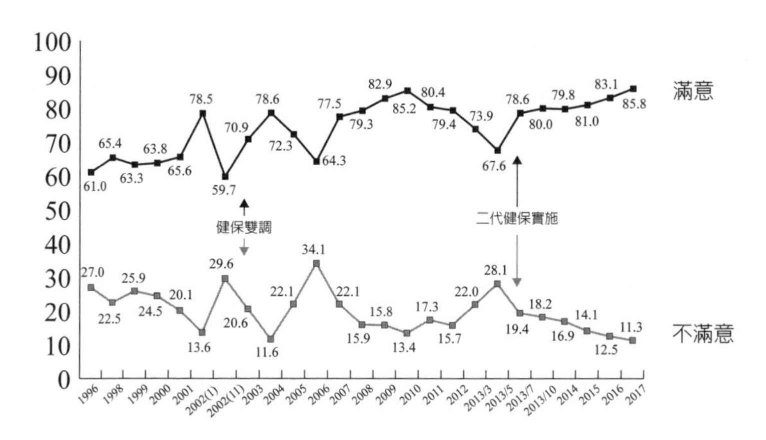

12.2 以病人為重

本質上藥價黑洞是市場未能形成完全競爭，所產生的「不公」交易。藥價差若是合理的「利潤」，其存在並不可怕，可怕的是「聯合壟斷」下藥價差的擴張。

健保財務上的虧損，是因爲沒有勇氣檢討眞正的問題，如醫師從沒有好好地看病人是造成病人四處逛醫院的原因，也是造成醫療浪費的原因，而不是簡單地將虧損推向藥價黑洞。

值得重視的是，醫院是否因爲藥價利潤犧牲病人的治療。事實上，廉價藥品和劣質藥品並沒有絕對的關係，昂貴藥品也不一定治療效果就好。要注意的是醫院是否有使用行政力量強迫醫師不顧療效只能使用某類藥品，以及病患治療的成效是否明顯劣於其他醫院。

不管官員、民意代表、醫界人士、學者、藥商，在這場「黑洞」混戰中通通跳出來說話。其實，一生病，大家最關心的還是吃下去或打進體內的藥是否安全、有效。

藥價黑洞表面上是健保財務問題，但金錢的流動，卻會牽動藥商、醫院、病人、健保局整條生態鏈上的平衡。

簡單的說，黑洞就是醫院買藥品的進價低於健保局給付的藥費，這個差距有人叫它做「藥價差」，有人則稱爲是「利潤」，也有立法委員認爲是「浪費」。

不管名稱，要眞正算出這個黑洞的深度似乎是天方夜譚。健保署估計每年約是 133 億，監察院則估計是 260 億，還有立委說是 300 億。醫院保有價差的收入是否合理可被接受，各界也有不同的解讀。

各說各話：

- 大量採購得到折扣，在自由經濟的社會裡是合情且合理的，實不應被視爲黑洞。當然多少的折扣才是合理，則是見仁見智
- 醫院爲了減少虧損增加盈餘，自然會向藥商多要求折扣。醫院在議價的過程中，最能了解藥商的獲利程度。醫院在從健保給付不足以創造盈餘時，自然會向有較高獲利的廠商要求回饋，這是一種市場機制，醫院也才能在長期醫療給付扭曲下生存。因此，所謂藥價黑洞（其實是折扣價）並不是到了醫師口袋，而是醫院的收入，用以補足整體醫療給付的不足。
- 就在不久前，某立委召開記者會公開點名數家醫院賺取巨額藥價差，而在這之前的幾天，更爆發藥商不法行賄醫師的新聞，使得藥價黑洞再次成爲話題。藥價黑洞是否眞是如此洪水猛獸？對於民衆就醫是否有如此巨大的影響？由於自由市場運作的關係，購入大量藥品的大醫院必然可以用更低的價格進藥，在這中間就造成較大的利潤，也就是俗稱的藥價黑洞。
- 藥價差情由可原，因爲健保本身給付制度不合理，例如，過低的手術給付、沒有護理費用等等，因此醫院只好拿藥價差塡補這方面的不足，挖東補西，「這是拿黑洞補白洞」。

健保總額預算切分

年度總額分5大塊：四部門總額（含門診透析）及其他預算。地區預算分6分區：各部門總額再分配至健保6分區。

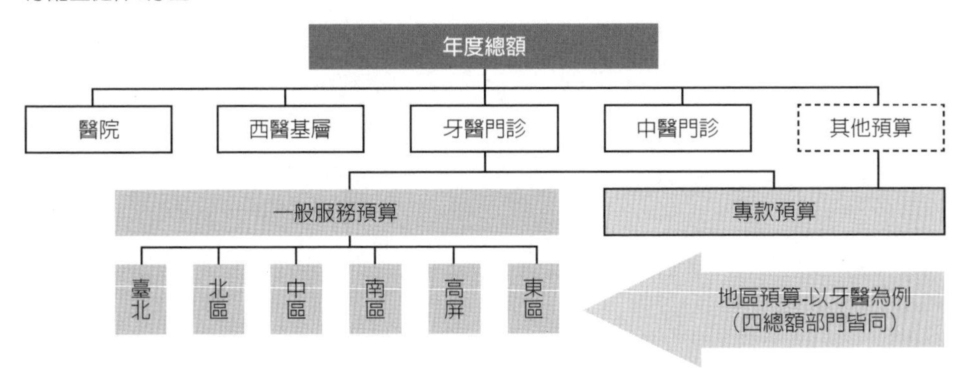

我國藥品價格與各國比較

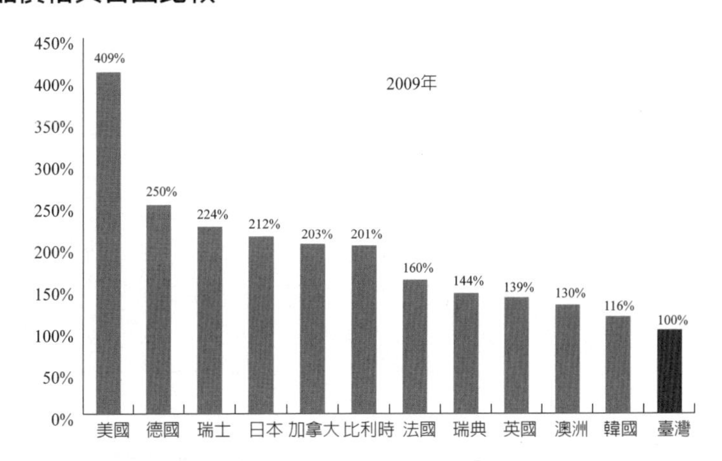

歷年藥價調查及藥價調整情形

辦理年度	藥價調整措施		新藥價生效時間	藥費支出之影響
91	以監控方案暨機動性調查作業辦理	重點監控品項（39項）	93年11月1日	調整重點監控品項共27品項，約6,800萬元
		醫院換藥較高品項外界反應異常品項（802項）	94年9月1日	調整監控品項共564品項，約25.7億元
94	第五次藥價調查		95年11月1日	調整5,359品項，約90億元
	第五次藥價調查再確認及更正申報		96年9月1日	調整5,700品項，約60億元
98	第六次藥價調查		98年10月1日	調整7,600品項，約250億元
100	第七次藥價調查		100年12月1日	調整7,600品項，約135億元

Note

第四篇 檢驗藥品的科學

13.1 藥物分析的任務

80 年代有一部深受歡迎的電視影集「霹靂遊俠」，主角李麥克常開著一輛黑色的霹靂車「夥計」，車上有一個小盒子，李麥克只要把任何東西丟進去，不論是泥土、小石頭、不明藥粉或物質，「夥計」會在幾秒鐘內回答：「這是 ×× 地方的泥土」、「這是 ×× 藥」、「這塊石頭含有 ×× 成分，是 ×× 公園的特產」等等。負責檢驗藥品的人，無不夢想著擁有一部霹靂車上的儀器，可惜的是，這樣的儀器還沒發明，就像那部霹靂車一樣。

一般人認爲「化驗一下」，以現代科技的進步、儀器的自動化，應該輕而易舉，其實並非如此。一般而言，最容易做的是有規格、確定方向、純物質的檢驗，例如檢驗阿斯匹林錠中是否含阿斯匹林？量有多少？就簡單的多。

但是如果檢驗的是藥粉中是否含某一種特定成分，由於無法預知其中的組成，或許有類似成分或干擾物質，增加檢驗的困難，結果也不容易斷定，這種檢驗如毒品或運動員禁藥的檢驗。

最困難的是不知名藥品要驗明正身，由於可知的線索非常少，常需做探索性的檢驗，旁敲側擊的方法來分析。

總之，藥品檢驗要根據藥物分析的目的、檢測原理及方法、檢測樣品及其用量和要求的不同，選用的檢測方法就有所不同。一般分爲化學分析法和儀器分析法。

化學分析法是根據被測成分的某種特殊化學反應而建立的測定方法。儀器分析法（物理和物理化學分析法）是根據被測物質的物理和物理化學特性，使用比較複雜和精密的儀器進行檢測的方法。

藥物分析是主要運用化學、物理化學或生物化學的方法和技術，研究化學結構已經明確的合成藥物或天然藥物，及其製劑的品質控制方法，是以藥典所收載的藥物及其分析方法爲主，主要任務是保證藥物的品質、安全、有效。它的數據不僅提供藥品生產過程中的品質管制、製程、貯藏條件和管理條件之用，而且是新藥研究和開發的現代分析方法。

藥物是特殊的商品，與生命密切相關，藥物分析關乎藥品品質。要掌握藥典的基本組成與正確使用；掌握藥物的鑑別、檢查和定量分析的基本規律與基本方法，及其在有關藥品檢驗中的應用；熟悉藥物的結構分析，運用化學的、物理化學的以及其他必要的技術與方法進行品質分析的基本方法和原理；掌握化學藥物製劑分析的特點與基本方法，熟悉生化藥物和中藥製劑品質分析的一般規律與主要方法；了解藥品品質標準制訂的基本原則、內容與方法。

藥物分析的內容包括：

- 藥物的鑑別：判斷藥物的眞僞。依據藥物的化學結構和理化性質進行化學反應、測定理化常數或測定光譜等手段來對藥物進行鑑別。
- 藥物的檢查：又稱爲純度檢查，是用來判斷藥物所含的雜質在允許範圍之內。
- 藥物的含量測定：測定藥物中主要有效成分的含量。

李麥克和他的霹靂車

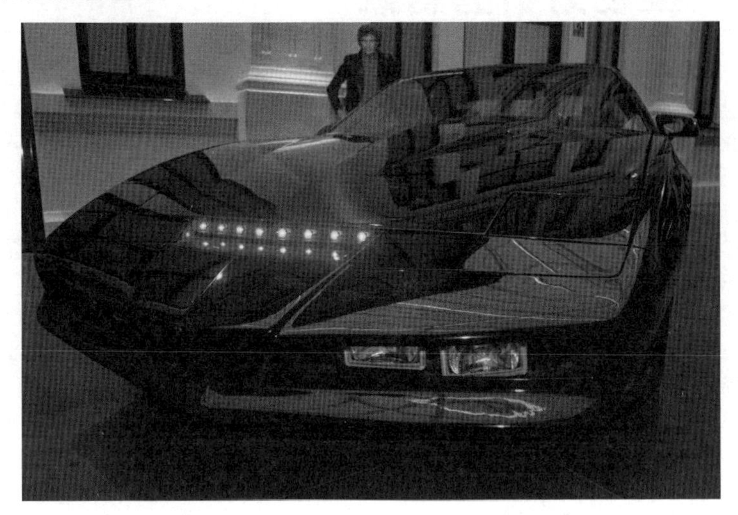

藥物分析中常用的分析方法

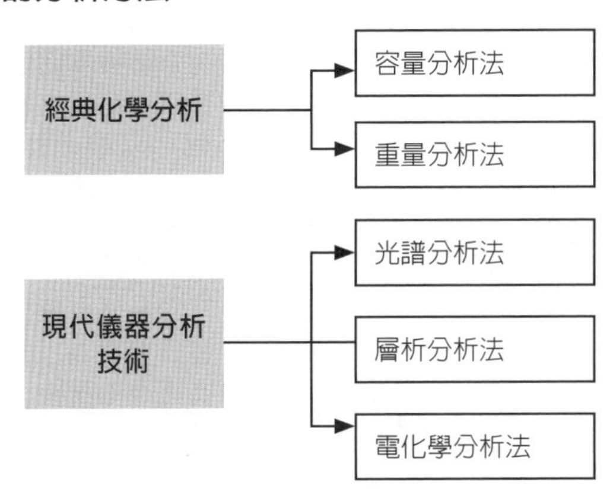

實驗室常用之分析儀器

種類	儀器
層析方法（chromatography methods）	HPLC、GC、TLC
光譜分析法（spectrophotometry methods）	UV/VIS、flame photometry
分光鏡光譜分析法（spectroscopy methods）	AA、IR、MS、NMR
其他	旋光度、滴定法、TOC

13.2 藥物分析的對象

藥物分析是藥學中的一門分支科學，其內容包括藥物（原料、製劑、製藥原料及中間體等）的檢驗、藥物穩定性、生物利用率、藥物臨床監測以及中草藥（動物、植物、礦物類）鑑定等多方面的有關定性定量分析工作。它的目的是確保藥物的品質，保證病人用藥的安全有效。

此外，毒物分析、運動員的興奮劑檢測等也屬於藥物分析的範疇。藥物分析使用化學、物理、生物、數學、電腦及自動化等方法，並隨著這些科學的發展而發展。

與藥物分析關係最密切的還是化學，尤其是分析化學的方法在藥物的研究與開發中應用得最爲廣泛。

藥物分析在藥品的品質控制中擔任著最主要的任務。包括藥物成品的理化檢驗，藥物生產過程中的品質控制，藥物儲存過程中的品質檢查，醫院調配製劑的快速分析，新藥研究開發中的品質標準制訂以及體內藥物分析等。

藥物成品的理化檢驗，通過檢驗，判斷藥品是否符合藥品品質標準的要求，合格的藥品方能銷售和使用。

在藥物的生產過程中，爲保證產品的品質，需要對原料、中間體、副產物等進行分析監控。對儲存過程中的藥品需要定期進行品質檢驗，以便採用合理的儲存條件和管理方法，保證藥品在儲存和使用過程中的品質穩定。在醫院調配製劑的快速分析檢驗同樣需要藥物分析的手段，以保證其製劑的品質。

在新藥的研製開發中，除對新藥的合成途徑、藥理毒理、製劑製程等進行研究外，還需要進行品質標準和穩定性研究。

根據藥物的化學結構、理化性質和可能影響品質的因素，設計出藥品眞僞的鑑別、純度檢查和含量測定的方法，並建立新藥的品質標準。

在藥物代謝動力學、藥物製劑生體可用率、臨床藥理學以及臨床血藥濃度監調中，同樣需要藥物分析，對血液、組織、器官中的藥物進行定性和定量分析，了解藥物在體內的吸收、分布、代謝和排泄等一系列過程，研究藥物的作用特性和作用機轉，爲臨床合理用藥，尋找活性代謝物，發現先導化合物提供必要的資訊。

藥物分析不僅僅是靜態的常規檢驗，而且要深入到生物體內、代謝過程、製程流程、反應過程和綜合評價上進行動態的分析監控，分析方法朝著更加準確、靈敏、專屬、快速、多種方法聯用，以及連續化、自動化、最優化和智慧化方向發展。藥物分析工作的品質和效率進一步提高，各種新技術、新方法的發展將會爲藥物分析工作者提供更寬廣的空間。

準確　（accuracy）：分析方法的準確度是用來表現所檢測出的的值與一公認的真值或一公認的對照值間的接近程度。準確度有時被稱之為真實度。

精密度（precision）：分析方法的精密度是用來表現從同一均質檢品多重取樣，在規定條件下所得到的一系列量測值之間的接近程度（分散程度）。

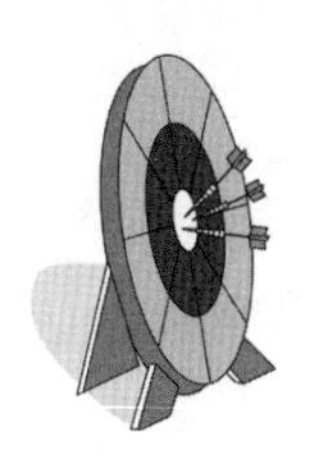
Good accuracy
Good precision

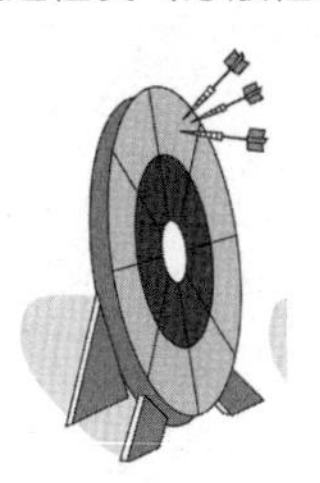
Poor accuracy
Good precision

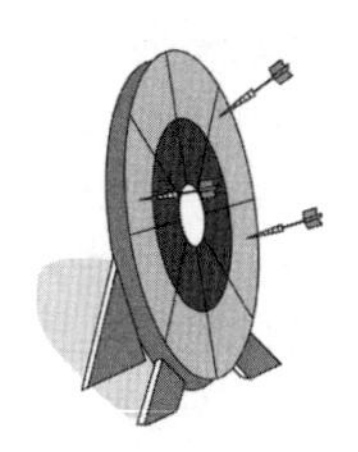
Poor accuracy
Poor precision

ICH 各種類型分析方法之比較

參數	鑑別	雜質試驗		含量測定
		定量限度	定性限度	
• 準確性（Accuracy）	No	Yes	No	Yes
• 精密度（Precision）				
重複性（Repeatability）	No	Yes	No	Yes
中間性精密度（Intermediate）	No	Yes	No	Yes
• 專一性（Specificity）	Yes	Yes	Yes	Yes
• 檢測限度（Detection Limit, DL）	No	No	Yes	No
• 定量限度（Quantity Limit, QL）	No	Yes	No	No
• 線性（Linearity）	No	Yes	No	Yes
• 範圍（Range）	No	Yes	No	Yes

精密度的性質可再區分為三

項目	說明
再現性（reproducibility）	指不同實驗室之間的精密性，且此不同實驗室乃進行共同研究。
中期精密性（intermediate precision）	指在同一實驗室內的精密性，如不同天或不同分析批次、不同操作者或不同儀器機組分析的結果的再現性。
重複性（repeatability）	指在同一實驗室內，由同一名操作人員用同一台儀器於短時間內所進行的分析再現性。

13.3 檢驗依據

為保證藥品的品質，很多國家都有自己的國家藥典，它是記載藥品標準和規格的國家法典，是一個國家管理藥品生產、供應、使用與檢驗的依據，通常都由專門的藥典委員會組織編寫，由政府頒布施行。

凡是藥典收載的藥品，其品質在出廠前均需經過檢驗，並符合藥典規定的標準和要求，否則不得銷售和使用。

藥典中列出許多分析方法，分別用於不同藥物的檢驗。所提出的方法必須是很成熟的方法，同時也是容易推廣和掌握的方法，因此儘管可能已經報導有很先進的或者用很新技術或儀器的方法，在沒有經過更多的考驗之前，還是不能收載在藥典中，換句話說，就是藥典中給出的方法並不是越新、越高級越好。

還有一點是，藥典中所規定的指標都是該藥物應達到的最低標準，各藥廠可制定出自己的高於這些指標的標準，以生產出更高品質的藥物。此外，藥廠也完全可以使用自己認為合適的分析方法進行藥品的品質控制，但是如果一旦產品品質出現問題，需要進行仲裁時，則要以藥典收載的方法為準。

衛生福利部食品藥物管理署（食藥署）為推動國內食品、藥品、化妝品及醫療器材認證檢驗機構（以下簡稱檢驗機構）之認證，在《檢驗機構實驗室品質系統基本規範》的內容，對於方法的選用與查證，指出：實驗室應使用適當的方法與程序執行實驗室活動，適當時，應包含量測不確定度的評估與數據分析的統計方法。

在食品的檢驗

1. 依據《食品安全衛生管理法》第 38 條由中央主管機關定之檢驗方法。
2. 食藥署公開之建議檢驗方法。
3. 國際間認可之方法。
4. 其他經確效之方法。

在藥品的檢驗

1. 載於《中華藥典》、《臺灣中藥典》、日本、美國、歐洲、英國等藥典及公定書之方法。
2. 食藥署公開之建議檢驗方法。
3. 其他經確效之方法。

在化妝品的檢驗

1. 食藥署公開之建議檢驗方法。
2. 國際間認可之方法。
3. 其他經確效之方法。

在醫療器材的檢驗

1. 食藥署公告之採認標準。
2. 國際組織標準。
3. 其他經確效之方法。

分析方法之確效，其主要目的就是在於確認該方法確實能適合於其所期望達到之目的。利用試驗設計來同時探討若干種確效指標，如專一性、線性、範圍、準確度以及精密度等，以對分析方法之能力提供完整而全面的訊息。

各驗證項目合格範圍

項目	合格範圍
專一性	不受賦形劑、分解產物影響。 peak 純度達 99 % 以上。
線性	至少 5 個濃度、r值大於 0.995 。
範圍	含量測定 80 % ~ 120 %。 含量均一度 70 % ~ 130 %。 溶離度試驗 Q ± 20 % 。
準確度	回收率 95% ~ 105 % 、 97% ~ 103 % 。

《中華藥典》第八版正文內的內容

卡本諾鈉錠
Carbenoxolone Sodium Tablets

本品所含$C_{34}H_{48}Na_2Q_7$應為標誌含量之95.0~105.0%。
本品可添加薄荷油作為芳香劑。

鑑別：

(1) 取含量測定項所製備相當於卡本諾鈉約 100 mg 之本品細粉溶於甲醇 10 mL，過濾。濾液蒸乾，取殘渣準照卡本諾鈉鑑別(1)項鑑別之。
(2) 取相當於卡本諾鈉約 200 mg 之本品細粉，加甲醇 10 mL 振搖，過濾。濾液蒸乾。取殘渣 5 mg 與雷鎖辛 50 mg 及 80% 硫酸 2 mL 相混合，於 200° 加。

《中華藥典》第三版正文內的內容

人參
GINSENG RADIX ET
RHIZOMA

Ginseng Root

本品為五加料 Araliaceae 植物人參 *Panax ginseng* C.A.Mey. 之乾燥根及根莖。栽培者稱「園參」，野生者稱「野山參」。

本品含人參皂苷Rg_1（Ginsenoside Rg_1）和人參皂苷Re（Ginsenoside Re）的總量不得。

13.4 治療藥物監測

治療藥物監測（therapeutic drug monitoring, TDM），是在藥物動力學原理的指導下，應用現代先進的分析技術，測定血液中或其他體液中藥物濃度，用於藥物治療的指導與評估。對藥物治療的指導，主要是指設計或調整給藥方式。

傳統的治療方法是平均劑量給藥，結果是一些患者得到有效治療，另一些則未能達到預期的療效，而且有一些還會則出現毒性反應。顯然，不同的患者對於劑量的需求是不同的。

這個原因是由於個體差異、藥物劑型、給藥途徑及生體可用率、疾病狀況、合併用藥引起的藥物相互作用等所造成的。

在沒有 TDM 技術以前，很難做到個體化給藥。因為臨床醫生缺少判斷藥物在體內狀況的客觀指標，也就無從找出上述因素中是哪些所引起的。例如，病人服藥後未出現預期的療效，除了藥物選擇不當之外，還可能由於劑量不合理、劑量偏小、給藥間隔過大、生體可用率低、藥物相互作用引起的酶誘導效應等原因造成的。

抗心律失常的藥物普魯卡因醯胺（procainamide），其治療濃度範圍較窄，僅靠臨床觀察，有時很難區別是劑量不足，還是過量引起的毒性反應。

多年來，已充分肯定 TDM 對藥物治療的指導與評估效果，例如經由 TDM 和個體給藥方案，使癲癇發作的控制率從 47% 提高到 74%；在 TDM 之前，地高辛（digoxin，強心藥）的中毒率達 44%，經過 TDM 及給藥方案調整後，中毒率控制可以在 5% 以下。

當藥物進入人體後，會與受體形成可逆的結合，進而產生藥理作用。對大多數藥物而言，藥理作用的強弱和持續時間，與藥物的受體部位的濃度呈正比。但是，通常我們只能測定血液中的藥物濃度。

血液中的藥物濃度與細胞外液及細胞內液的藥物濃度形成一個可逆的平衡，血液中的藥物濃度間接反映了藥物在受體部位的濃度。

多數藥物的血藥濃度與藥理效應具有良好的相關性。而有效血藥濃度範圍通常是指最低有效濃度與最低毒副反應濃度之間的血藥濃度範圍。臨床上常將此範圍作為個體化給藥的目標值，以期達到最佳療效和避免毒副反應。

值得注意的是，有效血藥濃度是一個統計學結論，並不適合於每一個人和每一個具體情況。血藥濃度與藥理效應之間的相關可能因某些因素如衰老、疾病、合併用藥等而產生變異，致使有效濃度範圍在某個病人個體內顯著地不同於一般人。

在臨床上，並不是所有的藥物或在所有的情況下都需要進行 TDM。血藥濃度只是藥效的間接指標。當藥物本身具有客觀而明顯的效應指標時，就不必進行監測。其次，血藥濃度如果不能預測藥理作用強度時，測定血藥濃度便毫無意義。有些藥物的血藥濃度範圍很大，憑醫生的臨床經驗給藥即可達到安全有效的治療目的，不需要 TDM。

需要進行TDM的情況

(1) 藥物的有效血藥濃度範圍狹窄，如強心苷類。
(2) 同一劑量可能出現較大的血藥濃度範圍差異的藥物，如三環類抗憂鬱藥。
(3) 具有非線形藥代動力學特徵的藥物，如茶鹼等。
(4) 肝腎功能不全或衰竭的患者使用主要經肝代謝消除（茶鹼等）或腎排泄（氨基甙類抗生素等）的藥物時，以及胃腸道功能不良的患者口服某些藥物時。
(5) 長期用藥的患者，依從性差，不按醫囑用藥；或者某些藥物長期使用後產生耐藥性；或誘導（或抑制）肝酵素的活性而引起的藥效降低（或升高），以及原因不明的藥效變化。
(6) 懷疑患者藥物中毒，尤其有的藥物的中毒症狀與劑量不足的症狀類似，而臨床又不能辨別的。
(7) 合併用藥產生相互作用而影響療效的。
(8) 藥物動力學的個體差異很大。
(9) 常規劑量下出現毒性反應，診斷和處理過量中毒，以及醫療事故提供法律依據。
(10) 當病人的血漿蛋白含量低時，需要測定血中游離藥物的濃度，如苯妥英鈉。

TDM讓治療方案的優化示意圖

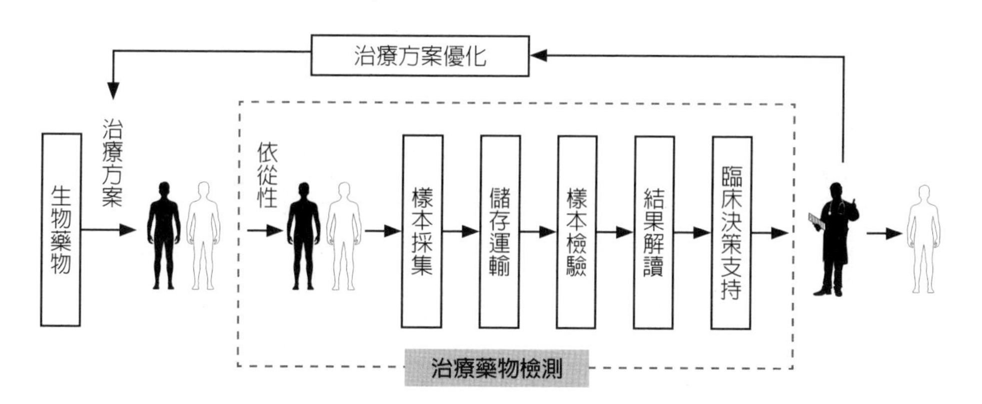

TDM時干擾物質對檢測結果的影響

項目	內容
干擾物質的種類	1. 內源性物質：如膽紅素、纖維蛋白。 2. 併用藥物：結構類似物、中草藥。 3. 前驅藥物或代謝產物。
影響類型	1. 影響檢測結果，導致結果偏高。 2. 影響檢測過程，如纖維蛋白導致管路堵塞。

13.5 色層分析

色層分析法 (chromatography) 是俄國植物學家 Mikhail Tswett 在 1903 年研究葉綠素化學時發現的，他利用溶液將色素流經一個填滿細粉狀碳酸鈣的白堊柱，將綠色葉子中的色素分離。由於葉綠素可以在吸附劑上形成許多色素，所以把它就做「色層分析法」。

色層分析法簡稱為層析法，1950 年代之後飛速發展，歷史上曾經先後有兩位化學家，因為在層析領域的突出貢獻而獲得諾貝爾化學獎，此外層析法還在 12 項獲得諾貝爾化學獎的研究工作中扮演關鍵的角色。

層析系統的兩個主要組成為固定相及流動相，二者各有不同的極性或非極性強度；樣品成分分子因其自身極性的強弱，與此二相的親和力不同。與固定相親和力大者，容易滯留在原地；與流動相親和力大者，易隨流動相移動，因而達成分離的目的。混合物中的成分藉由流動相的攜帶流經固定相，因樣品中成分有不同的遷移速率而將之分離。

層析法有兩種型態，一為管柱層析法，固定相在細的管柱，流動相利用壓力或重力流經固定相。另一種為平板層析法，流動相利用毛細現象或重力作用流經固定相。

這種親和力的產生，決定於樣品成分或兩相物質的化學本質，是屬於極性或非極性，並遵循「like dissolves like」（性質相近者互溶）的原則；即極性分子易溶入極性的固定相或流動相，非極性分子則易溶入非極性者；一個樣品成分分子，則依其極性大小在此兩相間做選擇。

層析法的應用根據目的可分為製備性層析和分析性層析兩大類。

製備性層析的目的是分離混合物，獲得一定數量的純淨組分，這包括對有機合成產物的純化、天然產物的分離純化以及去離子水的製備等。

相對於層析法出現之前的純化分離技術如重結晶，層析法能夠在一步操作之內完成對混合物的分離，但是層析法分離純化的產量有限，只適合於實驗室應用。

分析性層析的目的是定量或者定性測定混合物中各組分的性質和含量。定性的分析性層析有薄層層析、紙層析等，定量的分析性層析有氣相層析、高效液相層析等。

層析法是分析化學中應用最廣泛發展最迅速的研究領域，新技術新方法層出不窮。

高效能液相層析法（high performance liquid chromatography, HPLC）是定性和定量分析中最為常用的分析方法之一。HPLC 可以對含有多種溶質成分的樣本進行快速且同步的定性和定量分析。分析的靈敏度範圍很廣，可因應裝置的組成以及分析條件的設定，從 % 到 ppt 量級皆可測出。分析物是否可以分離，由「固定相」與「流動相」的組合決定，分析結果具有較高的再現性。

八種美國仙丹（類固醇）利用高效液相層析儀分析的層析圖譜

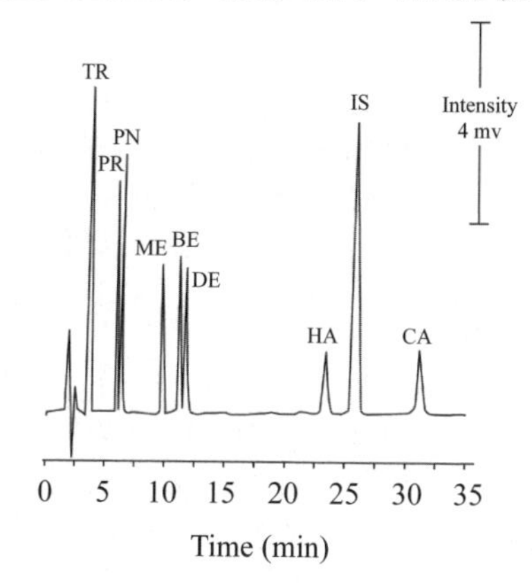

各簡稱代表的藥物如下：
betamethasone (BE)、cortisone acetate (CA)、dexamethasone (DE)、hydrocortisone acetate (HA)、methylprednisolone (ME)、prednisolone (PR)、prednisone (PN)、triamcinolone (TR)

色層分析之卡通圖

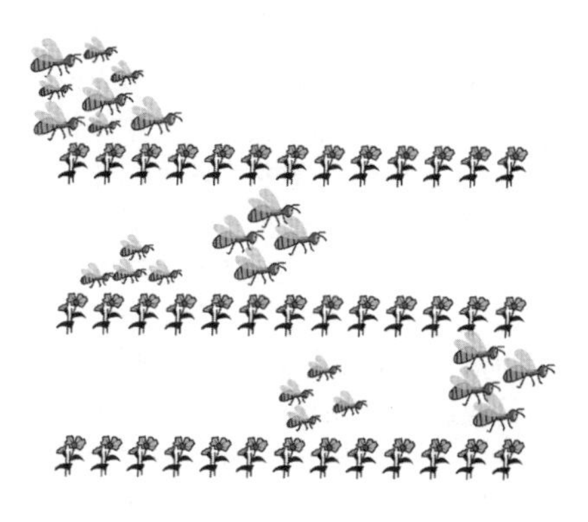

上圖：大、小蜜蜂就像兩種不同的成分，它們飛入花叢（固定相）。
中圖：小蜜蜂被花叢吸引，停下採蜜；大蜜蜂覺得花小不夠看，繼續往前飛。
下圖：大、小蜜蜂分開了。

薄層層析法（thin-layer chromatography, TLC）

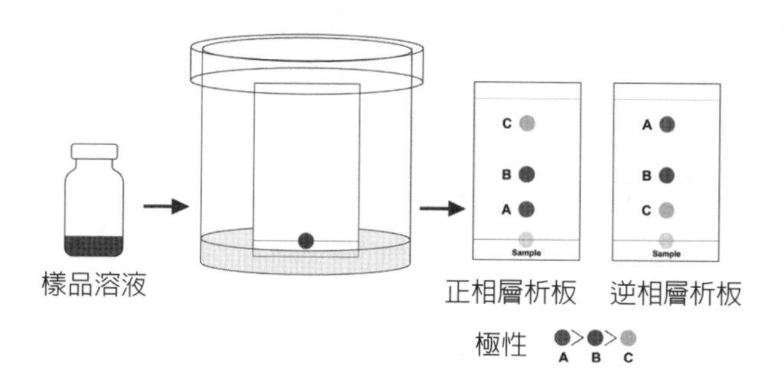

13.6 質譜

1912 年湯姆遜（J. J. Thomson）用以發現質量數爲 22 氖的同位素的陽極射線管乃質譜儀（mass spectrometer）的前身。1943 年美國加州統一工程中心製造第一部商業質譜儀售予大西洋煉油公司以作分析石油成分之用。

質譜分析法（mass spectrometry, MS）是將樣品轉變成高速運動的帶正電離子，在電場與磁場的作用下，依據離子的質量與電荷的比值（荷質比，m/z, mass-to-charge ratio）不同進行分離。每個化合物呈現出的質譜圖皆不盡相同，因此，我們可說質譜圖具有類似身分鑑定的功能，以定性的方法幫助我們鑑別樣品分子。

質荷比（m/z, mass-to-charge ratio）m 代表質量，z 代表離子的電荷數。移除的電子數即爲電荷數 z（對於正離子而言）。m/z 代表質量除以電荷數，亦作爲質譜圖中的橫軸單位。在質譜分析中，當分子中的一個電子被移除時，會形成單一電荷的離子。如果移掉兩個電子，則會形成帶雙電荷的離子。

以氣相層析（GCMS）分析時，z 通常爲 1，因此 m/z 值通常可直接視爲分析物的質量。

隨著電子技術發展，質譜儀製造日益精確完備，不但成爲化學分析的必備工具，而且廣泛應用於核子物理、生物醫藥，以及地質冶金、環境科學等如能降低製造成本，簡化操作技術，其發展將更不可限量。

經由質譜儀的分析可得到各種有價值的樣品訊息如元素分析、化學結構的決定、直接精確的分子質量測定、混合物中各組成的分析。質譜儀可以藉由解讀分子的碎片「指紋」，而推知它碎裂前的結構。

樣品進入質譜儀之前，經由液相或氣相的層析分離，它的背景干擾已大幅下降，二次質譜的技術更能有效降低其他化學分子所造成的雜訊干擾，大幅提升偵測的靈敏度，所以，藉由準確的分子訊息及高靈敏度，質譜儀能有效地偵測微量化學物質。

質譜儀主要分成三個部分，離子源、質量分析器及偵測器。其基本原理是使樣品在離子源（ion source）中被轉化成帶電荷的離子，這些帶電荷的離子再經由質量分析器中電場（或磁場）的作用達到空間或時間上分離，這些離子被偵測器（detector）偵測後即可得到質荷比與相對強度的圖譜，稱爲質譜圖。

質譜儀在生命科學上的應用，特別是對蛋白質的分析，是質譜儀近年來最重要的發展。

質譜儀因其高靈敏度，分析速度，分析複雜樣品的解析能力而成爲蛋白質分析領域最重要的技術。許多人認爲沒有質譜儀即沒有蛋白質體學。

嗎啡的質譜圖，數字285、268、215、228等代表嗎啡分子的碎片

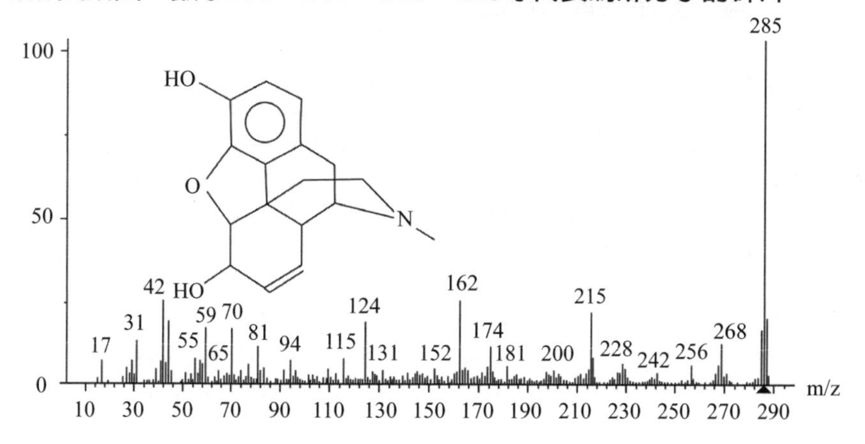

碎片285、268、215、228等可能的結構式

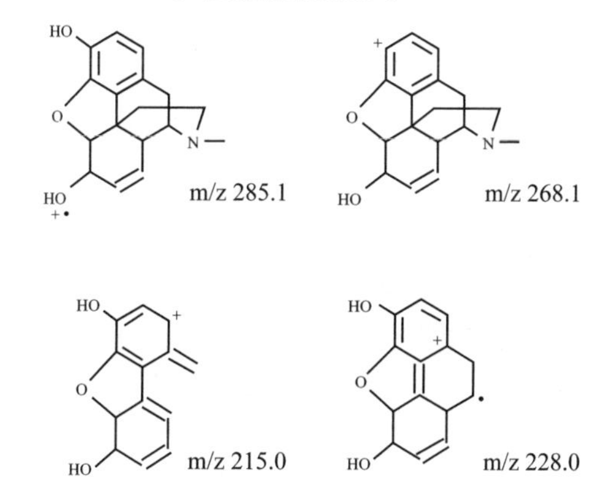

質譜儀示意圖

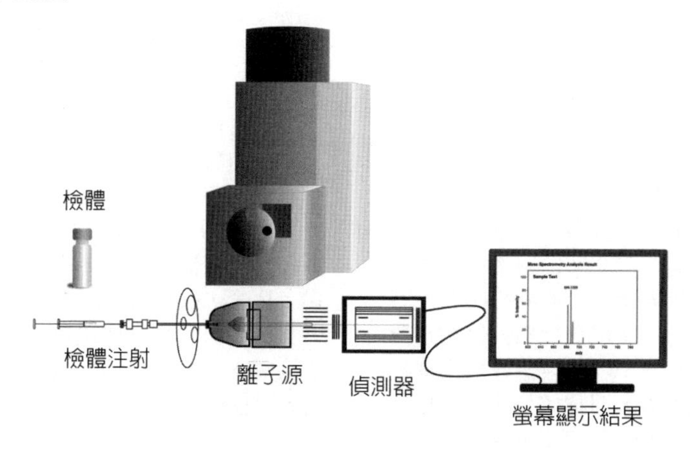

13.7 運動禁藥檢驗

奧林匹克運動會創辦以來，即以和平、健康及公平競爭爲宗旨，所有運動員均得在此一前提下各憑本事爭取最好成績。但是，由於競爭的激烈及醫藥的發達，於是一些運動員開始藉著藥物的幫助來改善訓練效果、調整體能狀況，以便爭取勝利。

1955 年在法國開始一系列的興奮劑檢測，此一檢測發現有 20% 的運動員有服用興奮劑的現象，1960 年羅馬奧運和 1967 年法國公路大賽中，都有自由車選手服用安非他命而休克致死，這些事件震驚了奧委會，於是在 1967 年，奧委會的醫學委員會通過了禁止使用興奮劑的禁令，並於 1968 年在法國 Grenoble 所舉行的冬季奧運會開始列入官方檢驗。

自運動員實施運動禁藥（doping）檢驗以來，迄今已達數十餘年，其間時有駭人聽聞的使用禁藥案例，如 1988 年的加拿大班．強生被檢出使用類固醇，1993 年再度被發現使用藥物，遭永久禁賽；1991 年阿根廷馬拉度納使用古柯鹼（cocaine），1994 年再度使用興奮劑。這些案例使國際體壇對禁藥關切的程度，已到談藥色變的地步。

由於醫藥及科技的進步，競技選手所使用的增強術亦不斷地增加，故在禁藥種類的規定上亦有增加或修改。

國際奧委會禁藥種類限制不得使用的藥物共有五大類，包括：

1. 興奮劑：運動員使用禁藥最早被報導的是興奮劑，興奮劑主要分爲擬交感神經作用藥、擬交感神經胺類、局部麻醉劑、黃嘌呤及中樞神經刺激劑五大類。運動員使用興奮劑的目的在改變行爲和能力，刺激中樞或自主神經提高肌肉效率，抑制疲勞使運動更爲持久，或凝聚爆發力使競技更爲有力。
2. 麻醉性止痛劑：此類藥物可減少大腦皮質對疼痛的感受性，運動員使用後由於對疼痛的忍受力增高，常造成嚴重的運動傷害。麻醉性止痛劑使用後具欣快感、成癮性及依賴性，極易造成濫用，衍生個人與社會問題。
3. 同化性物質：同化性雄性類固醇可直接增加肌肉中蛋白質的合成及促進同化性雄性素荷爾蒙的分泌，所以適當的服用會增加身體的重量，尤其是對於淨體組織。若是配合高強度的運動及適當的飲食，亦可增加肌肉力量。
4. 利尿劑：利尿劑通常用於治療高血壓，使用利尿劑的選手，主要爲有體重分級的項目，如：舉重、健力、跆拳、摔角等，爲迅速減輕體重以參加次一量級的比賽。而另一個目的則爲隱蔽其他藥物的存在，用於增加運動員的尿液產量，藉以稀釋體內其他的藥物，而逃過被檢出的命運。
5. 胜肽類、擬胜肽類荷爾蒙及類緣物：(1) 人類絨毛膜性腺激素：讓體內睪丸素及上睪丸素增加，使其比值可以接近正常，而無法檢驗出選手是否有使用類固醇的藥物。(2) 腎上腺皮質激素：降低訓練或比賽時的睡意及疲憊感，提高情緒。(3) 人類生長激素。(4) 紅血球生成素：增加身體的攜氧能力，就可以提升有氧耐力運動的成績。(5) 類胰島素：可自血液中運送更多的葡萄糖進入骨骼肌。

運動員禁藥檢驗大都以驗尿方式進行，尿液的採用是以專人對著運動員，親眼交出尿液樣本，或用三塊反射鏡方式，隔著玻璃監視交出樣本。以前有男女運動員會用汽球或保險套預先放入及格樣本，塞入體內或陰道於檢驗時取出，以便蒙混過關！

申請治療用途豁免流程圖：運動員如因治療病症而必須使用到禁用清單上的禁用物質或方法時，須申請治療用途豁免（therapeutic use of exemption, TUE）

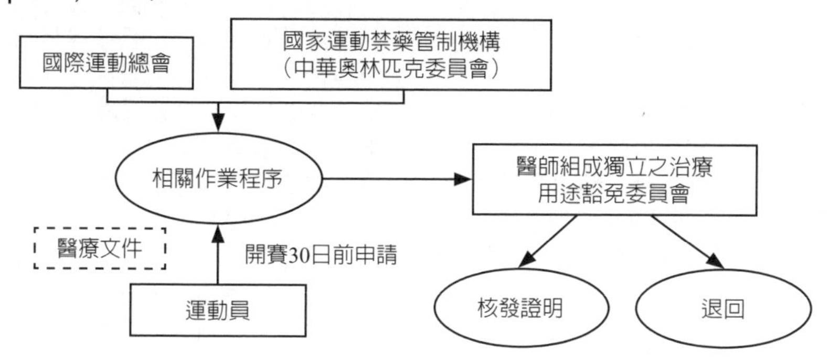

藥物中的禁藥風險防範

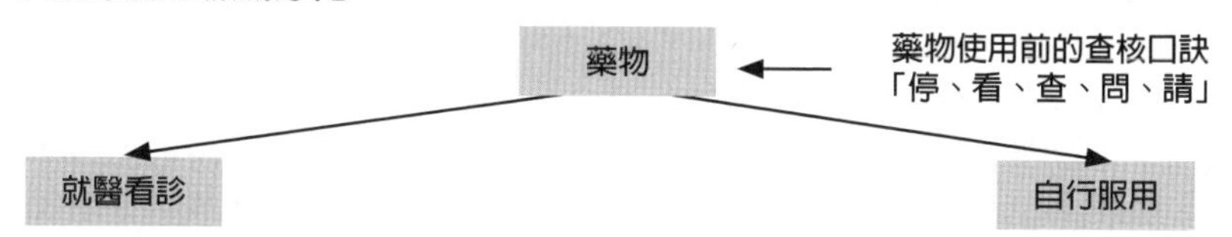

藥物
藥物使用前的查核口訣
「停、看、查、問、請」
就醫看診
自行服用

管理方式：
1. 選手於用藥前使用「運動禁藥查詢系統」確認藥物安全。
2. 若因治療需使用禁用物質，事先申請治療用途豁免。
3. 不確定，使用藥物諮詢服務。

管理方式：
1. 選手於用藥前使用「運動禁藥查詢系統」確認藥物安全。
2. 知道在用藥前應先諮詢專業人事。
3. 若無必須，應避免服用來路不明的藥物。

以2019年為例，違反運動禁藥管制規則件數合計共1,912件，來自於89種運動種類賽項、117個國家。

前十大違反運動禁藥管制規則運動種類		
	運動種類	件數
1	健美	272
2	田徑	227
3	自由車	179
4	舉重	160
5	健力	119
6	足球	82
7	橄欖球	72
8	角力	55
9	游泳	50
10	拳擊	38

前十大違反運動禁藥管制規則國家		
	國家	件數
1	俄羅斯	167
2	義大利	157
3	印度	152
4	巴西	78
5	伊朗	70
6	法國	62
7	美國	62
8	哈薩克	49
9	波蘭	47
10	烏克蘭	46

14.1 藥品分級

衛生福利部是主掌全國醫藥、食品衛生的最高行政主管機關，負責審理有關醫療藥品等查驗登記事宜。

《藥事法》是藥品製造、販賣最重要的法律，除了《藥事法》外，其他關於藥品製造、販賣、輸入輸出等具體管理，還散見於各種不同的法規之中，最常見的還是以行政命令發布的各種辦法，這些行政命令多且複雜。

《藥事法》主要規範有藥商、藥局、管制藥品及毒劇藥品、藥物廣告的管理、藥品的調劑、藥物的查驗登記、藥物的販賣及製造等七大部分。

我國的藥政法規的趨勢，不論是新藥還是學名藥的管理，都是以安全性與有效性的管理爲核心。

衛生福利部把藥品依安全性分爲三級：處方藥（需由醫師全程監控服用，由醫師處方，才能請藥師調劑取藥）、指示藥（需由醫師或藥師指示服用）及成藥（安全性較高，用來治療可以自我判斷、自我處理的不適）。

此外，有些藥品因具有成癮性、習慣性及依賴性，如流於濫用或非法使用，則不但危害個人身體健康，並使民眾受害，造成社會問題，目前衛生福利部已依《管制藥品管理條例》將成癮性麻醉藥品、影響精神藥品及其他認爲有加強管理必要的藥品（如 RU486）列爲管制藥品，並依其習慣性、依賴性、濫用性及社會危害性的程度，分四級管理。

醫師使用第一級到第三級管制藥品，應開立管制藥品專用處方箋。

凡是製造或輸入藥品，應先向衛生福利部申請查驗登記，經核准發給藥品許可證後，始得製造或輸入，因此，合法藥品在外盒包裝及說明書（俗稱：仿單）上必定刊載許可證「衛 (部) 署藥製字或輸字第□□□□□□號」。

不合法的藥品則可依其違法事實的不同分爲以下三種：

1. 僞藥：指藥品經稽查或檢驗有下列情形之一者：(1) 未經核准，擅自製造者。(2) 所含有效成分的名稱，與核准不符者。(3) 將他人產品抽換或摻雜者。(4) 塗改或更換有效期間的標示者。
2. 禁藥：係指藥品有下列情形之一者：經中央衛生主管機關明令公告禁止製造、調劑、輸入、輸出、販賣或陳列的毒害藥品。未經核准擅自輸入的藥品。但旅客或隨交通工具服務人員攜帶自用藥品進口者，不在此限。
3. 劣藥：係指 (1) 擅自添加非法定著色劑、防腐劑、香料、矯味劑及賦形劑者。(2) 所含有效成分之質、量或強度，與核准不符者。(3) 藥品中一部或全部含有汙穢或異物者。(4) 有顯明變色、混濁、沉澱、潮解或已腐化分解者。(5) 主治效能與核准不符者。(6) 超過有效期間或保存期限者。(7) 因貯藏過久或貯藏方法不當而變質者。(8) 裝入有害物質所製成之容器或使用回收容器者。

藥品分級比較表

項目	成藥	指示藥	處方藥
藥品分級	普遍級	輔導級	限制級
安全性	高	次等	特別注意
藥效	緩和	中等	強
取得方式	可自行購買	經醫師、藥師、藥劑生指示下使用	經醫師開立處方藥師調配下使用
範例	曼秀雷敦、綠油精、紅藥水	普拿疼、保力達、維士比、香港腳藥膏、善存	高血壓用藥、糖尿病用藥、威而鋼、抗生素

《藥事法》過期藥品管理

項目	罰則
第20條：塗改或更換有效期間之標示者，係屬偽藥	1.第82條：製造或輸入偽藥或禁藥者，處十年以下有期徒刑，得併科新臺幣一億元以下罰金。 2. 第83條：明知為偽藥或禁藥，而販賣、供應、調劑、運送、寄藏、牙保、轉讓或意圖販賣而陳列者，處七年以下有期徒刑，得併科新臺幣五千萬元以下罰金。
第21條：超過有效期間或保存期限者，係屬劣藥	第90條：製造或輸入劣藥者，處新臺幣十萬元以上五千萬元以下罰鍰；販賣、供應、調劑、運送、寄藏、牙保、轉讓或意圖販賣而陳列劣藥者，處新臺幣三萬元以上二千萬元以下罰鍰。

自用藥物輸入限量規定

出國購買保健食品、西藥或中藥材等回國自用，必須符合規定範圍及限額，而且以本人自用及家用者為限，這些行李物品可免稅且免辦輸入許可證。

西藥	非處方藥	每種至多十二瓶（盒、罐、條、支），合計以不超過三十六瓶（盒、罐、條、支）為限。
	處方藥	未攜帶醫師處方箋（或證明文件）以二個月用量為限。 有攜帶醫師處方箋（或證明文件）以六個月用量為限。
	針劑產品	須攜帶醫師處方箋（或證明文件）。
中藥	中藥材	每種至多一公斤，合計不得超過十二種。 應檢附醫療證明文件（如醫師診斷證明），且不逾三個月用量為限。
	中藥製劑	每種至多十二瓶（盒），合計以不超過三十六瓶（盒）為限。 應檢附醫療證明文件（如醫療診斷證明），且不逾三個月用量為限。
錠狀、膠囊狀食品		最多十二瓶（盒、罐、包、袋），合計以不超過三十六瓶（盒、罐、包、袋）為限。
隱形眼鏡		單一度數60片，唯每人以單一品牌及2種不同度數為限。

14.2 中藥的管理

中藥自古以來，多以「藥食同源」的養生與治療方式存在，其在食用與藥用的界限並不明確。依現行法律規定，凡「載於《中華藥典》或經中央衛生主管機關認定的其他各國藥典、公定的國家處方集，或各該補充典籍；使用於診斷、治療、減輕或預防人類疾病；或其他足以影響人類身體結構及生理機能的原料藥及製劑，皆涉屬藥品範疇。

依目前的規定，任何形式的中藥，只要是宣稱治療效果，就需以藥品加以管理，除此之外，並未將中藥特別加以定義。至於中藥在品質管制、使用與流通管理上，與西藥的模式大致相同，僅在中藥的管理方面，規定需由中醫師或修習中藥課程達適當標準的藥師管理其品質與販賣。

中藥在現行《藥事法》中，分為中藥材及中藥製劑二種。中藥材係單味藥材，以藥食同源方式管理，不需查驗登記申領許可證；可以作為藥品在中藥房販賣，部分品目也可以作為食品在一般商行販賣。作為食品之用者，則規定不得宣稱療效。

中藥材是源於自然界得供藥品使用的植物、動物、礦物及其經中醫藥理論加工（淨製、切製或炮製以達到臨床的減毒、增效、改變藥性後的製成品），供中醫治療用途（或供調劑、調配、製劑使用）者。

中藥製劑則應以固有成方製劑的形式，向衛生福利部申請查驗登記。

固有成方製劑，係指依中央衛生主管機關選定公告具有醫療效能的傳統中藥處方調製（劑）的方劑。現行中藥製劑分為中醫師處方藥、成藥及調劑專用（單味藥），凡以濃縮萃取方式製造者多以處方藥核定，其餘則為以「作用緩和、無積蓄性、耐久儲存、使用簡便，並明示其效能、用量、用法，標明成藥許可證字號，其使用不待醫師指示，即供治療疾病之用」的成藥形式核准上市。

對於中藥製劑的製造與審查，依據衛生福利部公布的《中藥查驗登記審查須知》，係以公告「基準方」供作核定各類藥品的處方依據。另外廠商如以《醫宗金鑑》、《醫方集解》、《本草綱目》、《中國醫學大辭典》及《中國藥學大辭典》等典籍所記載的各類方劑申請作為處方依據，亦得經過審查程序後決定是否同意作為處方依據。

中藥濃縮製劑從 1995 年全民健康保險開辦後，對於中藥給付，以 GMP 中藥濃縮廠製造之「調劑專用」及「須由醫師（中醫師）處方使用」的中藥濃縮製劑為主，飲片（初步加工或經過炮製後，直接用於配方的中藥材）改以自付額。

濃縮中藥製劑之劑型有丸劑、散劑、顆粒劑、細粒劑、錠劑、膜衣錠劑、糖衣錠（丸劑）、膠囊劑等。品質檢查，包括性狀檢查、一般檢查〔平均重（容）量、重（容）量差異、崩散度試驗、pH 值、比重及尺寸〕、鑑別檢查、雜質檢查（乾燥減重、重金屬試驗、總灰分及酸不溶性灰分）及含量測定檢查（水抽提物、稀醇抽提物、含糖量及含醇量）。

中藥品質管理架構

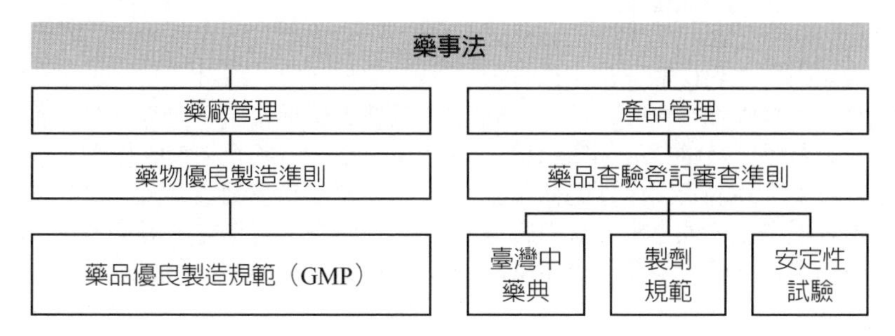

中藥管理生命週期

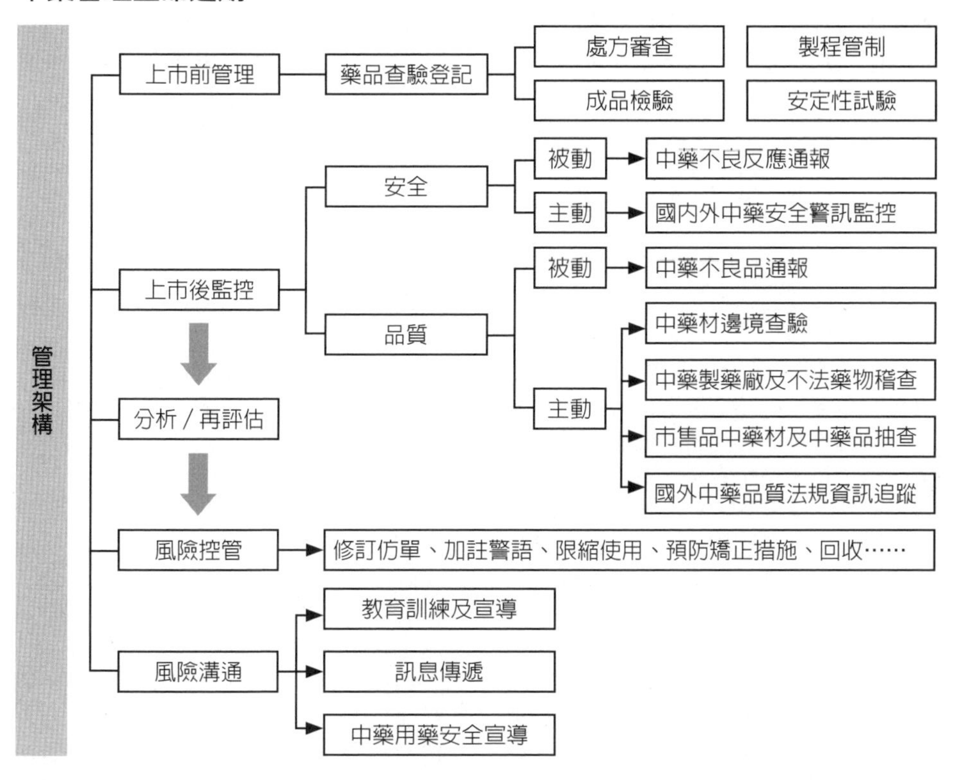

中藥新藥相關法規

中藥新藥臨床試驗基準
藥品優良臨床試驗規範
GCP
中藥新藥
中藥新藥臨床試驗
查驗登記審查準則
醫療法

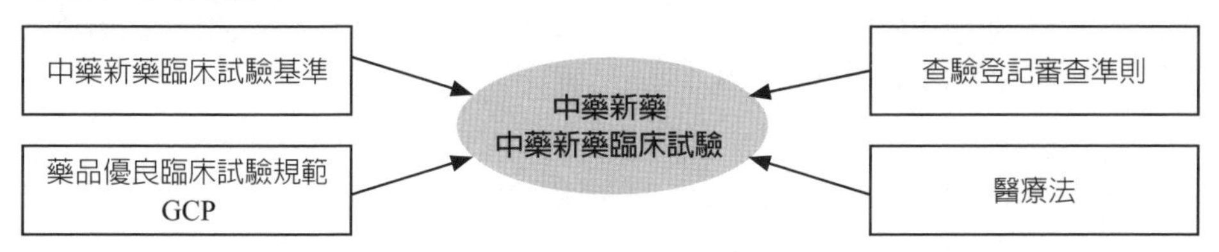

14.3 藥品回收

現代藥品的研發到核准上市，均有嚴謹的規範，從基礎的藥物性質研究，到以實際病患對照比較藥效的臨床試驗，提供療效與安全性的資料，經過衛生主管機構審查通過後才能上市，雖然經過這些嚴格的過程把關，但並不表示藥品一經核准就安全無虞。

各國均對新上市的新成分藥品，訂定「新藥安全監視期」，規定藥廠在新藥上市後一段時間內，須定期通報該藥品相關的不良反應等，尤其是在藥品上市前未曾發現或發生比率明顯不同的不良反應，供藥政主管機關評估是否採取必要措施，例如：仿單加刊警語、注意事項、藥品回收、禁用，或進行藥品再評估作業等。

對於藥品安全把關的另一道防線是「藥物不良反應通報制度」，一般所謂藥品的「副作用」，專業的稱呼是「藥品不良反應」，指正常劑量使用藥品之後，所發生不適或導致傷害的情況。因爲藥品上市前臨床試驗人數至多上千人，但上市後使用者遠大於此，某些不良反應可能在這個階段才浮現。

當藥品安全監視制度發現，某一藥品的不良反應有別於上市前的安全性資料時，一般會先要求在仿單加強警語或注意事項說明，若不良反應證據發現顯著差別的危害時，通常在考量有其他同類藥品可使用及病患安全前提下，藥廠會做成下市並回收藥品的決定。藥品下市及回收制度在國外已行之有年，藥廠會在衛生主管機關監督下，回收已發出的藥品，包括病患手中的剩藥，以美國爲例，病患手邊的剩藥甚至可直接退還給藥廠。

藥品回收（recall）是一項相當特殊的消費者保護措施，它可能在藥品事故發生之前即時阻止損害的發生，也可能是已有藥品事故發生之後，藉由藥品回收防止更多人受傷害，但是，藥品回收對於已經受害的消費者，並無任何彌補作用。

回收這個動作一向是業者不到最後絕不施行的方法，因爲回收對於業者本身聲譽有相當大的衝擊，藥品回收是一項意義重大的動作，它可顯現出上市後藥品安全監視成效的成果。

通常我們在日常生活的認知中，業者會進行回收某項產品，表示該產品必定有瑕疵，所以，一旦藥品回收的理由見諸於大衆，馬上會有許多訴訟隨之而來，因爲受害人已經認定其所受的藥品不良反應，必定與服用該藥品有因果關係。

其實，相較於需要經過法律程序的扣押查封或任何法律處分，藥品回收是對於市場上有違法、缺陷的產品移除的最快速且花費最少的方式。

以受國際醫藥界相當注目及衝擊的藥品下架事件爲例，美國默克藥廠（Merck）於 2004 年 9 月召開記者會，正式宣布全球回收其用來治療關節炎（Cox-2 抑制劑）的暢銷藥偉克適®（Vioxx®），此藥品在 2003 年全球銷售額爲 25 億美元，此事件對藥廠與消費者都造成不小的影響，因此不論是新藥研發研究人員或藥廠，在藥物研究的過程中不僅要在利基與危機間求取平衡與突破，也要顧及到廣泛病患的權利與社會義務。

1980至1998年在美國市場下市的藥品

商品名（學名）	下市原因	上市年分	下市年分
Selacryn®（tircrynafen）	肝壞死	1979	1980
Oraflex®（benoxaprofen）	肝壞死	1982	1982
Zomax®（zomepirac）	過敏性休克	1980	1983
Merital®（nomifensine）	溶血性貧血	1985	1986
Suprol®（suprofen）	側邊痛症候群	1986	1987
Enkacid®（Encainide）	過高的死亡率	1987	1991
Omniflox®（temafloxacin）	溶血性貧血	1992	1992
Manoplax®（flosequinan）	過高的死亡率	1992	1993
Redux®（dexfenfluramine）	心血管疾病	1996	1997
Pondimin®（fenfluramine）	心血管疾病	1973	1997
Seldane®（terfenadine）	藥品交互作用／致命的心律不整	1985	1998
Posicor®（mibefradil）	多重藥品交互作用	1997	1998
Duract®（bromfenac）	嚴重肝毒性	1997	1998

藥品製造或輸入業者應回收期限

分級	期限
第一級	自公告之次日或依法認定應回收之日起1個月內。
第二級	自公告之次日或依法認定應回收之日起2個月內。
第三級	自藥品許可證到期日之次日起或包裝、標籤、仿單經核准變更之次日起6個月內。

藥品上市後品質控管

＊減少市售具品質疑慮藥品影響範圍 → 藥品回收
＊避免風險再發生 → 執行預防矯正措施、暫停販售

製造廠端

- 限期改善（品質管理系統）
- 停止製造廠製造
- 不受理該製藥廠其他藥物之新申請案件
- 廢止製造許可

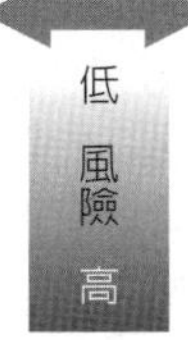

產品端

- 限期改善，必要時重新修正產品品質資料
- 產品下架或回收
- 產品暫停製造
- 不准許可證展延
- 廢止藥品許可證

14.4 GMP

要製造品質優良可靠的藥品，應該要受過訓練的人員，在合乎規定條件的場所，用合於既定規格的原料、材料，依照規定的方法和步驟，製造出品質均一而符合既定規格的產品，這就是 GMP（good manufacturing practice，優良藥品製造規範）的精神。

GMP 就是要確定一種良好的作業制度來製造藥品，在這個制度下，從原料入廠，到成品包裝出廠，全部過程都納入嚴密而有組織的管理，從而能保證生產品質優良，效果確實的藥品。

實施 GMP 的主要目的，狹意而言（就產品觀）是要將人為的錯誤降至最低；防止藥品的汙染與品質低劣；建立均一、再現性的高品質管理制度；技術性阻擋進口藥物。廣義而言（就世界觀）：為期順應世界潮流及趨勢，提升中藥製造廠環境，提供良好藥品品質，維護民眾用藥安全；另外為了因應加入 WTO 後產業將面臨的衝擊，提升產業競爭力。

一個 GMP 藥品製造工廠，應該具備以下的條件才能生產好的藥品：

1. 應有適當的建築設施、空間及設備。
2. 所有作業均應分別制訂明確的書面作業程序。
3. 應有經適當訓練能正確執行任務的作業人員。
4. 應使用合於既訂規格及儲存條件的原料、成品容器、封蓋、標示材料與包裝材料。
5. 所有製程應符合既訂的作業程序，並以明確而易評估的方式記載與保存足以追溯每批成品製造、加工、包裝、儲存、運銷等過程的紀錄、以確保成品數量品質合於既訂規格。
6. 成品應有適當的儲存與運銷制度，並建立足以迅速收回已運銷成品的系統。

所以，GMP 最主要的精神是重複核對、製造留紀錄、凡事可追溯、檢驗合格才可出貨。GMP 藥廠每兩年需要接受後續查廠通過後，才可以被稱為 GMP 藥廠。

1999 年 4 月臺灣公布《優良藥品確效作業基準》（CGMP, current GMP），要求全臺製藥產業在 5 年內全面實施。CGMP 是國際公約的製藥基準、相互認證的藥品生產規範。

確效，就是產品在生產過程中確實能持續穩定的達到預期的效果；生產藥品必須符合所應有的特性與安全性。CGMP 在 GMP 基礎上將藥品製造相關環節（包括供水與空氣處理系統），設備安裝、操作及其性能、設備清潔、製程及各種分析方法等也納入藥品生產過程確效管理中。

PIC/S GMP（Pharmaceutical Inspection Co-operation Scheme GMP）是國際醫藥品稽查協約組織，其會員為各國之「西藥 GMP 稽查權責機關」，該組織的使命為透過會員間的交流，而達到稽查品質系統的一致性，並持續致力於促進西藥 GMP 之國際協合及標準一致化。PIC/S GMP 除要求製程避免交叉汙染、防止混淆等生產與品質管制作業等嚴格控管外，對於無菌製劑產品或高致敏性、細胞毒類、女性荷爾蒙類等特殊產品的生產作業，強調其風險控制。確保原料藥品質及落實源頭管理。運銷面（GDP）強化藥品運銷鏈的管控。

國際GMP觀念不斷提升

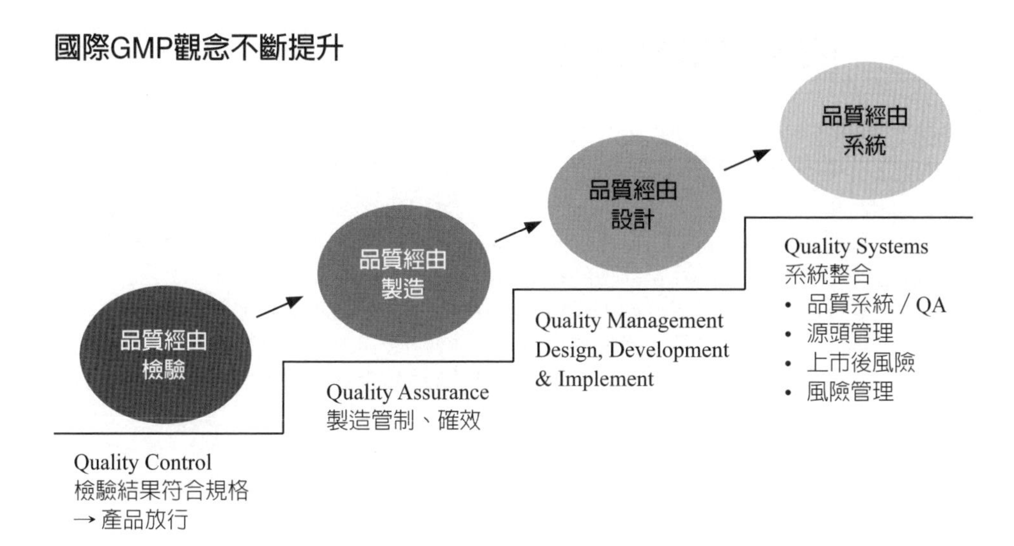

藥品管理架構

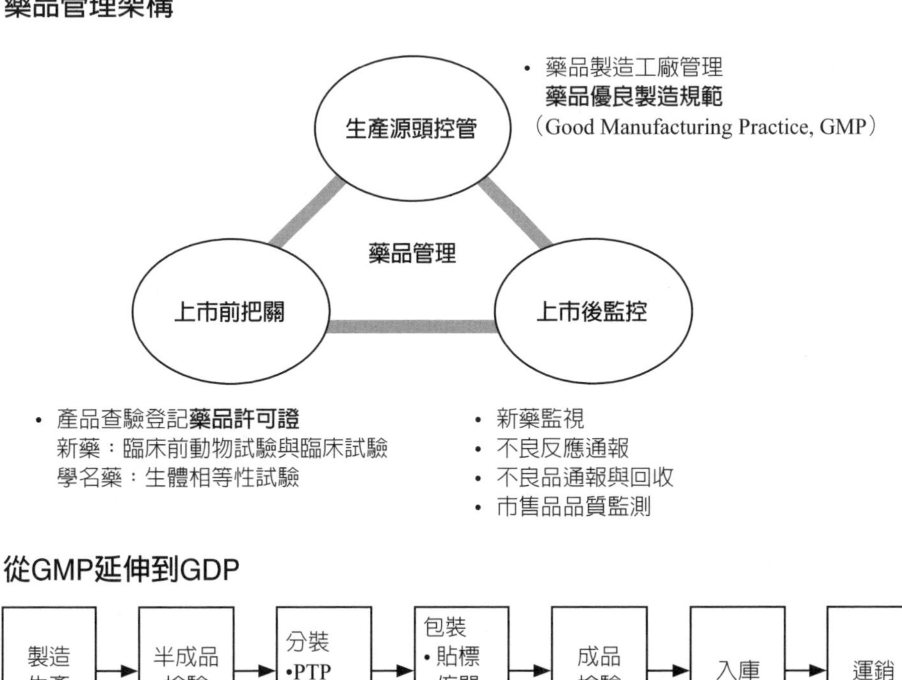

從GMP延伸到GDP

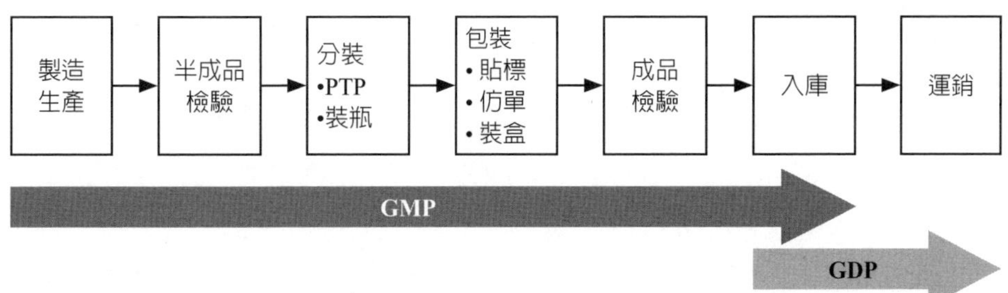

14.5 藥物查驗登記

藥品查驗登記程序的目的是政府基於保障民眾用藥安全及爲管 藥品製造、輸出入及販賣。

藥品查驗登記是藥品，尤其是新藥許可最重要的環節，需要辦理查驗的物件包括新藥製造、輸入藥品、輸入原料藥、醫療器材、生物製劑等。查驗登記許可後才准予製造、輸入和販賣，查驗必須事先提交申請，提供檢品，附藥品臨床試驗報告。

藥品查驗登記之相關規定，規範於《藥事法》第四章，藥品之製造及輸入皆需向中央衛生主管機關申請藥品查驗登記，經核准並核發藥品許可證後，始得製造或輸入。藥品許可證變更、移轉登記及藥品許可證展延登記、換發及補發，均需依法辦理。

中央衛生主管機關於核發新藥許可證時，應公開申請人檢附之已揭露專利字號或案號。新成分新藥許可證自核發之日起 3 年內，其他藥商非經許可證所有人同意，不得引據其申請資料申請查驗登記。

藥品查驗登記申請條件、審查程序、核准基準及其他應遵 之事項規範於《藥品查驗登記審查準則》。

《藥品查驗登記準則》將西藥與中藥分別規定於第二章與第三章之中，在第二章西藥的第一節通則、第 4 條中明確定義出新藥、學名藥、生物藥品、原料藥、核醫放射藥品。

中藥查驗必須提交該方劑全處方的原料藥材，該藥材除進行必要的檢驗外，還要與標準處方成分相比較，以評價藥材的品質。

中藥之處方依據，應符合下列規定之一：

1. 屬中央衛生主管機關公告之基準方者，其劑型、處方內容，與基準方所載者相同。
2. 符合固有典籍或其他經中央衛生主管機關認可之典籍所載之處方。
3. 符合其他藥商藥品許可證所載之處方。但內政部核發或其後經中央衛生主管機關換發之非屬固有典籍收載之藥品許可證所載之處方，不得爲處方依據。
4. 屬外銷專用許可證者，符合輸入國藥典、基準方或訂單要求。

「基因工程藥品查驗」尤其著重在基因工程製劑、原料、製程管理以及品質、安全、療效的要求，預防和避免經由基因原料及生產過程引進的病原。「生物藥品查驗」尤其是對血液製品、生物體體外診斷試劑、疫苗類藥品、過敏原藥品等管理十分嚴格。

但對「罕見疾病」的藥物依據《罕見疾病防治及藥物法》，該類藥品查驗給予政策優先，鼓勵該類藥物開發、供應和製造，以保護弱勢族群及時得到醫療關懷。爲鼓勵新藥開發，新藥查驗在合乎基本原則條件下簡化相關程序，縮短上市時間。

醫療器材之查驗登記，依 2020 年制定之《醫療器材管理法》辦理。

藥品製劑包裝限量表（部分）

劑型	類別	單位包裝最大限量
錠劑、丸劑、膠囊劑、口含錠、舌下錠	醫師處方或醫師、藥師、藥劑生指示藥品	一千錠以下
	成藥	五百錠以下
口服液	醫師、藥師、藥劑生指示藥品或成藥	均以一次用完為限且不得超過一百毫升
注射劑	限由醫師使用	注射瓶裝或安瓿（Vial or Ampoule）均以每盒一百支以下（溶劑不在內）

新藥查驗登記審查流程

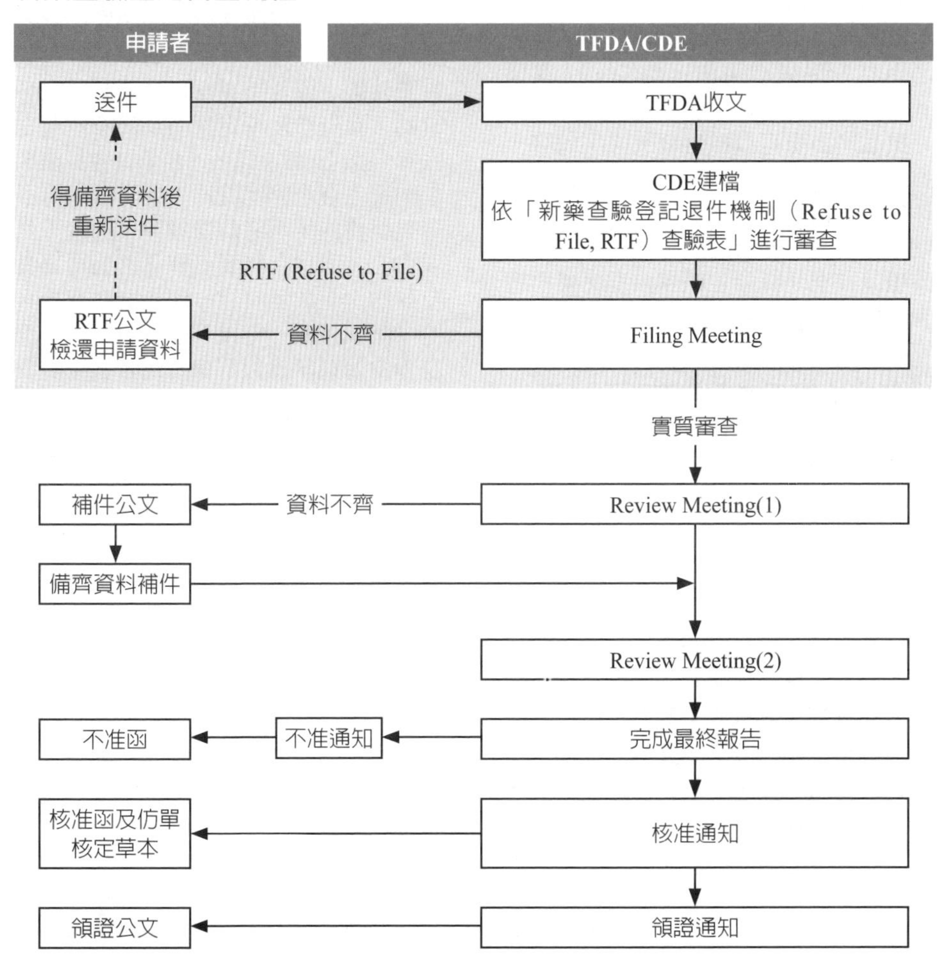

14.6 藥物廣告不能亂吹牛

藥不能亂吃，廣告也不能亂吹牛，藥品帶有副作用，應避免過度商業化，所以藥品廣告和一般的商品有別，應該要受到法令的管制。藥物廣告是指利用傳播方法，宣傳醫療效能，以達招徠銷售爲目的之行爲。

合法的藥物廣告內容包括

1. 須標示藥物許可證字號。
2. 須標示廣告核准字號（○○藥廣字第○○○○○○○○號）。
3. 藥物廣告所用的文字圖畫，應以衛生福利部核定的藥物名稱、劑型、處方內容、用量、用法、效能、注意事項、包裝及廠商名稱、地址爲限。
4. 藥品廣告不可以擅自竄改文字內容，扭曲、誇大效能，如通乳改爲豐胸，中和消化道毒素改爲清除全身毒素。

藥品及醫療器材的廣告，均須於刊播前申請核准。經衛生機關核准之藥物廣告，均須於廣告畫面中刊載藥物許可證字號及廣告核准字號。

常見的違規藥物廣告有下列情形：

1. 畫面未刊載「藥物許可證字號」及「廣告核准字號」。
2. 本質上是不具療效之產品，將其字號（如 73REI-009569）或虛構字號，充當藥品核准字號。
3. 強調爲「科技新發現」、「尖端科技結晶」、「絕無副作用」、「包醫包治」、「根治疾病」等誇張且涉及療效的言詞，或以民衆較爲重視之效能爲訴求，如：減肥、豐胸、壯陽或可根治癌症、慢性病等。
4. 列舉一些似是而非，或超出常識可判斷的學理文獻資料。

藥物廣告的內容如果涉及性方面的效能者；利用容器包裝換獎或使用獎勵方法，有助長濫用藥物之虞者；表示使用該藥物而治癒某種疾病或改進某方面體質及健康或捏造虛僞情事藉以宣揚藥物者；誇張藥物效能及安全性者。是不會被核准。

中藥材之廣告所用文字，其效能應以《本草綱目》所載者爲限。

以下這些狀況不視爲藥品廣告：依藥品仿單內容完整刊登並加貼藥品外盒或實體外觀之圖片；藥商以公司名稱冠名贊助，且無涉及特定藥品及醫療效能之宣傳；僅刊登藥品品名、售價、會員價。

網頁上廣告的定義爲：「一種以電子資訊服務的使用者爲溝通對象的電子化廣告」。所以在網頁上刊登之公司資料及藥物、化妝品資訊，即如同刊登於其他媒體如報紙、電視等之資訊一般，都是藉由傳遞訊息以招徠消費者循線購買的消費行爲。

醫事人員爲產品代言，其宣傳內容如未經科學研究證實或假借未曾發表之研究報告，而爲產品代言、背書或影射，其具醫療、健康的療效或功效，誤導消費者購買之虞者，醫師或藥師是會被懲戒的（警告、停業、廢止執業執照或廢止證書）。

藥物網路廣告處理原則

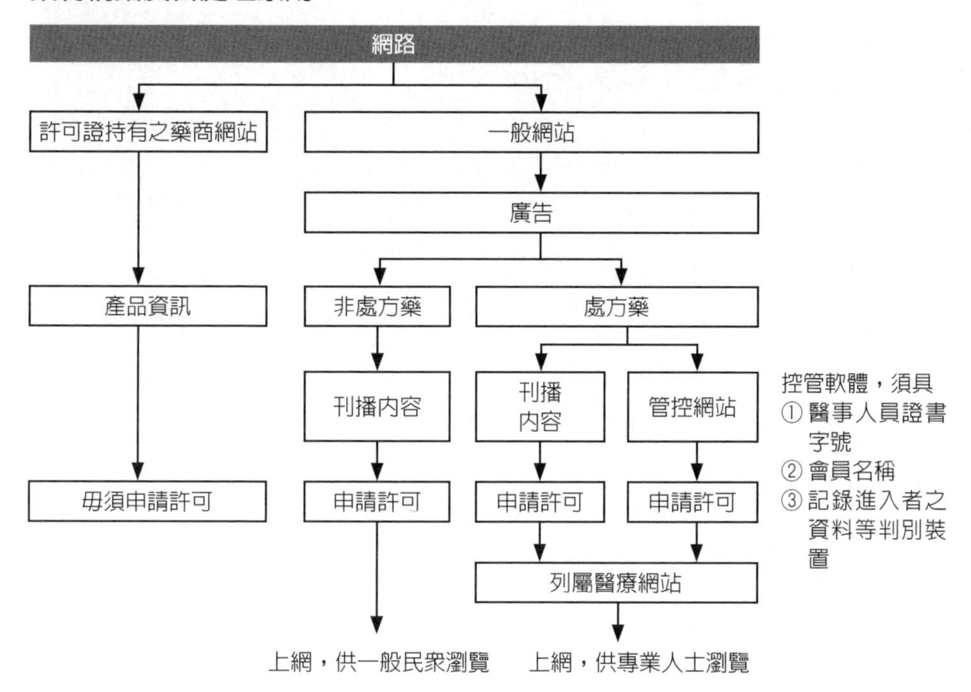

違法藥品廣告之樣態

產品屬性	態樣	依據
藥品	非藥品而為藥物廣告。	《藥事法》第65條
	藥商未經過核准擅自刊播藥物廣告。	《藥事法》第66條第1項
	藥商於刊播期間，擅自變更原核定之藥物廣告內容。	《藥事法》第66條第2項
	須經由醫師處方或經中央衛生主管機構公告指定之藥物，於一般媒體刊播。	《藥事法》第67條
	1. 假借他人名義為宣傳者。 2. 利用書刊資料保證其效能或性能。 3. 藉採訪或報導為宣傳。 4. 以其他不正當方式為宣傳。	《藥事法》第68條
一般商品（非藥品）	非藥物卻宣稱醫療效能。	《藥事法》第69條

第五篇
老祖宗的寶貝

15.1 中藥起源

遠古人類在大自然中，最初尋找食物時，不知道哪些可以吃，哪些有毒不可以吃，只是在經過許多人的反覆嘗試各種植物、動物或礦物中，發現有些東西吃了以後會發生頭暈、嘔吐、腹瀉，甚至昏迷、死亡等現象；也發現了有某種病痛的人，吃了某種植物後，可以消除病痛，這些經驗日積月累，就逐漸認識了哪些可食用，哪些可治病，因而逐漸積累了對這些動、植物的識別能力，這就是中醫藥的起源。

《淮南子修務訓》記載「神農……嚐百草之滋味，水泉之甘苦，令民知所避就。當此之時，一日而遇七十毒」，這當然只是傳說，這不是一個人能在一天內所做，而是眾多的先賢，經過長年歲月的經驗所得，繼而將零星的、分散的經驗歸納整理，而以神農氏爲嚐百草的代表人物。

中藥起源於人類的出現和醫療活動的產生過程，據考古發現約在 50 萬年前便有了醫事活動，最早的藥學源於對「火」與「酒」的認識和利用。在古代，爲了生存必須獵取食物，當時主要食物來源是漁獵動物和採摘植物。

藥物知識的起源是與獵取食物有關，是憑著人類的「本能」選擇必須的物質充饑和治療而產生的。因此有「藥物同源」、「藥、食、醫，與生俱始」的說法。

《詩經》是我國第一部詩歌總集，其中記載了 3200 多種藥物，是現存文獻中最早記載藥物的書，大多只記下藥名，對各藥作用記述甚少。《山海經》是春秋戰國時期的一部史地類古書，書中記載藥物 353 種之多，包括動、植物和礦物等藥材，且對藥物的產地、形狀、特點及效用等內容有所描述，是我國最早記述藥物功效的文獻，被稱爲本草著作開先河之作。

《黃帝內經》是我國第一部醫書，書中提到的藥中有數十種，藥方也不多。但對藥物味理論和炮製方法及要求卻有簡要記論述。

《傷寒論》和《金匱要略》是「醫聖」張仲景總結前人經驗，寫成的一部劃時代的醫學巨著，書中對藥學記述頗多，有許多方劑至今仍被當代各版藥典收載。《傷寒論》和《金匱要略》對藥劑學的發展有較大的貢獻。書中記述了除當代注射以外的所有給藥方式和途徑。

《神農本草經》是我國現存最早的一部藥學專著，於東漢末年（西元 25 至 200 年）問世。全書載藥 365 種，按藥的效用分爲上、中、下三品，上品 120 種，能補養、無毒、可久服；中品 120 種，能治療補虛、無毒或有小毒，應斟酌病情使用；下品 125 種，多爲活性強的專科治療用藥、毒性大、不可多服、久服。

《新修本草》是由唐朝政府出面組織蘇敬、李靜 22 人集體編修的。共 54 卷，載藥 844 種。全書分爲藥圖、圖經（對藥圖的注解）和本文三部分。是由官府組織編寫並頒布施行的，成爲我國第一部國家藥典，也是世界上最早的一部藥典。比 1942 年歐洲紐倫堡藥典還早 880 多年。

《本草綱目》李時珍歷時 27 年完成的一部科學巨著。全書載藥 1892 種，附方 11096 首，附圖 1109 幅，新增藥物 374 種，分爲 52 卷 16 部 62 類，約 200 萬字。論述了藥物的性能功用，炮製方法等內容。

神農氏想像圖

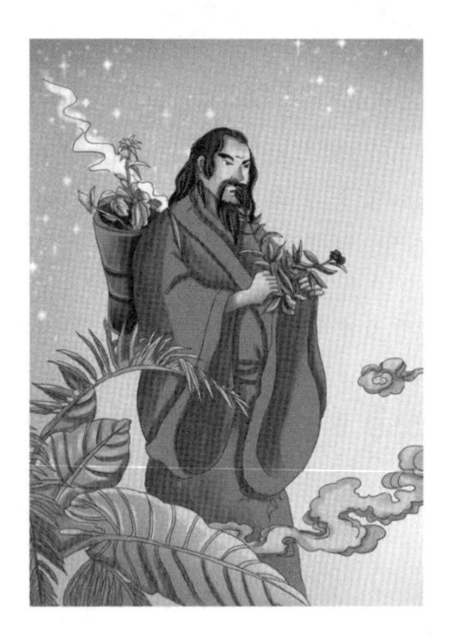

《本草綱目》採用正名為綱，附釋為目的辦法，「以綱帶目，綱舉目張」

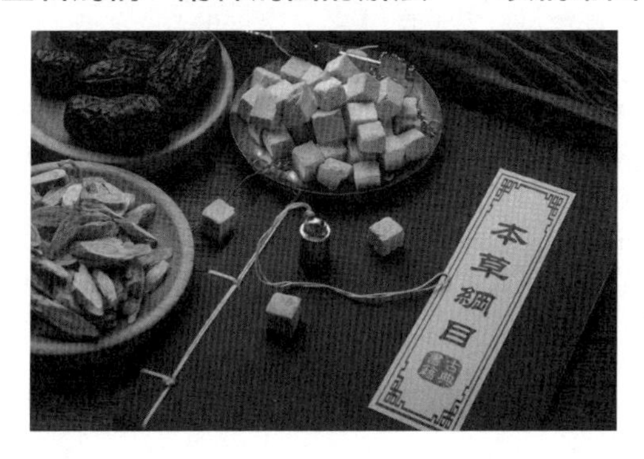

「本草」的含義

指中國傳統醫藥學中的藥物。
指中藥。
指中國傳統藥物學及藥物學專著。
「本」在《說文解字》中訓為「木下曰本。從木，一在其下」，「草」本字作「艸」，訓為「百艸也」。
「本」的原始意義是根，「草」則是草本植物的泛稱。
韓保昇：「按藥有玉石草木蟲獸，而直雲本草者，為諸藥中草類最多也」。
《墨子．貴義》：「譬若藥然草之本」。
《本草家意》：「詮三品藥性，以本草為主」。

15.2 中藥的產地和採收

中藥自古以來，所謂「道地藥材」，因大部分主要來自植物。自然界的生態環境，對植物來說都有適宜條件才能保證植物的品質和維持一定產量。中國大陸土地遼闊，江河湖海、山陵丘壑、平原沃野，地理狀況十分複雜，水土、氣候、日照等等各不相同，甚至南北迥異，差別很大。因此藥材的品質，往往因地理、生態環境的不同而差異。例如四川的川芎、黃連，廣東的陳皮，東北的人參、細辛，河南的地黃，山西的黨參，山東的阿膠等，都是古今公認的「道地」藥材。

中藥的根、莖、葉、花、果、種子及全草等藥用部分，具有一定的生長成熟期。在不同時期，其有效成分的含量不同，會直接影響到藥效的強弱，因此，採收藥材必須有適當的季節。俗話說：「當季是藥，過季是草」，又有一說：「三月茵陳四月蒿，五月砍來當柴燒，九月中旬採麻黃，十月山區五味找，知母、黃芩全年採，唯獨春秋質量高」。可知按季節採收的重要性。按不同藥用部位採收，大致有以下幾種：

根和根莖類：常在植物開始枯萎到發育前採收，此時正是秋後至春初的時間，植物的養分多貯藏在根或根莖內，有效成分含量較高，品質佳，產量多。所以在這季節採收最宜，如果過早採收則漿水不足，曬乾後質地鬆軟；過晚則苗已長高，養分消耗，流向枝葉，影響根和根莖的品質，如丹參、天麻、南沙參、黨參、黃芩、柴胡、葛根、大黃、桔梗等。

莖枝、葉類：一般應在植物生長旺盛及花朵初開時採收，此時植物生長茂盛，有效成分充盈枝葉及全株，最宜採收，如枇杷葉、艾葉、蒲公英等。也有在開花前採收的，如青蒿等；也有某些葉類須在經霜後採收入藥，如桑葉。

全草類：大多在植株充分成長或開花的時候採集，從根以上割取地上部分，如益母草、荊芥、薄荷、紫蘇等；須連根入藥的，則可拔起全株，如車前草、柴胡、大薊、小薊等；有的須用嫩苗或帶葉花梢，如夏枯草、茵陳之類。

花類：因花開放的時間短，一般在含苞欲放時最好，如金銀花、野菊花、辛夷；有的在花盛開時採集，如菊花；有的剛開放時最宜，如玫瑰花。而紅花則在花冠由黃色變橙紅色採收最合時宜（不宜在變紅色時採）。款冬花必須在冬至採收，這是因爲它的花在入冬時才在根部長出，過早花不成形，氣味不足，過遲則花殘瓣缺，氣味散失。採花最好在晴天清晨，以保持花朵完整和乾燥迅速，陰天不易乾燥，花易霉爛。

花粉類：均要在花朵盛開季節採集，如蒲黃、松花粉等。

果實、種子類：一般在果實成熟而未完全成熟時採，如桑椹、覆盆子、馬兜鈴、銀杏、牛蒡子、車前子等。枳實等藥材要在果實未成熟時採收。以種子入藥的，如果同一果序的果實成熟期相近，可以割取整個果序，懸掛乾燥通風處，以待果實全部成熟，然後脫粒。有些乾果成熟後很快脫落，或果殼裂開，種子散失，如茴香、豆蔻等，最好在開始成熟階段適時採收。容易變質的漿果，如枸杞子、女貞子，在略熟時於清晨或傍晚採收爲佳。

樹皮及根皮類：一般多在植物生長旺盛，皮內水分和養分充沛的春、夏時節採集，此時皮層和木質部容易剝離，如杜仲、黃柏、厚朴等。但有些根皮則以秋後採收爲好，因秋後植物的養分多貯於根部，有效成分較多，如牡丹皮、地骨皮、桑皮、苦楝根皮等。有些木本植物的生產週期長，應注意保護藥源，採取環剝樹皮以利再生，避免砍伐樹木取皮，如杜仲等。

不同產地的草麻黃中麻黃鹼含量

產地	麻黃鹼含量／（mg · g^{-1}）
山西	13.27
河北	10.37
內蒙古	8.97
陝西	6.15

不同產地的麻黃中麻黃鹼、偽麻黃鹼及總生物鹼含量

產地	麻黃鹼／（mg · g^{-1}）	偽麻黃鹼／（mg · g^{-1}）	總生物鹼／（mg · g^{-1}）
新疆	0.465~5.316	2.903~16.911	0.755~1.965
甘肅	0.691~1.733	3.471~17.032	0.428~1.722
青海	0.467~2.590	8.705~12.490	0.687~1.165
山西	2.534~7.264	0.523~1.546	0.306~0.801

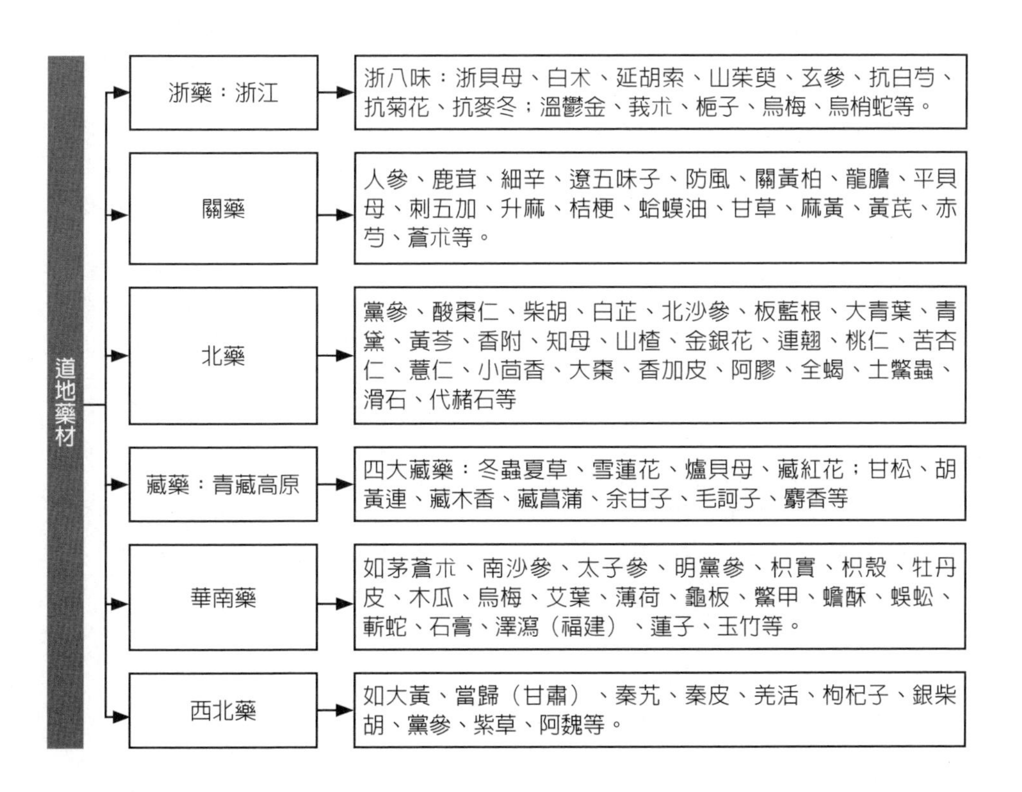

15.3 中藥的命名

中藥材來源廣泛，品種繁多，它的名稱一般說來都有一定意義。名稱的由來有多方面依據，如依產地、生長環境、外觀等命名：

1. 按產地命名：按產地命名的藥物名稱多爲道地藥材，如具有截瘧作用的常山，主產於恆山，恆有常之意，故名常山；又如川芎、川黃連、川貝、浙貝、懷牛膝、遼細辛等，都是在藥名前冠以產地名。
2. 按生長環境命名：如袪痰止咳藥沙參，宜生長於沙地，而功能如參；利水滲溼藥車前草，多生長於道旁牛馬車跡之處；澤瀉因生長於水澤地旁，又有利水泄熱之功；又如夏枯草，該草到夏至即自行枯萎；再如冬蟲夏草，是麥角菌科植物的寄生菌，寄生在蝙蝠蛾科昆蟲蝙蝠蛾幼蟲的菌座，因此冬天似蟲，夏天似草。
3. 按藥物的形態命名：如利水藥木通，因莖有細孔，頭尾相通而得名；息風止痙藥鉤藤，因其枝條有刺，狀如鉤；清熱燥溼藥白頭翁，其根莖處有白茸，狀如白頭老翁而名之；又如烏頭如烏鴉之頭。
4. 以藥物的顏色命名：清熱藥黃連，其色黃，根莖連珠而生；紫草，原植物的花紫、根紫，可以染色爲紫；天花粉、根可作粉、潔白如雪；金銀花，花初開色白如銀，經數日變爲黃色如金，新舊花相參，如銀如金；又如朱砂色紅，青黛色藍青等。
5. 按藥物的香氣命名：如沉香、木香、丁香、茴香、麝香等。
6. 以藥物的味命名：如甘草味甘甜，苦參味苦，細辛味辛，淡竹葉其味輕而淡薄等。
7. 按藥用部位命名：如菊花、金銀花等均以植物的花入藥。桑葉、蘇葉、荷葉等以葉命名。桂枝、桑枝等以其莖枝命名；葛根、白茅根、山豆根、蘆根等則以根命名；橘皮、丹皮、地骨皮等以根或果的皮命名；杏仁、五味子、牽牛子、砂仁、薏仁等均以果實或種子入藥而命名等等。
8. 以功效命名：如防風能治諸風、益智仁有利於益智、澤瀉能滲溼利水、升麻其藥性上升；肉蓯蓉其功補而不峻，有從容和緩之意等。
9. 以人物傳說而命名：如何首烏，有何姓者見植物藤夜間自行纏繞，挖其根食之，不僅身強力健，且紅顏烏髮，將藥傳至子孫，皆至百餘歲而仍頭髮鬍鬚烏黑，故將該藥稱爲何首烏。再如劉寄奴，南朝宋武帝劉裕，夢見童子搗藥給蛇敷傷，醒後即派人採集此藥，果然藥效顯著，因此取名叫劉寄奴（劉裕的乳名）。
10. 進口藥材命名：古時稱外國爲胡、番、安等，所以凡進口的藥物均冠以胡、番、安等，如胡黃連、胡椒、番紅花、番瀉葉、安石榴等。也有以譯音而名的，如曼陀羅等。

人參根部肥大，形若紡錘，常有分叉，整體形似人的頭、手、足和四肢，故稱其為人參。《本草綱目》：根如人形，有神

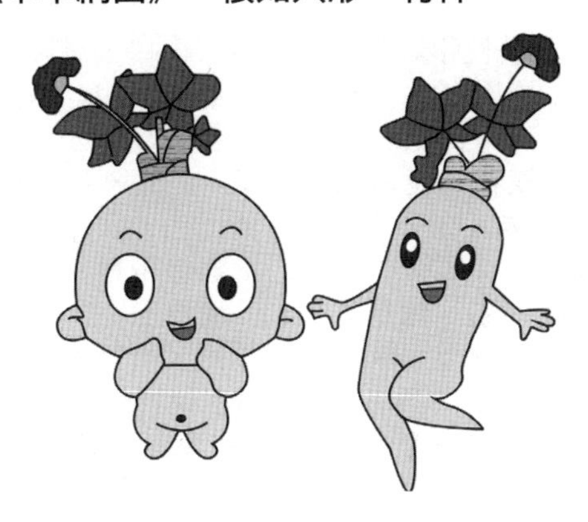

中藥命名舉例

麻黃	其味麻，其色黃。《本草綱目》
紫蘇	以其葉背色紫而名；蘇性舒暢，行氣和血，故謂之蘇。《本草綱目》
白芷	芷，初生之根幹。本品藥用其根，色白氣香，故名。
細辛	其根極細，其味極辛，故名。《本草便讀》
辛夷	夷者，荑也。其苞初生如荑而味辛也。《本草綱目》
蟬蛻	本品為「蟬所蛻殼也」（《圖經本草》），故又名「蟬殼」、「蟬衣」、「蟬退」、「蟲退」等。
柴胡	在古本草中多以「茈胡」為正名。《本草綱目》：茈字有柴、紫二音。茈薑、茈草音紫，茈胡之茈音柴。柴胡生山中，嫩者可茹，老則采而為柴。
石膏	水飛後細膩光滑如膏脂，故名。
黃芩	芩，說文作菳，謂其色黃也。或雲芩者黔也，黔乃黃黑之色也。《本草綱目》
黃連	其根連珠而色黃，故名。《本草綱目》
龍膽草	葉似龍葵，味苦如膽，因以為名。《本草綱目》
苦參	陶弘景謂，根味至苦惡。
穿心蓮	花形似蓮，其花蕊穿心而過，故名。《中華藥海》
生地黃	因生於地下，色黃，故名。
玄參	玄，黑色也（《本草綱目》）。陶弘景：其莖微似人參，故得參名。又稱「黑參」、「黑玄參」。後因避清代康熙（玄燁）之諱，改玄為元，而得「元參」之名。
牡丹皮	以色丹者為上。雖結子而根上生苗，故謂之牡丹。《本草綱目》
紫草	此草花紫根紫，可以染紫，故名。《本草綱目》
金銀花	花初開者，蕊瓣俱色白，經二三日，則色變黃，新舊相參，黃白相映，故呼金銀花（《本草綱目》）。簡稱「銀花」。
連翹	其實似蓮作房，翹出衆草，故名。《圖經本草》

15.4 中藥的性能

中藥的性能就是藥物的藥性和效能，也就是中藥所具有的不同的特性，這些知識是先人長期對抗疾病所得來的經驗，中藥的性能關係到藥物的使用原則，概括來說，主要有四氣五味、升降浮沉、歸經、有毒無毒等。

四氣五味，氣是藥物的性質，味是藥物的味道。四氣是指寒、熱、溫、涼四種藥性，又稱「四性」，其中，涼次於寒，溫次於熱，是共性之中在程度上的差異，而寒涼與溫熱則是性質相對，完全不同的。

「療寒以熱藥，療熱以寒藥」，是基本的用藥規律。此外還有一種平性藥物，是指四性不明顯，作用平和，皆可用於寒證、熱證的藥物，如桑枝有祛風通絡的作用，其使用仍未超出寒證、熱證的範圍，所以仍稱之為四氣。

五味指辛、甘、酸、苦、鹹，是藥物中最基本的味，此外還有淡味、澀味等，藥味與作用有相當大的關係。

升降浮沉，是指藥物在機體內作用的趨向，是針對藥物達到病證所在部位及作用而言。升是上升、升提；降是下降、降逆；浮是上行、發散；沉是瀉下、通利，升與浮，降與沉性質相同，只是程度有差別而已。

升和降，浮和沉是作用相反，性質各異。升與浮，是向上、向外的作用，降與沉則是向下、向內的作用。但是藥物經過炮製後，會改變升降浮沉的作用，如酒炒主升浮、鹽炒主沉降。

味辛甘，氣溫熱及質輕的藥物（如花葉）大多能升浮；味酸苦鹹，氣寒涼及質重的藥物（如種子果實）大多能沉降。此外，炮製也會使藥物的性質產生變化。

歸經是指每一種藥物，對人體某經（臟腑及其經絡）或數經能發揮顯著的效用，而對其他經作用不明顯甚至無效。藥物以其所治病證為依據，並以病機、臟腑、經絡理論為基礎，加以系統歸類而成歸經理論。

一般來說，辛入肺、甘入脾、酸入肝、苦入心、鹹入腎，這是根據藥物五味對疾病治療的作用而作的歸納。

毒，一般是指藥物對身體的毒性，一般扶正藥無毒或有小毒，祛邪藥常有毒性作用，只是毒有大小，治病時要根據藥物的毒性程度，來決定用藥時間。掌握每一種藥物的毒性程度，可以讓我們了解其作用是否峻烈，或者和緩，以便在治病時取其所長，確定用法、用量及時間，或加以炮製，或以複方配伍方式消除或減輕其毒、副作用，進而發揮其治療作用。

炮製是藥物在應用前，或製成各種劑型前的加工過程，包括對藥材的加工處理及炮製，中藥炮製的目的為：

1. 清除雜質，使藥物潔淨。
2. 便於製成製劑、服用及貯藏。
3. 消除或減輕藥物的毒性、烈性及副作用。
4. 改變藥物的性能，加強療效。

藥物藥性與用途舉例

藥性	治療	舉例	用途
寒或涼性藥物	熱性病證	石膏、知母	清熱瀉火，用於肺胃熱盛的實熱證
溫或熱性藥物	寒性病證	附子、乾薑	回陽救脫，用於亡陽虛脫證

藥物藥味與作用效用舉例

藥味	作用	舉例	用途
辛	發散、行氣、行血	桂枝	解表藥，發汗解肌，用於外感風寒所致的發熱惡寒
		香附	行氣藥，疏肝理氣，用於情志抑鬱所致的胸脅脹痛
甘	補益、和中、緩急	黃精	補益藥，補脾、潤肺、益精，用於脾胃虛弱等
		甘草	補中益氣，緩急止痛，緩和藥性
酸	收斂、固澀	烏梅	斂肺，澀腸，用於肺虛久咳，脾虛久瀉
苦	泄、燥、堅陰	大黃	降泄，用於熱結便秘
		黃芩	用於溼熱證，以清熱燥溼
鹹	軟堅散結、瀉下	芒硝	瀉熱通便，潤燥軟堅
淡	滲溼、利水	通草	清熱利水，通乳
		茯苓	健脾、滲溼、安神、治療小便不利、水腫
澀	收斂、固澀	蓮子	補脾止瀉，益腎固精，治療脾虛泄瀉，帶下

藥物功效與效用舉例

藥物	功效	趨向	舉例	效用
升浮藥	升陽發表，祛風散寒，涌吐，開竅	向上，向外	桂枝	解表通陽
			荊芥	祛風散寒
			蘇合香	芳香開竅
降沉藥	清熱、降火、瀉下、利水、滲溼、安神、熄風、收斂	向下，向內	大黃	清熱瀉火
			豬苓	利水滲溼
			蘇子	降氣定喘

病證用藥與歸經舉例

病證	舉例	歸經
肺經病變，每見喘咳	杏仁能治喘咳	肺經
肝經病變，每見眩暈、抽搐	天麻能治眩暈、抽搐	肝經
肺經外感風熱表證	菊花	肺經（主治）
肝熱目赤腫痛		肝經（兼治）

15.5 一點都不浪費的橘子

橘子是秋冬季常見的水果，早在4千年前的夏禹時代就已經開始栽培，作爲貢品。《呂氏春秋》記載：「果之美者江浦之，雲夢之柚」。《漢書》稱「江陵千樹橘」，《晏子春秋》所記「橘生淮南則爲橘，生於淮北則爲枳」。

橘子（*Citrus reticulata*）芸香科柑橘屬的一種水果。「柑橘」與「橘柑」不同：「柑橘」可以指柑橘屬所有水果，包括柚、柑、橘、橙等；而「橘柑」在有些方言中和橘子同義。

橘子全身都是寶，除了大家吃的果肉部分外，果皮（橘皮或陳皮）、果皮的外層紅色部分（橘紅）、內層白色部分（橘白）、果皮內層的筋絡（橘絡）、種子（橘核），都是常用的中藥材。

中醫認爲橘子（果肉）性味甘酸平，功效爲開胃理氣、生津止渴、潤肺化痰。用於脾胃氣滯、食慾不振、胃脘作脹，或飲食積滯、噁心嘔吐、妊娠嘔吐、肺胃蘊熱、胸膈痞滿、咳嗽痰多。

橘子中的多種有機酸、維生素對調節新陳代謝等生理機能有很大的幫助。橘子對葡萄球菌有抑制作用，可使血壓升高，興奮心臟，並能抑制胃腸、子宮蠕動，還可降低毛細血管的脆性，減少微血管出血。

將橘子直接放在小火上烤，並不斷翻動，烤到橘皮發黑，並從橘子裏冒出熱氣即可。烤橘子性溫，有化痰止咳的作用，吃了烤橘子後痰液的量會明顯減少，鎮咳作用明顯。

陳皮：別名橘皮，是成熟果實的皮。秋末冬初果實成熟時採收果皮，曬乾或低溫乾燥。以陳久者爲佳，故稱陳皮。產廣東新會者稱新會皮，廣陳皮。《本草備要》：「廣中陳久者良，故名陳皮，陳則烈氣消，無燥散之患」。性味辛、苦、溫。功用爲理氣和胃、健脾、燥溼化痰。用於脾胃氣滯、胸腹脹滿、便溏泄瀉、痰多咳嗽、脾虛食少、噁心嘔吐。

橘紅：果皮的外層紅色部分。性味苦、辛、溫。功能燥溼化痰、理氣、消食。適用於痰多咳嗽，以及食積、脘腹脹痛等症。

橘絡：橘瓤上的筋膜（橘的中果及內果皮之間的維管束群）。性味苦平。功能化痰、理氣、通絡，適用於痰滯經絡、咳嗽、胸脅作痛等症。

橘白：橘子果皮的內層白色部分，性味苦辛，溫，無毒。功效爲和胃，化濁膩。

橘核：橘子的種子，味苦，性平，理氣，散結，止痛。

橘葉：橘樹的葉，性味辛苦平，功能疏肝行氣、散結消腫。用於脇肋作痛、乳癰、乳房結塊等。

青皮：橘子的幼果，性味苦、辛，溫。功用爲疏肝破氣，消積化滯。用於脅肋疼痛，乳房脹痛或結塊，疝氣疼痛、食積停滯、脘腹脹滿。

陳（橘）皮與青皮，同爲一物，因老幼不同而功效有異，陳皮爲成熟之果皮，青皮爲未成熟之果實。陳皮性和緩而主升浮，青皮性峻急而沉降。《本草經疏》：「青皮，性最酷烈，削堅破滯是其所長，然誤服之，立損人正氣，爲害不淺。凡欲施用，必與人參、朮、芍藥等補脾藥同用，庶免遺患，必不可單行也。」《圖經本草》：「青皮主氣滯，下食，破積結及膈氣。」

寧神湯的配方

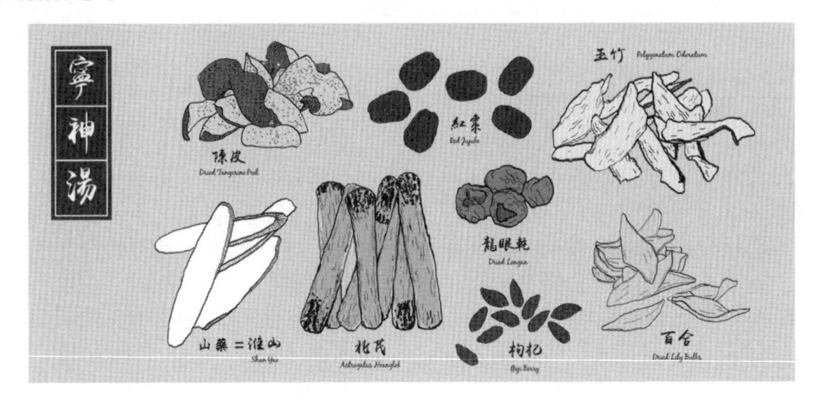

陳皮的 5 種主要活性黃酮成分

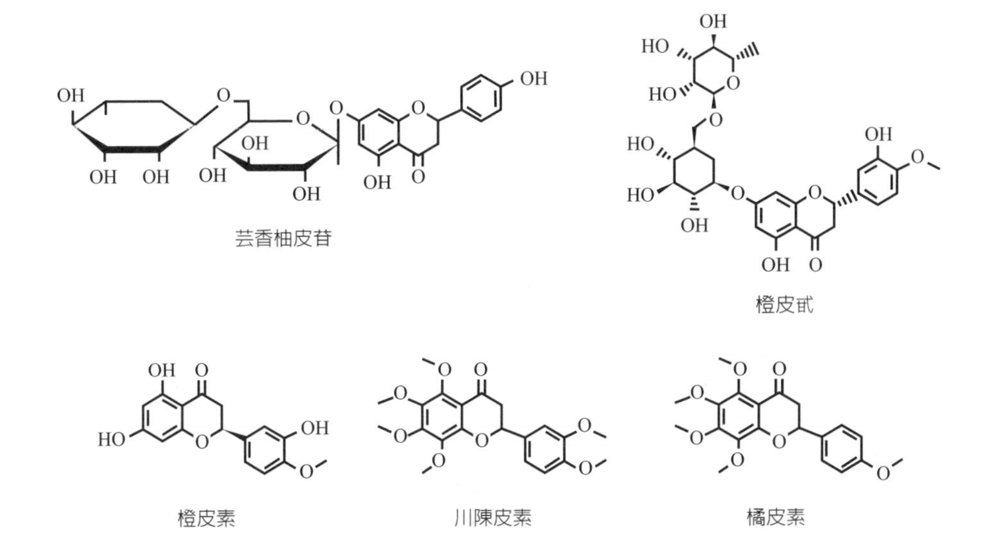

芸香柚皮苷　橙皮甙

橙皮素　川陳皮素　橘皮素

橘紅與化橘紅比較表

項目	橘紅	化橘紅
來源	芸香科植物橘*Citrus reticulata* Blanco及其栽培變種的乾燥外層果皮	芸香科植物化州柚*Citrus grandis* ‘Tomentosa’ 或柚*Citrus grandis* （L.） Osbeck 的未成熟或近成熟的乾燥外層果皮
用途分類	理氣藥	理氣藥
性味與歸經	辛、苦，溫。歸肺、脾經	辛、苦，溫。歸肺、脾經

15.6 既美麗又好用的蓮

蓮與荷到底有什甚麼分別呢？其實，蓮就是荷，荷就是蓮。蓮花是俗名，而荷花則是學名。蓮本名爲荷，是一象形字，後因荷的果實在蓬內連生，由連子諧音爲蓮子。《說文解字》及《爾雅》二本書，都稱蓮爲荷之果實，所以蓮花即荷花。蓮子古稱的，蓮心稱薏，初生地下莖稱蔤，莖稱茄，葉稱蕸。

荷花最早記載於《詩經 ‧ 鄭風》：「隰有荷華」。蓮花古名荷華、芙蕖、澤芝、水芝（《本草經》）、水芸、水華、水旦（《古今注》）、玉環、佛座鬚、君子花、水芙蕖（《三才繪圖》）、草芙蓉（《采芳隨筆》）、君子花（《類腋輯覽》）、芙蓉（《楚辭離騷》）。荷花未開稱菡萏，已開稱芙蕖（《爾雅》）。

蓮花分布甚廣，中國、日本、蘇聯、伊朗、印度、緬甸、斯里蘭卡、印尼、澳洲均有分布。蓮是地球上最古老的被子植物之雙子葉植物之一。

作爲藥物，荷（或蓮）一身無棄物，所謂「一蓮出九藥」，蓮子和蓮藕做爲日常食物外，荷的其他部位幾乎都可入藥，見證先人利用生活周遭唾手可得之物，作爲醫藥之用。

蓮子：蓮的成熟種子，除去蓮心者稱蓮肉。性味甘、澀，平。功能主治補脾止瀉、益腎澀精、養心安神。用於脾虛久瀉、遺精帶下、心悸失眠。

蓮鬚：蓮的乾燥雄蕊。性味甘、澀，平。功能固腎澀精。用於遺精滑精、帶下、尿頻。

蓮梗：蓮的葉柄或花柄，味苦、性平，解暑清熱，理氣化溼、通氣寬胸，和胃安胎。主治暑溼胸悶不舒、泄瀉、痢疾、淋病、帶下、妊娠嘔吐、胎動不安。

蓮藕：蓮的根莖，生藕味甘、性寒，具有清熱、生津、涼血、散瘀、補脾、開胃、止瀉的功效，主治熱病煩渴、吐血、衄血、熱淋。熟藕性溫、味甘，具有益胃健脾、養血補益、生肌、止瀉功的功效，主治肺熱咳嗽、煩躁口渴、脾虛泄瀉、食欲不振及各種血證。

蓮子心：蓮的幼葉及胚芽，性味苦，寒。功能主治清心安神、交通心腎、澀精止血。用於熱入心包、神昏譫語、心腎不交、失眠遺精、血熱吐血。

蓮衣：蓮的種皮，苦而澀，性涼，收澀止血。主吐血、衄血、下血。

蓮房：蓮的花托，又稱爲蓮蓬、蓮子殼，性味苦、澀，溫。功能化瘀止血。用於崩漏、尿血、痔瘡出血、產後瘀阻、惡露不盡。

蓮花：蓮的花蕾，又稱荷花，性味苦、甘，平。散瘀止血、祛溼消風。損傷嘔血、血淋、崩漏下血、溼瘡、疥瘡搔癢。

藕節：蓮的根莖之間的節。性味澀、平。功用收澀止血。

荷葉：蓮的葉片，別名蓮葉，性味苦、平。功用解暑清熱、升發清陽。用於感受暑熱、頭脹胸悶、口渴、小便短赤、夏季暑熱泄瀉、各種出血症。

石蓮子：蓮的成熟果實，別名甜石蓮，性味苦、寒。功用除溼熱、開胃進食。用於噤口痢、久痢、久瀉等症。

荷蒂：荷葉中央近梗處剪下的葉片，性味苦、平，和胃安胎、止血止帶。可用於胎動不安及崩漏帶下等症。

蓮花的生長週期

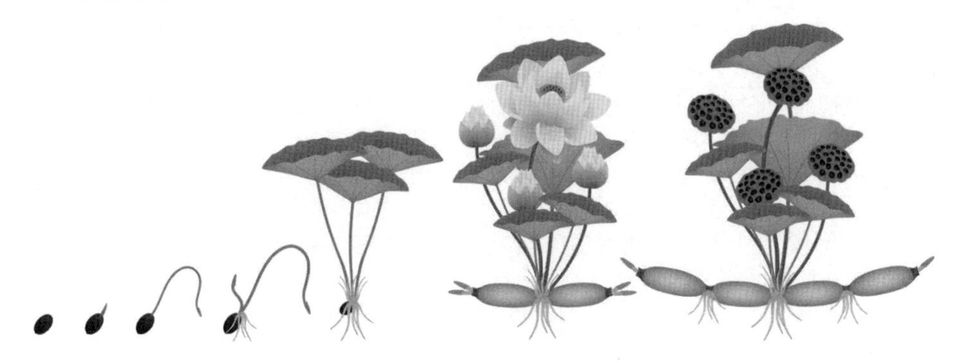

蓮子心成分蓮心鹼（Liensinine）的結構式

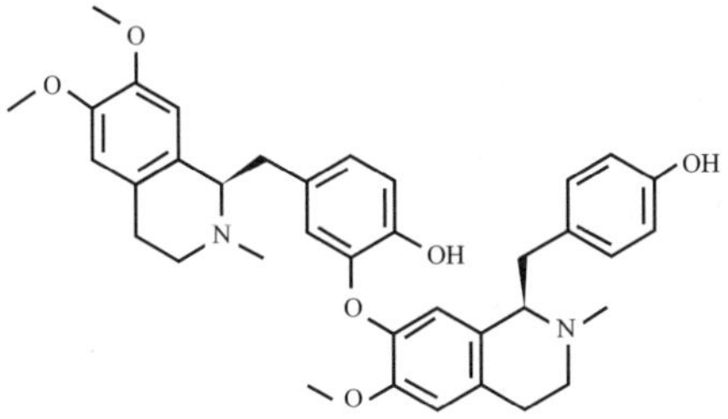

荷葉鹼

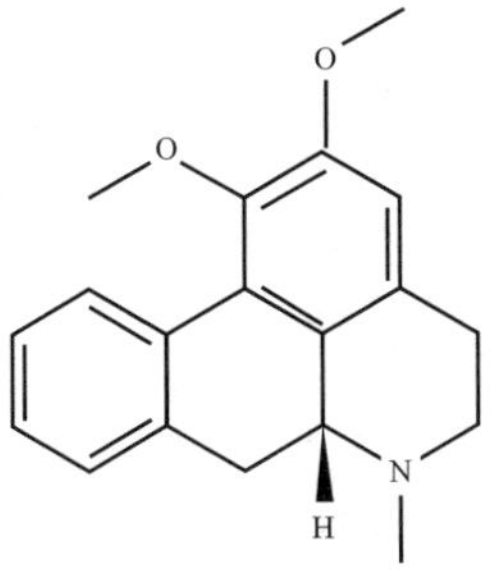

15.7 百草之王

人參（ginseng，*Panax ginseng*）爲五加科植物人參的乾燥根或根莖，《神農本草經》將其列爲藥中上品，「主補五臟，安精神，定魂魄，止驚悸，除邪氣，明目，開心益智。久服，輕身延年」。被譽爲「千草之靈，百藥之長」。別名棒槌、山參、園參、人銜、鬼蓋（《本經》）、土精、神草、血參（《吳普本草》）、地精（《廣雅》）。

人參是最名貴的補氣中藥之一，味甘、微苦，性微溫，功能大補元氣，益智安神，爲補益保健之佳品。Ginseng源自希臘語，意爲「治百病之靈藥」。

人參主產於西伯利亞、日本、韓國及吉林、遼寧、黑龍江。人參藥材由於單價高，年進口金額約10億新臺幣。世界人參之交易値約百餘億美元，且有越來越多的趨勢。以美國爲例，近年來之草藥交易價値已高達15億美元，而人參即占了20%。

新鮮人參採取後直接乾燥者爲白參，性平而不燥，適合一般體質補養。經蒸煮再乾燥者爲紅參或高麗參，有大補元氣之功，但性較偏燥，部分服用者有火氣大、頭痛等副作用產生。其根部末端爲參鬚。

人參主要的活性成分是人參皀（ginsenosides），此外有揮發油、醣類、皀素、維生素 B_1、B_2。

現代醫學認爲，人參有強壯、強心、鎮靜及增強消化系統的作用。功能延緩老化、提高機體的免疫力、強精作用、降低痛風的尿酸値、保護肝細胞、提高肝臟的解毒功能，治男子不孕症、心絞痛、糖尿病、疼痛、愛滋病。

人參對神經系統有良好的調節作用，有促性激素樣作用，還有強心作用。能降低血糖，增強造血機能，增強腎上腺皮質功能，提高機體對外界環境的適應能力，提高免疫功能。人參還可促進蛋白質的合成，抑制高膽固醇血症的發生，對慢性病的康復有促進作用。

服用人參也有副作用：會導致焦躁及難以入睡。服用高劑量之副作用爲嘔吐、腹瀉、頭痛、失眠、焦慮、高血壓、不安、流鼻血、興奮、胸痛、陰道出血。

懷孕及哺乳婦女不要使用人參。手術前至少七天停止服用人參，因爲人參會降低血糖及血液凝集。服用人參時避免咖啡因、茶、麻黃、瓜拿那等中樞神經興奮劑一起使用，不然會導致神經質、失眠、出汗、不規則心搏。

人參不可與抗精神病藥（如haloperidol）同服，因爲人參會增大後者的作用。人參具有雌激素活性（estrogenic activities），病人如有荷爾蒙敏感性疾病（hormone sensitive disease），不要使用人參。人參會與胰島素及口服降血糖藥（如sulfonylurea）產生交互作用，增強後者之降血糖作用。

人參會減低warfarin的效果，增加MAO抑制劑（如phenelzine、nardil）的作用。人參有促進血液循環的作用，若有感冒、失眠、高血壓或氣喘等症狀的人，也不適合使用。

孕婦如果服了太多的人參，反而會使他在懷孕初期嘔吐更爲嚴重，甚至於容易水腫，或者是有高血壓的人具有危險性，容易導致陰道出血或流產。

人參品種甚多，中國東北產者有遼東參、吉林參、邊光參、石柱參等；野生者名野山參、老山參；移植者名移山參、放山參等。尙有白參（晒參）、紅參（蒸製）之分，種參、秧參之別（韓國產者名高麗參，日本產者名東洋參，歐美產名西洋參）。人參品質雖多，主要以生長年齡之老嫩，及生產地之氣候環境而分良劣。

人參素描圖

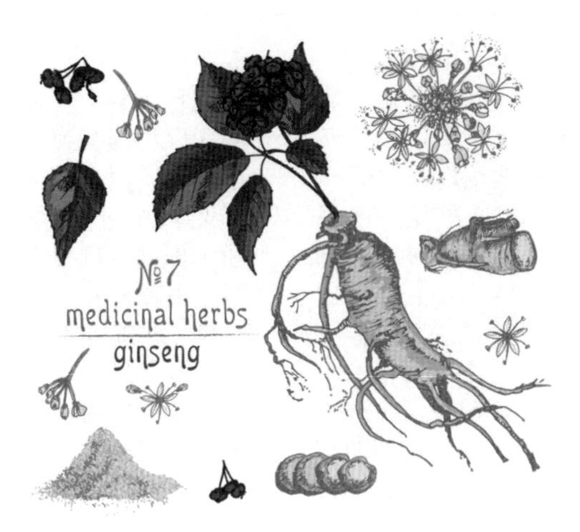

四種類型人參皂苷結構

PPD-type

(a) protopanaxadiol type

PPT-type

(b) protopanatriol type

OA-type

(c) oleanolic acid type

(d) ocotillol type

15.8 枸杞子

枸杞子橘或暗紅的顏色，相當討喜，吃起來有些許酸甜味，常見於果乾或堅果類零食中，宴席中如有燉雞湯或蒸魚，也常看到這個藥、食兩用的中藥。

枸杞子中的「杞」字最早見於殷商時期的甲骨文，可見枸杞子的種植、採摘、食用至少也有4000年左右的歷史了。《小雅．杕杜》：「言采其杞」。《小雅．南山有台》：「南山有杞」。《小雅．湛露》：「在彼杞棘」。《小雅．四月》：「隰有杞桋」。《小雅．北山》：「言采其杞」。《國風．將仲子》：「無折我樹杞」。《小雅．四牡》：「集於苞杞」。

枸杞自古就被稱爲「生命之樹」。食枸杞，氣可充，血可補，陽可生，陰可長，火可降，風可祛，有十全之妙焉。《詠中寧枸杞》中提到「君常食用日，便是壽增時」。

枸杞在《神農本草經》中被列爲上品，稱其爲「久服輕身不老、耐寒暑」。《本草綱目》記載「此物棘如枸之刺，莖如杞之條，故兼名之」。又謂「春採枸杞葉，名天精草；夏採花，名長生草；秋採子，名枸杞子；冬採根，名地骨皮」。

枸杞子（lycium）爲茄科植物枸杞（*Lycium chinense*）或寧夏枸杞（*Lycium barbarum*）之乾燥成熟果實。枸杞子中具有多種活性成分，如枸杞多醣、黃酮類化合物、生物鹼、枸杞色素、胺基酸類等。

枸杞子能滋補肝腎、益精明目，藥食兩用。枸杞有「藥樹」的美稱，嫩莖和葉作蔬菜，而以枸杞果實（枸杞子）、根皮（地骨皮）入藥。中醫認爲，枸杞子味甘性平，有補腎、滋陰、養肝、明目、益氣等功效。適用於腎虧遺精、腰膝酸軟、頭暈目眩、兩眼昏花、內熱消渴等症。

枸杞多醣：抗氧化、抗發炎、保護肝臟、保護視網膜神經、抗代謝症候群、抗癌等；甜菜鹼：抗發炎、抗氧化、抗肝炎；山奈酚：抗糖尿病。水萃取物方面，枸杞有抗發炎、神經保護、改善學習記憶障礙。

噁心、嘔吐是常見的副作用。中醫認爲吃多了枸杞子可能會有拉肚子、肝火上升的副作用。孕婦及哺乳婦女、低血壓者不宜食用。

正使用降血糖藥物（如glimepiride、glyburide、insulin、pioglitazone、rosiglitazone、chlorpropamide、glipizide、tolbutamide）者如同時使用枸杞子，恐使血糖濃度過低。

枸杞子不宜與降血壓藥物（captopril、enalapril、losartan、valsartan、diltiazem、amlodipine、hydrochlorothiazide、furosemide）一起服用，以免血壓過低。枸杞子不宜與warfarin（抗凝血藥）一起服用，以免血流不止。

細胞色素P450（Cytochrome P450）爲許多藥物、環境汙染物或致癌物在肝臟代謝的最主要酵素。枸杞子具有抑制細胞色素P450的作用，而使某些需經由細胞色素P450代謝的藥物在肝臟的破壞減慢，進而使這些藥物在體內的濃度增加，且在體內滯留比較久的時間，因而產生過強的作用或產生讓人不適的副作用。這些藥物包括：鈣離子阻斷劑（Norvasc®、Adalat®）、某些長效性的抗組織胺（terfenadine、astemizole）、某些降血脂藥物（lovastatin）、某些鎮靜劑（triazolam）、某些腸胃藥（cisapride）、某些免疫抑制劑（cyclosporine）。

健康的成年人每天吃20公克左右的枸杞子較合適，最好不要超過30公克。

新鮮和乾燥的枸杞子

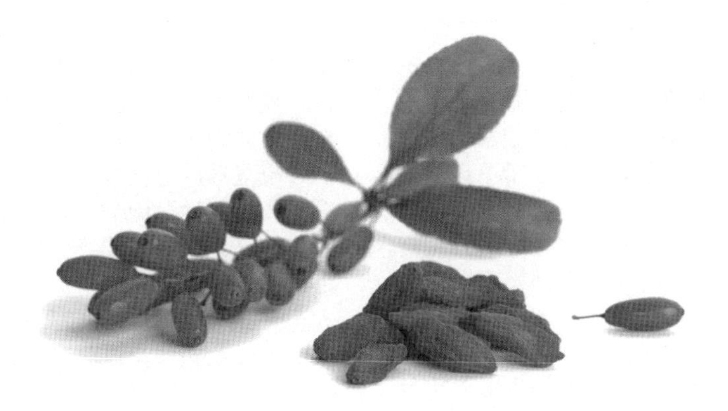

枸杞紅素（zeaxanthin dipalmitate）的化學結構圖

$(CH_2)_{14}$ CH_3 O O

H_3C O O $(CH_2)_{14}$

不同產地枸杞果實營養成分比較

產地	還原醣	脂肪	蛋白質
江蘇海鹽	29.52	10.06	115.9
天津靜海	26.75	11.81	13.4
內蒙烏拉特旗	49.50	7.90	10.7
寧夏銀川	42.65	8.74	12.6

15.9 冬蟲夏草

冬蟲夏草（cordyceps，*Cordyceps sinensis*），別名夏草冬蟲、蟲草。曾經是王宮貴族專屬的高貴滋補藥草。充滿大自然奧妙的冬蟲夏草，展示了自然界的奇蹟。一開始，冬蟲夏草眞菌寄生於鱗翅目幼蟲體中，由蟲體獲取成長所需的養份並開始發芽，漸漸地被寄居的蟲體會因養分耗盡終至死亡。而菌絲在此時繼續順利生長，當成熟後便破壞了蟲體殘留的組織，向外延伸、生長。也就是說冬蟲夏草菌的生長過程，其實就是眞菌與昆蟲的寄生關係。

冬蟲夏草素有「黃金草」之稱，分布於青藏高原區域內的西藏、青海、四川、雲南、甘肅，及尼泊爾、不丹、印度等喜馬拉雅山系高寒草甸內。可受到這些年掠奪式採挖的影響，冬蟲夏草野生資源日益匱乏。

由於受全球氣候變化的影響，青藏高原雪線上升，青藏高原高寒草甸的冬蟲夏草分布出現了明顯的變化。主產區內核心分布帶已經明顯變小，30 年前冬蟲夏草核心分布地帶在海拔 3800 至 4500 公尺之間，而目前核心分布上升到了 4400 至 4700 公尺之間。原來冬蟲夏草分布較集中的海拔 4200 至 4500 公尺地帶，種群數量也在逐年減少，有部分地帶已經多年沒有長出冬蟲夏草，也沒有發現寄主昆蟲了。

《本草備要》記載：冬蟲夏草「冬在土中，形如老蠶，有毛能動，至夏則毛出土上，連身俱化爲草。若不取，至冬復化爲蟲」，功效「甘平，保肺益腎，止血化痰，已勞咳」。

中醫認爲冬蟲夏草味甘、性溫，有補益肺腎器官、安定咳喘現象、協助腎臟功能等功效。通常用於：肺腎不足、咳嗽氣喘、癆咳痰血、腎虛陽痿、遺精盜汗、腰膝酸痛、病後虛損、畏寒盜汗、久嗽咳血的病人。

冬蟲夏草成分爲多醣體、核苷酸、甘露糖及植物性荷爾蒙。功能強化心肌功能、提高免疫力、改善性功能障礙、促進肝腎功能健康。適用症狀：心肺疾病者、心衰竭、體質虛弱容易過敏及慢性支氣管炎毛病冬蟲夏草又稱蟲草，抗感染、抗氧化及抗癌方面的確有不錯的效果。

冬蟲夏草屬於高貴藥材，一直都有仿冒品，有人會插鉛條、銅絲、竹籤來偷斤減兩，也有用地蠶來魚目混珠，有時在中藥店發現一束一束用紅線紮起來的冬蟲夏草中，摻有地蠶。

有些不肖業者甚至以大量的糙米粉加少量菌絲體粉混合來充塡膠囊，而實際含活性成分卻極低。

市場上亦有許多經人工培育而成的冬蟲夏草，價格雖較爲便宜，但因冬蟲夏草的菌種和成分十分複雜，因此品質與功效差異頗大。

近年來食品科技發達，有業者改以人工培養液代替蟲蛹所提供的養分，讓純種冬蟲夏草的菌絲在發酵槽中大量繁殖；然後或研磨成粉製成膠囊，或萃取出其生物活性成分濃縮成藥丸，或製成機能性飲料販售。分析人工培養菌絲的化學成分，其實與天然蟲草的成分有相同也有不同。但是其中胺基酸的種類、含量與微量元素的含量則有差異；究其原因，可能在於蟲草菌絲在人工培養液生長所產生的活性成分，與天然的蟲蛹不盡相同。也因此，人工培養的冬蟲夏草製品，其對維護健康的功能也有待進一步的釐清了。

冬蟲夏草

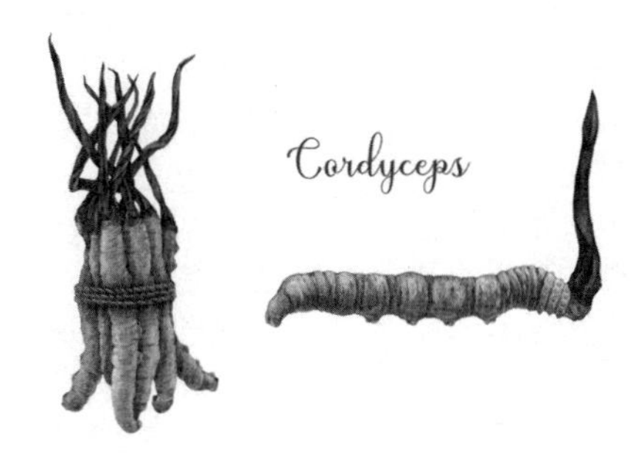

不同蟲草菌的種類

蟲體	種類
鱗翅目的蛹	蛹蟲草
鱗翅目的幼蟲	亞香棒蟲草、涼山蟲草、分枝蟲草、珊瑚蟲草、冬蟲夏草
鱗翅目的成蟲	蛾蟲草
金龜子科昆蟲金龜子幼蟲	香棒蟲草、多枝蟲草
蟬科昆蟲的蛹或成蟲	蟬蛹草或蟬草
埋於腐木中的鞘翅目幼蟲	塔頂蟲草
翅目吹沫蟲科及葉蟬科的成蟲	吹沫蟲草
半翅目成蟲	半翅目蟲草
蟻類（螞蟻）	蟻蟲草
胡蜂科昆蟲黃蜂的成蟲	黃蜂蟲草
蟋蟀科昆蟲蟋蟀的成蟲	蟋蟀蟲草

蟲草素（cordycepin）是第一個從「蟲草」提取出來的天然腺苷類似物質

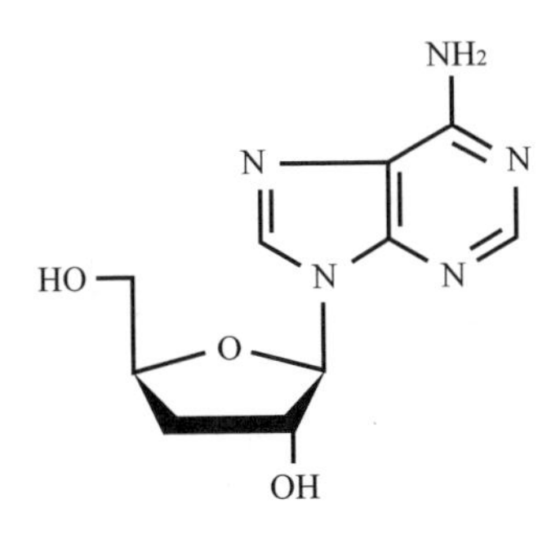

15.10 神草——靈芝

靈芝（ganoderma，reishi，*Ganoderma lucidum*）別名靈芝草、不死仙草、瑞草、神草，幾千年來，靈芝在中醫及民間傳說中占有崇高地位，被認為是吉祥珍貴的調理滋補益類藥材，其價值甚至比人參的地位還高。

《山海經》提及了炎帝之女瑤姬夭折化爲瑤草，即靈芝的故事；《搜神記》記載，彭祖因爲常吃桂芝而活到 7 百歲。《列子．湯問》中的「朽壤之上，有菌芝者」，是靈芝最早的文獻記載。

《神農本草經》對靈芝的評價很高，認爲「久食輕身不老，延年神仙」，是一種滋補強壯、扶正固本、延年益壽及鬆弛身心的珍貴藥材。

陶弘景根據靈芝的外形特徵，將菌芝分爲青芝（龍芝）、赤芝（丹芝）、白芝（玉芝）、黃芝（金芝）、黑芝（玄芝）、紫芝（木芝）6 類，《抱朴子》作者葛洪根據菌芝的質地，劃分爲石芝、木芝、肉芝、菌芝、草芝 5 類。

靈芝成分爲多醣體、三萜類、微量有機元素如有機鍺。功能有提高免疫力、抑制癌細胞生長、抗氧化、促進肝臟機能的正常化。可提高免疫力、過敏體質的改善、癌症及癒後保養、肝機能不佳。

靈芝產品的原料來源可分爲野生採集的方式，產量少且品質不易控制；人工養殖的方式，最常見的品種爲赤芝，其產量有一定經濟規模、且可以有效控制其生長的過程，能達到最接近天然靈芝的成分及品質，爲大部分靈芝產品的原料來源。

生物科技以靈芝菌種作發酵培養，生產大量靈芝菌絲體。其成本最低，但常會缺乏一些天然靈芝中特有的成分（例如三萜類），在效果及品質上不免會有所影響。

靈芝的藥效成分均集中在菌傘上，若傘片薄，藥效自然差。最理想的是柄短、傘大、傘肉厚的靈芝。

靈芝所含的多醣體和有機鍺則是提升免疫力及保護細胞健康的最主要活性成分。目前靈芝在養生上的價值主要爲提高免疫力而抑制癌細胞的生長及擴散，在肝機能的改善上，具有降低高肝指數 GOT 及 GPT 的臨床效果，靈芝同時有改善支氣管過敏及養肺的功能。

三萜類爲二次代謝產物，是靈芝苦味的來源，靈芝含有特殊三萜類——靈芝酸（ganodemic acid），其主要功能爲抑制癌細胞增生、抑制組織胺而發揮抗過敏與抗發炎的作用、促進肝臟之新陳代謝、降血脂，血壓。

使用靈芝常見的副作用爲嘴乾、咽喉乾、流鼻血、胃部不適、暈眩，這些副作用通常是連續服用靈芝超過 3 至 6 個月後發生。

靈芝會增長流血時間，所以不要與抗凝集藥物同用。靈芝有降血壓作用，與降血壓藥物同服會產生交互作用。靈芝有增強免疫作用，與免疫抑制劑同服會產生交互作用。靈芝與化療藥物同服會產生交互作用，因爲靈芝會增強血漿中抗氧化活性。孕婦或哺乳婦女最好不要服用靈芝。

靈芝種類繁多，其中不乏含有劇毒者，一般人最好不要任意摘採野生靈芝食用。

靈芝

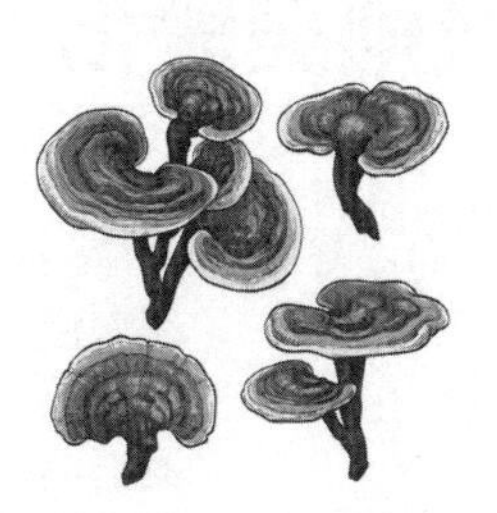

靈芝酸三萜經過醣基化生物轉化反應，產生靈芝中沒有發現的新靈芝酸三萜皀苷分子，這些新的靈芝三萜皀苷分子的水溶性比原靈芝三萜分子提高數十倍

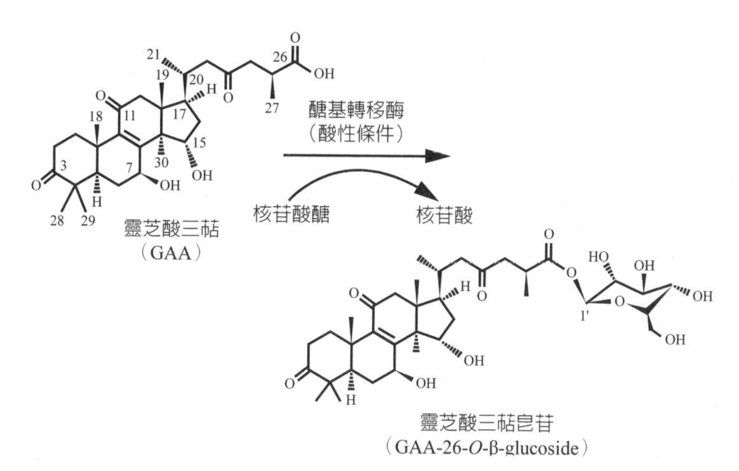

這些真菌（蕈菇），你認得幾種?

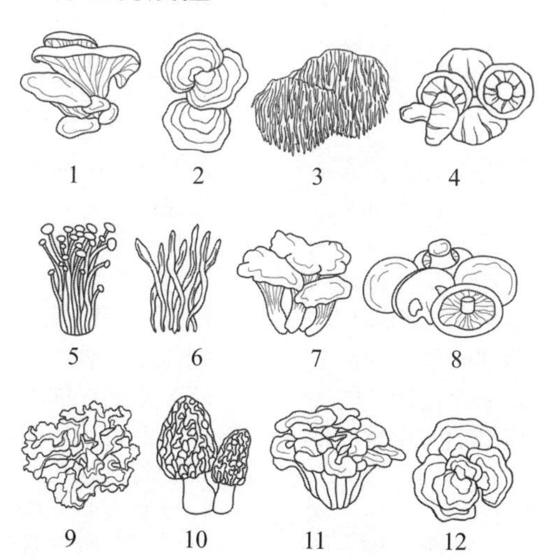

1：秀珍菇。2：靈芝。3：猴頭菇。4：香菇。5：金針菇。6：蛹蟲草。7：雞油菌。8：雙孢蘑菇。9：白木耳。10：羊肚菌。11：舞菇。12：雲芝

16.1 方劑組成原則與變化

一般人對於中藥的印象，除了藥材外，不外乎黑藥丸、褐色藥粉或狗皮膏藥等，這些藥都是由各種藥材組合而成，並做成各種型態，可以方便使用，這樣的藥品就稱爲方劑。

方劑一般是由兩種以上的藥材配伍組成，它是根據病情的需要，按照組方原則，選擇切合病情的藥物，組合成方，定出必要的劑量，製成一定的劑型。它的目的是使藥材經由適當的配伍組合，可增強藥材的原有作用，並對某些較劇毒性的藥物，調和其偏性，降低其毒性，以消除或減低對人體的不良因素，可以用於較複雜的病症。

方劑的歷史相當悠久，早期是以單味藥來治療疾病，經過歷代臨床經驗累積而以幾味藥物並用，治療效果好，因此逐漸形成了方劑。方劑在春秋戰國時期已建立基本理論，東漢時張仲景在《傷寒論》中，將理、法、方藥融爲一體，後人尊稱爲「方書之祖」，它爲方劑學的形成和發展奠定了基礎。

隨著社會的發展，各朝代對方劑的論述很多，其中尤以宋代《太平惠民和劑局方》是由政府頒行全國，作爲修製成藥的根據，此爲第一部由政府編製的藥典。

所以，方劑是以藥物爲基礎，由單味藥治病發展而來的，無論何種方劑都是以辨證和治法（即理、法）爲依據，而後選藥配伍組成的。方和法是治療疾病的主要因素，二者關係密切且相輔相成的，從醫學的形成和發展來看，治法是醫者累積了豐富臨床經驗之後形成的理論，成爲理論之後，作爲遣方用藥的依據。

方劑的組成，分爲主藥（君）、輔藥（臣）、佐藥（佐）、使藥（使）四個部分，主藥是針對主症的主要藥物，選擇最有效的藥物作爲主藥，以解決主要病症；輔藥是協助主藥使能更發揮作用的藥物；佐藥是治療兼症，或牽制主藥以消除其毒性，及調和某些藥物的偏性；使藥是引經藥，或具調和作用的藥物。

方劑的組成雖有一定的原則，但在臨床應用時，應根據病情、病人的體質、年齡及生活習慣等，靈活的加減運用，才能切合病情，其變化形式有藥味加減、藥物配伍及藥量加減等三種變化。

單味藥的應用以及藥與藥之間的配伍關係，稱爲藥物的「七情」，應用單味藥治病稱爲「單行」或「單方」，常用於病情較單純的輕證，選用一種藥物即能獲得很好的療效，單方便於使用和推廣，但是，病情較複雜時使用單方，就難以照顧到全面的病證，這時需用兩種以上的藥物來治療，即使用「複方」治病，複方治病，由於藥物具有四氣五味、升降浮沉、歸經、有毒無毒等種種性能，因此，除單方外，將藥物與藥物的配伍關係，歸納爲六點，與單方合稱爲七情。

藥物在配伍應用時，藥物之間的相互變化，可以概括爲以下四種情況。

1. 協同作用，可增進療效，用藥時要加以應用。
2. 拮抗作用，療效可相互抵消，而削弱各自的功效。
3. 相互作用而減輕或消除原有的毒性或副作用，因此在應用毒性藥或劇烈藥時，應加以選用。
4. 單用無害或有毒的藥物，但是在複方使用時，因相互作用可產生或加劇毒性反應或強烈副作用，稱之爲「配伍禁忌」，應該避免使用。

中藥方劑組成變化

組成變化	說明	舉例	變化
藥味加減變化	主症不變下，隨病情變化，加入或減去某些藥物。	小柴胡湯（柴胡、黃芩、黨參、半夏、生薑、炙甘草、大棗）	• 小柴胡湯和解少陽，治寒熱往來，胸脅脹滿，心煩喜嘔，口苦咽乾。 • 如果胸中煩而不嘔，去半夏、黨參，加瓜蔞實，以清熱除煩。 • 如果腹中痛者，去黃芩加芍藥，以緩急止痛。
藥物配伍變化	同一主藥因配伍輔藥不同，方劑的功效主治也不同。	左金丸	苦寒清熱的黃連，配伍辛溫降逆的吳茱萸，用於胃脘脹痛，噯腐吐酸。
		香連丸	黃連配伍辛熱溫陽的木香，用於溼熱下痢腹痛。
		交泰丸	黃連配伍辛熱溫陽的肉桂，用於辛腎不交的怔忡失眠。
藥量加減變化	某些藥物的用量增加或減少，會改變其功效，方名也改變。	小承氣湯	大黃五錢為主藥，枳實、厚朴三錢為輔藥，瀉熱通便，用於熱結便秘。
		厚朴三物湯	厚朴五錢為主藥，枳實、大黃三錢為輔藥，消除脹滿，用於氣滯腹部脹滿。
		厚朴大黃湯	厚朴、大黃四錢為主藥，枳實二錢為輔藥，開胸泄飲，用於水飲停於胸脅。

中藥配伍的作用

配伍	說明	舉例	作用
相須	功能相似的藥物，可增強其各自的療效，即協同作用。	石膏與知母	顯著增強清熱瀉火的作用。
相使	一種藥物為主，另一種藥物為輔，能提高主要的作用。	黃耆與茯苓	黃耆能補氣利水，但以補氣為主，茯苓健脾滲溼，能提高黃耆補氣利水的效果。
相畏	一種藥物的毒性或副作用會被另一種藥物減輕或消除。	生南星、生半夏畏生薑	生南星、生半夏的毒性會被生薑減輕或消除。
相殺	一種藥物會減輕或消除另一種藥物的毒性或副作用。	生薑殺生南星、生半夏	生薑減輕或消除生南星、生半夏的毒性。
相惡	藥物配合後一種藥物會使另一種藥物降低或喪失療效。	人參惡萊菔子	萊菔子降低人參的補氣作用。
相反	兩種藥物合用，能產生毒性反應或副作用。	甘草反甘遂	甘草成分抑制甘遂成分代謝，以致毒性增加。

16.2 君臣佐使

方劑並不是像煮火鍋把所有的料放進去煮，方劑也是須依照一定的原則去組方，才能提高方劑的治療效果。在《內經》中有所謂「主病之謂君，佐君之謂臣，應臣之謂使」，經過歷代醫家累積相當豐富的經驗，再將其具體說明如下：

1. 君藥（主藥）：是指針對主病或主證起主要治療作用的藥物，爲組方中不可缺少的主藥，其劑量是方中之首，較臣、佐之量大。
2. 臣藥（次藥）：有兩種意義，一是輔助君藥加強治療主病或主證的藥物，一是指針對兼證或兼病起治療作用的藥物，它的劑量比君藥小，藥力亦小於君藥。
3. 佐藥：有三種意義，(1) 佐助藥，就是協助君、臣藥以加強治療的作用，或直接治療次要的兼證。(2) 佐制藥，就是以消除或減緩君、臣藥的毒性與烈性。(3) 反佐藥，就是與君藥性味相反而又能在治療中起相成作用的藥物，應用於病邪盛甚，格拒不納，藥入即吐的患者。佐藥一般用量較輕，且其藥作用比臣藥小。
4. 使藥：有兩種意義：(1) 引經，就引導方中諸藥直達病所的藥物。(2) 調和諸藥，就是調和諸藥作用的藥物。使藥的用量亦輕，其藥的作用亦小。

決定君、臣、佐、使的條件，主要是依據病情的狀況而決定，如病情單純，則用一、二味藥物即可達到藥效，或君、臣藥無毒烈之性，則不須用佐藥。若主病藥物能直到病所，也就不必用引經的使藥。

於組方時君藥（主藥）通常是只用一味，若病情比較複雜，亦可用至二味，而且君藥的選擇須選具有雙向調節的藥物，也即具有針對主病或主證，但對兼病兼證亦可治療的藥物，但君藥不宜過多，臣藥可多於君藥，佐藥亦多於臣藥，而使藥則一、二味藥可。總而言之，每一方的藥味多少，以及臣、佐、使是否備齊，須視病情需要且與所選藥物的功用有密切關係。

麻黃湯源自《傷寒論》，是由麻黃、桂枝、杏仁、甘草組成，主治外感風寒，症見惡寒發熱，頭痛身疼，無汗而喘，舌苔薄白，脈浮緊。其病機爲風寒外束，毛竅閉而不通，肺氣不得宣發，治宜辛溫發汗解表，宣肺平喘。

麻黃湯的組成：

- 麻黃──主藥（君），辛溫，發汗，解表以散風寒，宣發肺氣平喘。
- 桂枝──次藥（臣），辛甘溫，溫經和營，解肌散寒，助麻黃解表發汗，使風寒去，表氣和。
- 杏仁──佐藥，苦溫，宣利肺氣助麻黃宣肺散邪，利肺平喘，並助麻黃、桂枝解表，使邪氣去，肺氣和。
- 炙甘草──使藥，甘溫，調和諸藥，可延緩藥力，以防麻黃、桂枝的發汗太過。

由麻黃湯的分析，可以知遣藥組方時須依據辨證、治法（理、法）的需要，選擇合適藥物，並須依組方原則去配伍，使其發揮綜合作用，制約其不利因素，以提高治療效果。

四君子湯【功效】益氣健脾

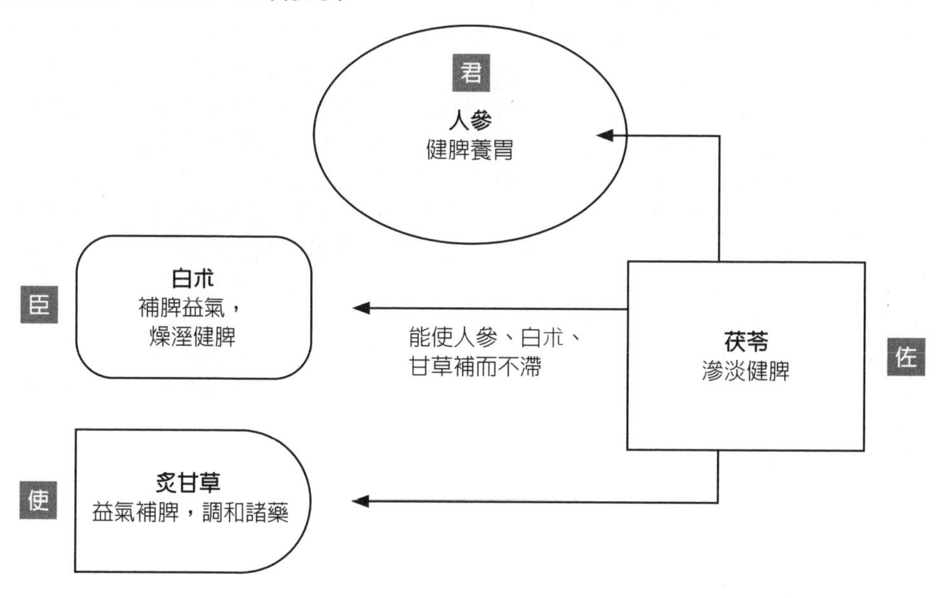

八珍湯【功效】調和營衛、氣血雙補

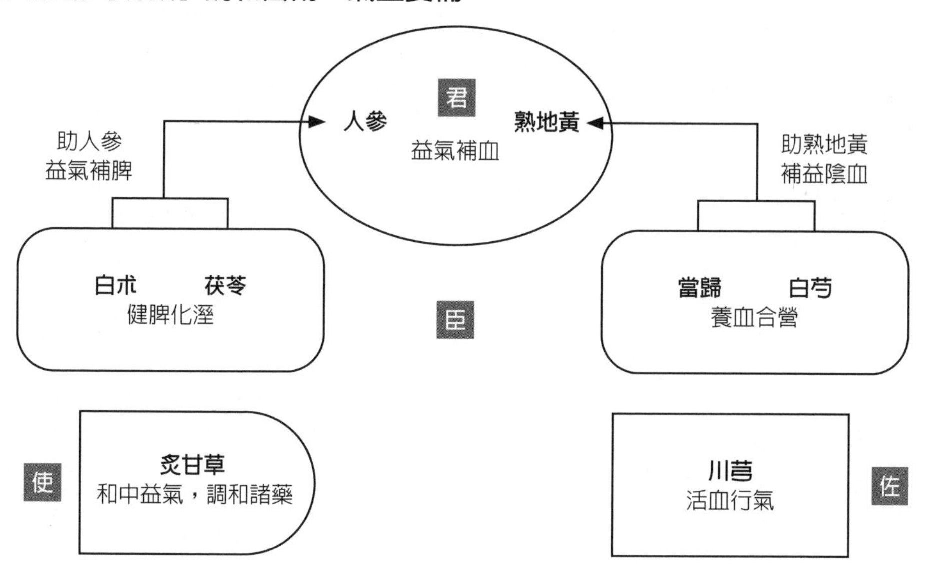

16.3 如何服用中藥

清代著名醫學家徐靈胎曾說過：「病之愈不愈，不但方必中病，方雖中病而服之不得其法，則非特無功，反而有害」。服用中藥的時間需根據病情、藥物功效和其他一些具體情況來決定。

《神農本草經》提出：「病在胸膈以上者，先食後服藥。病在心腹以下者，先服藥而後食。病在四肢血脈者，宜空腹而在旦。病在骨髓者，宜飽滿而在夜」。也就是按疾病所在部位，分飯前、飯後、清晨或睡前服藥。

服藥方法是否適當，對療效是有一定的影響，其內容一般包括服藥時間、服方法，茲介紹如下：

1. 服藥時間

一般以病在上焦者，及對胃腸有刺激者，宜食後服；病在下焦者，宜食前服；補益藥與瀉下藥，宜空腹服；安神藥宜於臨睡前服；鎮吐藥宜飯後服或少量頻服；急性病不拘時服；慢性病服丸、散、膏等，宜按時服。驅蟲劑宜於早晨空腹服；治療瘧疾，宜在發作前兩小時服；另外亦可依據病情煎湯代茶，不拘時服。

2. 服用方法

一般服用湯劑是一日一劑，分二至三次溫服。病在上者，宜頻而少；病在下者，宜頓而多；熱證者以寒藥冷服，寒證者以熱藥熱服，以輔助藥效；若寒熱錯雜，互相格拒，服藥後有嘔吐時，如眞寒假熱，則宜熱藥冷服，若眞熱假寒，則寒藥熱服，以防邪藥格拒。

對於一般服藥嘔吐者，宜加入少量薑汁，或先服薑汁，再服藥，亦可小量頻服。若昏迷的病人或呑咽困難者，宜用鼻胃管給藥。使用峻烈或毒性藥，應先小劑量，逐漸增加，以免發生中毒且須取效即止。

此外，服用中藥的其他注意事項如下

1. 服用藥物時，使用白開水配藥服用，勿用茶類、咖啡及果汁配藥，以免影響藥效吸收。
2. 藥品應放置乾燥陰涼避光處，中藥材及中藥液體包裝應存放在冰箱冷藏，如發現變質發霉、有異味時，請立即停止服用。
3. 中藥粉開立 14 天以上天數時，應存放於密封罐或冰箱冷藏，因臺灣溼度較大，藥品開封以後，易受潮結塊，如見結塊且輕捏即碎，並不表示產品已變質，如果沒有特別異味或異狀，在貯存安全期限內，仍可安心服用。
4. 服用中藥期間，飲食宜清淡，少食辛辣、油膩等食物。
5. 中藥勿與其他藥物同時服用，如有其他西藥或保健食品（如：維骨力、維生素等）需服用時，應與中藥間隔至少 1 個小時以上再服用。
6. 服用補氣藥（人參）時，不宜與食物蘿蔔一起食用，以免降低藥效。
7. 呑嚥功能較差者：如老人、小孩，應將中藥溶於少許溫開水中再服用，避免直接將藥粉倒入口中，以免不小心嗆到引發咳嗽或嚴重者造成吸入性肺炎。
8. 醫師開立中藥服法爲三餐飯前服用，如飯前忘記服用時，仍可於飯後服用。
9. 如忘記服藥時，若未超過原本該服用時間的 2 小時內時，即可立即補服；若已超過原本該服用時間 2 小時以後才補服時，則下次服藥時間需與上次服藥時間相隔 4 小時以上，以免藥物過量。

服藥時其他不宜食用食品

咖啡

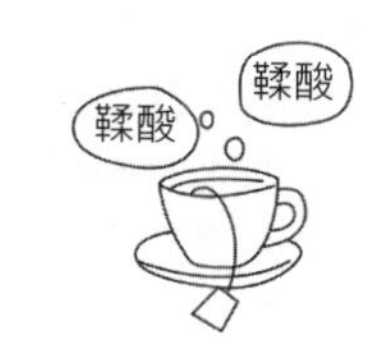

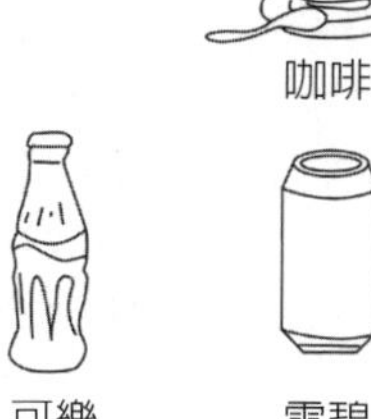

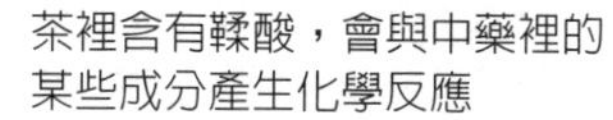
茶裡含有鞣酸，會與中藥裡的某些成分產生化學反應

服用中藥常識

服藥劑量和次數：

- 根據病情需要，每日服藥的劑數或次數可酌情增減，具體的服藥劑量和次數以中藥的指示為準。
- 常見的服藥方法有分服及頓服。
  分服：一劑藥湯可分兩至三次服。
  頓服：一劑藥湯一次服下。
- 服用成藥時需要參考標籤或說明書的內容。

服藥時間與藥物

時間	說明
飯前	病在胸腹以下，胃、肝、腎等臟器疾病，宜飯前服藥，這樣有利於藥物的消化吸收。東晉名醫藥學家葛洪：「未食內虛，令毒勢易行」。飯前服藥易使藥力得到發揮。
飯後	病在胸膈以上者，如眩暈、頭痛、目疾、咽痛等宜飯後服藥，能使藥性上行。消食藥和對胃腸道有刺激的藥物也宜飯後服用。
清晨空腹	治療四肢血脈病的藥物、滋補作用的湯藥尤其是滋補腎陽的藥物、潤腸通便藥、驅蟲藥宜晨起空腹服用。早晨人體的陽氣隨自然界陽氣而升發，在陽氣的推蕩下，可使藥力速行至病所，發揮作用。
睡前	鎮靜安神藥、澀精止遺藥、緩下藥等宜睡前服用，有利於次日清晨吸收。
午前	上午宜服用益氣升陽藥、發汗解表透邪藥。李東垣：「午前為陽之分，當發汗；午後陰之分，不當發汗」。益氣升陽藥在午前服用，乃「使人陽氣易達故也」。
午後	下午或入夜宜服用瀉下藥（如大承氣湯）。李東垣：「瀉下藥乃當日巳午之後，為陰之分時下之」。（巳時即上午9時～11時，午時即上午11時～午後1時）。

16.4 中藥的劑型

中藥的劑型種類甚多，劑型的選用，要根據病情的需要與藥物的特性，使能達到最佳的治療，以及更能發揮藥效的各種給藥方法，「藥物有宜丸者，宜散者宜水者，宜膏者，亦有一物兼宜者，亦有不可入湯酒者，並隨藥性不得違越」，「按病有宜服丸、服散、服湯、服酒、服膏煎者，或也煎參而用，以為其制」，這兩段話說明了，劑型不可隨意選擇，而是要根據病情的需要與藥物的特性。以下簡介幾種常用的劑型。

1. 湯劑：湯劑（湯液）是將配好藥物，加水或酒，或水酒各半浸泡後，再煎煮一定時間後，過濾去渣取汁。主要供內服或外用，外用的多作洗浴、熏蒸及含漱。其特點是吸收快、能迅速發揮藥效，尤其能根據病情的變化而加減，適用於病證較重或病情不穩定的患者。
2. 散劑：將配好藥物粉碎，溼合均勻，製成粉末狀製劑。分為內服與外用兩類，內服散劑一般是研成細粉，以溫開水沖服，量小者亦可直接吞服，如川七。其特點是製作簡便，吸收較快，節省藥材，便於服用與攜帶。外用散劑一般作為外敷，摻散瘡面或患病部位。
3. 丸劑：將配好藥物研成細粉，加適宜的賦形劑製成球形的固體劑型。其特點是吸收較慢，藥效持久，便於攜帶與服用。有些藥性比較峻急的，如含芳香類藥物與毒劇藥物，不宜作湯劑煎服，也可做丸，如安宮牛黃丸、舟車丸等。

丸劑適用於慢或虛弱性疾病，常用的丸劑有蜜丸。蜜丸是將藥物細粉用煉製的蜂蜜為賦形劑而製成丸劑。蜜丸性質柔潤，作用緩和而持久，兼有補益和矯味的作用，常用於治痛慢性病和虛弱病，需要長期服用。

4. 膏劑：膏劑是將藥物用水或植物油煎熬去渣而製成。有內服和外用兩種，內服膏劑有流浸膏、浸膏、煎膏三種；外用膏劑分軟膏、硬膏兩種。其中流浸膏與浸膏多數用作調配其他製劑使用，如合劑、糖漿劑、沖劑、片劑等。
5. 酒劑（藥酒）：將藥物用白酒或黃酒浸泡，或加溫隔水燉煮，去渣取液供內服或外用。其特點有和血通絡，易於發散和助長藥效的特性，適用於祛風通絡和補益劑中使用，如參茸藥酒、五加皮酒等，但不適用於陰虛、高血壓、心臟病患及小孩、孕婦等者。
6. 丹劑：有內服與外用兩種，內服丹劑沒有固定型，有丸劑，也有散劑，常以藥品貴重或藥效顯著而名之曰丹，如至寶丹、活絡丹等。外用丹劑亦稱丹藥，是以某些礦物類藥如硫黃、汞等，經高溫燒煉而製成的不同結晶形狀的化合製劑如紅升丹、白降丹。
7. 糖漿劑：是含有高濃度蔗糖水溶液的製劑，是將藥物煎煮，去渣取汁，煎熬呈濃縮液，加入適量的蔗糖溶解而成，因含糖濃度高，一般不會發霉、發酵。
8. 科學中藥：中藥科學化製劑（中藥濃縮製劑），俗稱科學中藥，藥物經煎煮後，去渣取汁，以眞空減壓濃縮，並以低溫乾燥或其他乾燥方法，製成的顆粒或粉末製劑，也屬浸膏劑的一種。

中藥劑型的優、缺點

劑型	優點	缺點
湯劑	吸收較丸散劑快而完全，易發揮療效	需花時間臨用時煎煮，不便於久留及攜帶
散劑	製作簡便，便於服用、攜帶，不易變質	吸收較湯劑慢
丸劑	體積小，易於服用、攜帶、儲存	吸收慢
糖漿劑	有甜味，適合兒童服用	糖度不足時，易腐敗變質

煎膏與外用膏劑

項目	說明
煎膏（膏滋）	將藥物加水反覆煎煮，去渣濃縮後，加煉蜜或煉糖製成的半液體劑型。其特點是體積小，含量高，便於服用，口味甜美，有滋潤補益作用，一般用於慢性虛弱病人，如川貝枇杷膏。
軟膏（藥膏）	將藥物細粉與適宜的基質製成具有適當調度的半固體外用製劑。多用於皮膚、黏膜或創面。軟膏具有一定的黏稠性，外塗後漸漸軟化或溶化，使藥物慢慢吸收，持久發揮療效，適用於外科瘡瘍皮腫、燒燙傷等，如紫雲膏、萬金油。
硬膏（膏藥）	以麻油將藥物煎至一定程度，去渣，煎至滴水成珠，加入黃丹等攪勻、冷卻而製成。用時加溫攤塗在布或紙上，軟化後貼於患處或穴位上，以治痛局部疾病和全身性疾病，如瘡瘍腫毒、跌打損傷、風溼痺證以及腰痛、腹痛等，如萬應寶珍膏。

丸劑分類

項目	說明
蜜丸	藥材細粉以蜂蜜為黏合劑製成，是中醫臨床應用最廣泛的一種。丸重在0.5克以上（含0.5克）稱為大蜜丸，丸重在0.5克以下為小蜜丸。蜂蜜富於營養，並有潤肺止咳、潤腸通便的功能，同時還有質地柔潤、吸收緩慢、作用緩和的特點。
水蜜丸	藥材細粉以水和蜂蜜按適當比例混勻為黏合劑製成。水蜜丸的特點與蜜丸相似，作用緩慢、持久，但因用蜜較蜜丸少，故含水量低、易保存和服用。
水丸	藥材細粉以水或醋、藥汁、黃酒等為黏合劑製成。因特殊需要，水丸還可包衣。泛制水丸體積小，表面緻密光滑，便於吞服，不易吸潮。
糊丸	藥材細粉以米糊或麵糊為黏合劑製成。糊丸質地堅硬，在體內崩解慢，內服既可延長藥效，又能減少某些毒性成分的釋放或減緩刺激性成分對胃腸的刺激。刺激性較大或有毒藥物宜製成糊丸。
蠟丸	藥材細粉以蜂蠟為黏合劑製成。蠟丸是中成藥的長效劑型之一，溶化極其緩慢，可延長藥效，防止藥物中毒或對胃起強烈的刺激作用。

16.5 妊娠用中藥禁忌

孕婦於妊娠期間，應盡量避免用藥，藥物有可能會經由胎盤影響到胎兒，造成胎兒發育遲緩，甚至導致畸胎；藥物也有可能會直接影響到母體，造成子宮收縮或早產。西藥如此，中藥也不例外。

妊娠禁忌是指某些毒性較強或藥性猛烈、亦損害胎元、引起流產或危及孕婦生命的藥物，孕婦不能或不宜於妊娠期間使用。根據藥物對於胎兒傷害程度的不同，一般分爲禁用與愼用。禁用的大多是毒性強或猛烈的藥物。愼用的包括通經祛瘀、行氣破滯及辛熱等藥物。

中藥的生殖毒性動物實驗結果主要表現爲懷孕率下降、流產、吸收胎和死胎、畸胎和胎仔發育障礙、精子數量減少和畸形等。《中華人民共和國藥典》（2015）孕婦禁用和愼用的藥材與飲片總計 99 種（禁用 39 種，愼用 60 種）。

大黃、附子、瞿麥、朱砂和冰片等單味藥材的水提物，導致生殖毒性的劑量僅爲臨床常用劑量的 1~3 倍，應格外警惕！

有些中藥對胎兒及孕婦具有一定的毒害作用，因此妊娠期婦女是不能選用的。孕婦禁用的中藥有巴豆、蘆薈、芒硝、甘遂、桃仁、紅花、牛膝、蜈蚣、全蠍、水蓮花、樟腦、烏頭、雄黃、膽礬等。

還有一些中藥雖然本身不具有很大毒性，但是有攻下行氣，破瘀通經的作用，而且作用猛烈，容易造成孕婦早產流產，因此也應愼用，如治療時必須選用可在醫生指導下謹愼應用。

孕婦愼用的中藥包括大黃、番瀉葉、山楂、枳實、蒲黃、葵膠、益母草、牡丹皮、鬱金、附子、肉桂、乾薑、白芽根、薏米仁、東葵子、通草等。

除以上提到中藥外，還有一些中成藥也屬於孕婦禁用或愼用範圍，如十棗丸、紅靈丹、通竅散、牛黃至寶丹、蘇合香丸等。

典籍記載懷孕期用藥禁忌：

1. 愼服藥：三七、乾漆、大黃、制川烏、王不留行、天南星、木鱉子、牛膝、片薑黃、白附子、西紅花、肉桂、華山參、紅花、蘇木、郁李仁、虎杖、草烏葉、制草烏、枳殼、枳實、禹州漏蘆、禹餘糧、卷柏、急性子、冰片、穿山甲、桃仁、凌霄花、通草、常山、硫黃、番瀉葉、蒲黃、漏蘆、赭石、瞿麥、蟾酥。
2. 禁用藥：丁公藤、千金子、千金子霜、天仙子、蓖麻油、三稜、土蟲、川牛膝、馬錢子、芫花、阿魏、巴豆、巴豆霜、水蛭、玄明粉、附子、甘遂、芒硝、京大戟、牽牛子、輕粉、莪朮、益母草、豬牙皂、商陸、斑蝥、雄黃、蜈蚣、麝香。

在孕期要掌握用藥的原則，否則會對胎兒產生影響：

1. 孕婦不要隨便使用非處方藥，一切用藥都應在醫生指導下進行。
2. 應選擇對胚胎、胎兒危害小的藥物。
3. 應按照最少有效劑量、最短有效療程使用，避免盲目大劑量、長時間使用，避免聯合用藥。
4. 非病情必需，儘量避免在妊娠早期用藥。
5. 如可以局部用藥有效的，應避免全身用藥。
6. 用藥前應詳細閱讀說明書，儘量不用「孕產婦愼用」和「孕產婦禁忌」的藥。
7. 應使用多年廣泛應用于孕婦的藥物，儘量避免使用尙難確定對胚胎、胎兒、新生兒有無不良影響的藥物，僅有理論上評價的藥物愼用。

禁、慎用中藥一覽表

類別	禁用藥材	慎用藥
溫熱藥		桂枝、肉桂
活血藥	土鱉蟲、黑種草子、干漆、三稜、水蛭、莪朮、班蝥、阿魏	川牛膝、牛膝、益母草、牡丹皮、王不留行、片薑黃、桃仁、三七、西紅花、紅花、蘇木、虎杖、乳香、沒藥、凌霄花、急性子、卷柏、蒲黃、接骨木、穿山甲
清熱解毒藥		牛黃、蘆薈、天花粉、漏蘆、禹州漏蘆
祛風止痛藥	鬧羊花、丁公藤、川烏、草烏、全蝎、蜈蚣、馬兜鈴、罌粟殼、洋金花、巴豆、天山雪蓮、大皂角、天仙藤、天仙子	制草烏、草烏葉、制川烏、附子、白附子、制天南星、天南星、金鐵鎖、紅大戟、飛揚草、黃蜀葵花
開竅藥	麝香、豬牙皂	冰片、蟾酥
瀉下藥	甘遂、京大戟、芫花、商陸、巴豆霜、牽牛子、千金子、千金子霜	大黃、郁李仁、芒硝、玄明粉、番瀉葉
破氣藥		枳殼、枳時
利水藥		通草、瞿麥、薏仁
降逆藥	朱砂	赭石
祛痰藥		華山參
截虐藥		常山
收斂藥		禹余糧
驅蟲藥		苦楝皮
外用藥	馬錢子、馬錢子粉、雄黃、輕粉、紅粉、兩頭尖	冰片、艾片、硫磺、綠礬、木鱉子

孕婦用藥等級（美國FDA）

級別	定義
A	經適當且良好控制的人體研究證實，用於懷孕期對胎兒沒有危害。
B	• 動物實驗證實對胎兒無害但缺乏臨床人體實驗證據。 • 動物實驗有副作用報告，但經適當且良好控制的人體研究證實對胎兒沒有危害。
C	• 動物實驗顯示對胎兒有副作用報告但缺乏適當且良好控制的人體實驗證據。 • 目前仍無相關動物或人體實驗證實對胎兒是否有危害。
D	有證據顯示對人類胎兒有危害，但緊急或必要時權衡利害之使用仍可接受。
X	動物或人體實驗已證實對胎兒有害，而且使用後其危害顯大於好處。

資料來源：國民健康署

16.6 煎藥

中藥藥物配伍與劑型選擇雖然嚴謹，但若煎煮法不當，則藥亦無效，因此，可知煎藥法是方劑運用的一個重要環節，介紹如下：

湯劑是臨床常用的一種劑型，煎法是否正確對療效是有一定影響的，一般是根據藥物性質及病情的不同，而採取不同的煎藥方法。煎法是包括煎藥的用具、用水、火候及煎藥方法，玆介紹如下：

煎藥用具：一般煎藥用具以陶瓷器具、砂鍋、瓦罐，其受熱均勻，且不易發生化學變化，但忌銅器、鐵器、鋁器，因有些藥物與它一起加熱之後會起化學變化，或降低溶解度。

煎藥用水：煎藥用水，以前都用河水、井水、雨水、泉水等，現一般都用自來水、蒸餾水、逆滲透水等，不過也須依病情及藥物特點而選擇用水、或酒、或水酒各半合煎。水量須視藥量、藥材質地及煎藥時間而定，一般以超過藥面約 3 至 5 公分比較適當，且須先浸泡，使有效成分容易煎出，而其浸泡時間是視藥材性質決定。

煎藥火候：火候一般分爲大、中、小三種，一般藥材是先用大火（武火）煮沸騰後即用中火（文火）；感冒藥是用大火煮沸後繼續煮至藥的芳香味出來即可關火；補藥是先用大火煮沸後即用小火繼續煮。因此，火候也是要根據藥物性味及所需時間的需求而決定。若不小心將藥煎煮到焦枯，則應丟棄不用，以防發生不良的反應。

煎藥的入藥順序：除一般煎法之外，有些特殊要求的藥物，應在處方中註明。玆介紹如下：

1. 先煎：藥材質地堅硬，藥效難煎出，應先打碎先煎的介殼類、礦石類藥物如龜板、鱉甲、代赭石、石決明、生牡蠣、龍骨、石膏等應先煮沸後約 10 至 20 分鐘再放其他藥物，使藥的成分充分煎出。有些藥材質地輕又用量多如夏枯草、燈心草、玉米鬚等及泥沙多藥物如灶心土等均須先煎取汁，以藥汁代水煎其他藥物。
2. 後下：氣味芳香的藥物，因其所含揮發油而有效的如薄荷，須於即將煎好時放下去煎 4 至 5 分鐘即可，但仍須先將藥物浸泡再煎。
3. 包煎：有些藥物，對咽喉有刺激或煎後藥液溼濁或易於黏鍋的藥物或種子類藥物如赤石脂、枇杷葉、旋覆花、車前子、六一散等要先用紗布包好，再放入與其他藥同煮。
4. 另煎：有些貴重藥物，爲了保存其有效成分，減少被其他藥物吸收，宜採另煎取汁與其他藥液合服如人參、西洋參；含膠質黏性的易溶藥物如阿膠、蜂蜜、龜板膠、飴糖須先加溫溶化後，再與煎好藥液溼合均勻分服，以免因其性黏而黏附其他藥物或黏鍋煮焦，而影響藥效。
5. 沖服：有些芳香或貴重藥物或散劑、丹劑、小丸、自然汁，需沖服的如麝香、肉桂末、田三七等。
6. 烊化：用於膠質的藥材，「烊化」是把須烊化的藥物投入煎煮好的藥汁中，利用藥汁的熱度，使其完全溶化在藥汁中，如阿膠、龜鹿二仙膠。

常用特殊煎煮（先煎）中藥及煎煮參數

中藥名稱	類別	特殊煎法	煎煮參數
石膏	礦石類	先煎	先煎20-30分鐘。
煅自然銅	礦石類	先煎	先煎30分鐘。
煅鐘乳石	礦石類	先煎	先煎30分鐘。
滑石	礦石類	先煎	先煎30分鐘。
煅金礞石	礦石類	布包先煎	單層無紡布，1/2裝量，先煎30分鐘。
煅瓦楞子	貝殼類	先煎	先煎30分鐘。
石決明	貝殼類	先煎	先煎20-40分鐘。
珍珠母	貝殼類	先煎	先煎20-30分鐘。
牡蠣	貝殼類	先煎	先煎20-30分鐘。
煅蛤殼	貝殼類	先煎，蛤粉包煎	雙層紗布，1/2裝量，先煎30分鐘。
醋鱉甲	動物角甲類	先煎	先煎30分鐘。
醋龜甲	動物角甲類	先煎	先煎30分鐘。
水牛角	動物角甲類	先煎	先煎3小時以上。
鹿角霜	動物角甲類	先煎	先煎30分鐘。
淡附片	有毒藥	先煎，久煎	先煎30-90分鐘（劑量大則時間長）。

常用特殊煎煮（後下）中藥及煎煮參數

中藥名稱	類別	特殊煎法	煎煮參數
砂仁	氣味芳香、含揮發油多類	後下	在第一煎藥料即將煎至預定量時，投入同煎1~5分鐘。搗碎和／或浸泡時後下時間宜稍短。
豆蔻	氣味芳香、含揮發油多類	後下	在第一煎藥料即將煎至預定量時，投入同煎1~2分鐘。
薄荷	氣味芳香、含揮發油多類	後下	在第一煎藥料即將煎至預定量時，投入同煎2~3分鐘，用於保肝利膽、抗腫瘤、抗氧化時不後下。
降香	氣味芳香、含揮發油多類	後下	在第一煎藥料即將煎至預定量時，投入同煎3分鐘。
沉香	氣味芳香、含揮發油多類	後下，進口沉香研末沖服	在第一煎藥料即將煎至預定量時，投入同煎5~10分鐘。
鉤藤	不宜久煎類	後下	在第二煎藥料即將煎至預定量時，投入同煎12~15分鐘，用於抗腫瘤時不後下。
番瀉葉	不宜久煎類	後下	在第二煎藥料即將煎至預定量時，投入同煎10~15分鐘。
大黃	不宜久煎類	後下（不宜久煎）	在第二煎藥料即將煎至預定量時，投入同煎10分鐘，用於瀉下不宜久煎。

常用特殊煎煮（烊化、溶化）中藥及煎煮參數

中藥名稱	類別	特殊煎法	煎煮參數
阿膠	膠類	烊化	單獨用水或黃酒加熱烊化後，兌入湯液中服用；也可粉碎或搗碎後加入煎好的藥液中，微火煎煮，同時不斷攪拌，至藥物完全溶化後服用。
龜甲膠	膠類	烊化	單獨用水或黃酒加熱烊化後，兌入湯液中服用；也可粉碎或搗碎後加入煎好的藥液中，微火煎煮，同時不斷攪拌，至藥物完全溶化後服用。
鹿角膠	膠類	烊化	單獨用水或黃酒加熱烊化後，兌入湯液中服用；也可粉碎或搗碎後加入煎好的藥液中，微火煎煮，同時不斷攪拌，至藥物完全溶化後服用。
芒硝	礦石類	溶化，溶入煎好的湯液中服用	在其他藥煎至預定量並去渣後，將其置於藥液中，同時不斷攪拌，至溶化。
白礬	礦石類	溶化，化水洗患處	單獨加適量水溶化洗患處；或在其他藥煎至預定量並去渣後，將其置於藥液中，同時不斷攪拌，至溶化。

17.1 葡萄柚汁

臨床研究發現葡萄柚汁會與許多西藥發生顯著的交互作用，導致血藥濃度上升，例如強心藥 digoxin、免疫抑制藥 cyclosporin、抗過敏藥 terfenadine、降血壓藥 felodipine、nifedipine、nisoldipine、nitrendipine、verapamil 等。

又有研究指出，飲用葡萄柚汁之後相隔 24 小時，仍會增加 felodipine 的血中濃度。葡萄柚汁與西藥交互作用的肇因成分，前人的研究已證明是來自果皮。

在中藥材中，枳殼、枳實、化州橘紅的基原，與葡萄柚同為柑橘屬且主成分極為相似，這些中藥在中醫臨床上是以果實或果皮在水中煎煮而成湯劑，因此其水煎劑與西藥發生交互作用的可能性應該頗高。

所以，中藥對於西藥的吸收、代謝與排泄的影響值得重視，中藥、西藥併用的安全性顧慮的確存在。

葡萄柚汁的生理作用

1. 抑制小腸中 CYP3A4（cytochrome P 3A4）的活性：CYP（cytochrome P）是一群存在人體內的酵素，可以將藥物氧化成較水溶性的物質，以促進藥物的排除。目前，約有超過 50% 的口服藥，在人體內會受到 CYP3A4 的氧化代謝。
   葡萄柚汁會抑制及破壞小腸內 CYP3A4 的活性，減少藥物在腸壁被 CYP3A4 破壞，降低藥物之 first pass effect（首渡效應），因而可以增加藥物之 bioavailability（生體可用率）、血中濃度及 AUC。不過，除非是長期大量飲用，否則葡萄柚汁對肝臟 CYP3A4 的活性影響不大，所以並不會明顯影響口服藥物的分布及半衰期（half-life），另外，對注射投與的藥物，亦不會影響其藥物動力學。
2. 抑制 P-glycoprotein（P-gp）的作用：P-gp 是一種存在於小腸、肝臟及腎小管的醣蛋白，可藉由 ATP 的參與，將物質或藥物從細胞內排出細胞外。目前推論，P-gp 跟體內的內生性物質的釋放及化療藥物抗藥性的產生有關。
   高濃度之葡萄柚汁會抑制小腸中 P-gp 的活性，減少 P-gp 將已吸收之藥物（如 digoxin、loperamide 等）排回腸腔中，因而增加藥物的吸收；反之，低濃度的葡萄柚汁則會增加小腸中 P-gp 的活性。
3. 抑制 organic anion transporting polypeptides（OATP）的作用：OATP 存在於腸道中，與特定的藥物（如 digoxin、fexofenadine 等）的吸收有關。而葡萄柚汁會抑制小腸中 OATP 的活性，減少特定藥物的吸收。
4. 減緩胃的排空：葡萄柚汁會減慢胃的排空，延遲藥物之吸收。目前推論，造成胃排空減慢的原因，可能跟葡萄柚汁的低 pH 值及高滲透壓有關。
5. 其他：葡萄柚汁亦會抑制腸道 CYP1B18 及 flavin-containing monooxygenase 的活性，因而可能有抗癌作用及抑制 caffeine 的代謝。

根據研究顯示，服用 1 杯（250 毫升）葡萄柚汁即會對腸道的酵素產生最大的抑制作用，而且此種抑制作用最多可長達 3 天；這些受抑制之酵素活性，需至少停止飲用葡萄柚汁 3 天，才能完全恢復其活性，其恢復的半衰期（$T_{1/2}$）約為 23~24 小時。

易與葡萄柚汁產生交互作用的藥物

藥物類別	藥物
抗感染劑	albendazole, artemether, erythromycin, clarithromycin, halofantrine, praziquantil, saquinavir, itraconazole
抗發炎藥物	methylprednisolone
降血脂劑	atorvastatin, lovastatin, simvastatin
心血管藥物	amiodarone, carvedilol, felodipine, nifedipine, nimodipine, nicardipine, nisoldipine, nitrendipine, sildenafil, verapamil
中樞神經作用劑	amitriptyline, buspirone, carbamazepine, diazepam, midazolam, scopolamine, sertraline, triazolam
荷爾蒙製劑	ethinylestradiol
腸胃道藥物	cisapride
抗組織胺	astemizole, terfenadine
免疫抑制劑	cyclosporine, tacrolimus
性功能障礙藥物	sildenafil, tadalafil

葡萄柚汁產生的藥物交互作用及其替代藥物

藥物類別	藥物	藥物交互作用	替代藥物
抗心律不整	amiodarone disopyramide, quinidine	1. 增加 amiodarone 的血中濃度，可能引起甲狀腺毒性、肺毒性、肝損傷、QT波延長及心跳變慢。 2. 增加quinidine及disopyramide的血中濃度，可能引起心臟毒性。	digoxin, diltiazem, verapamil, β - blockers
鈣離子通道阻斷劑	felodipine nicardipine nifedipine nimodipine nisoldipine	增加藥物的血中濃度，造成潮紅、周邊水腫、頭痛、心跳加快、姿勢性低血壓及心肌梗塞。	amlodipine, diltiazem, verapamil
降血脂（statin類）	atorvastatin, lovastatin, simvastatin	增加藥物的血中濃度，可能造成頭痛、腸胃不適、肝炎及肌病變（肌痛）。	fluvastatin, pravastatin, rosuvastatin, fibric acids, nicotinicacid, bile acid sequestrants
免疫抑制劑	cyclosporine, tacrolimus	增加藥物的血中濃度，可能造成腎毒性、肝毒性及增加免疫抑制作用。	無其他適合之替代藥物
蛋白酶抑制劑	saquinavir	增加藥物的血中濃度，可能造成頭痛、疲累、不眠及焦慮。	amprenavir, atazanavir, fosamprenavir, indinavir, lopinavir/ritonavir, nelfinavir, ritonavir

17.2 中、西藥物交互作用

中、西藥物交互作用是指中藥（單味、複方制劑、中成藥或湯劑）與西藥合用或先後依序使用時，所引起的藥物（中藥、西藥或兩者）作用與效應的變化。中、西藥物交互作用可能使得治療作用增強或減弱，毒、副反應減少或增加，作用的持久性延長或縮短，從而導致有益的治療作用，或者有害的不良反應。

中西藥併用所產生的交互作用有：(1) 產生生理性的拮抗或協同作用；(2) 藥物毒性增強等問題。如具有中樞神經興奮作用的中藥（麻黃），不宜與鎮靜安眠藥及降血壓藥併用，否則會因作用拮抗而使藥效降低。

含有有酒精類的藥酒也不宜和鎮靜安眠藥同用，因爲容易產生中樞神經抑制作用，而導致呼吸或心跳異常等不良反應；含有氰苷的杏仁、枇杷葉等中藥，則不宜長期與具中樞抑制作用的鎮咳劑，如 codeine 等藥物併用，因爲氰苷經過水解反應會產生氫氰酸（HCN），此物質亦會造成呼吸中樞抑制，而導致藥物毒性增強。

有許多自然植物具有香豆素（coumarin）、水楊酸鹽（salicylate）或抗血小板性質（antiplatelet properties），因此若和 warfarin 一起使用，理論上會發生加強 Warfarin 活性的危險。

被認爲含有香豆素或香豆素衍生物性質的自然植物包括：白芷、金車草花、茴香、阿魏、芹菜、甘菊、葫蘆巴、七葉樹、甘草、拉維紀草、皺葉歐芹、西番蓮、苦木、紅苜蓿和芸香。而繡線菊、白楊和柳樹皮被發現含有高濃度的水楊酸。而雀麥、丁香、洋蔥和鬱金曾經被報導過含有抗血小板活性。

在臨床上，中、西藥物並用最早見於石膏與阿斯匹林湯（大陸藥），此方由石膏、阿斯匹林二味組成，治療溫病周身壯熱、心煩熱而渴、苔白欲黃、其脈洪滑。或尤覺頭痛、周身尤有緊束之感者。

容易引起肝損害的中藥有薑半夏、蒲黃、桑寄生、山慈姑、天花粉、雷公藤、黃藥子、川楝子、蓖麻子、蒼耳子、石菖蒲、八角茴香、花椒、千里光、木通、毛冬青、丹參、罌粟、澤瀉、大黃、虎杖、生首烏、合歡皮、土荊芥、肉荳蔻、商陸、常山、朱砂、斑蝥、望江南子等。上述這些中藥如果與西藥一起服用，有可能因爲肝損害影響西藥的代謝。

中、西藥物併用也有正面的意義，合理併用或合組製劑具有提高療效、降低毒副反應、擴大適應症範圍、縮短療程、標本兼顧、減少用藥量，節省藥材，以及有利於劑型的研製、改進等特點；並能發揮單獨使用中藥或西藥所沒有的治療作用。

反之，不合理的中、西藥物併用，可使藥效降低或消失，毒副反應增加或引起藥源性疾病，甚至死亡。例如地高辛（digoxin）和六神丸併用後出現頻發性心室早搏。因此，研究中、西藥物之間的交互作用，合理併用中西藥物，避免盲目並用所產生的不良後果，以保障病人的用藥安全。

影響warfarin抗凝血作用的中藥

增加抗凝血作用者	當歸、銀杏、丹參、大蒜、生薑、菊花
減少抗凝血作用者	貫葉連翹、綠茶

丹參與西藥交互作用

中藥名	西藥學名	可能交互作用機轉	可能交互作用結果	建議處理方式
丹參	aluminum hydroxide	產生結合反應。	降低療效	隔開服用
丹參	antihyperlipidemic	中藥具降血脂作用。	作用加成	調整劑量
丹參	hypoglycemic drug	中藥也可降血糖。	降血糖作用加成	調整劑量
丹參	MgO	產生結合反應。	降低療效	隔開服用
丹參	warfarin	增加INR，增加PT/PTT。	丹參降低warfarin的排除	避免併用
丹參	urokinase	抗血小板作用加成。	容易出血	監測INR
丹參	calcium carbonate	產生結合反應。	降低療效	隔開服用

甘草與西藥交互作用

中藥名	西藥學名	可能交互作用機轉	可能交互作用結果	建議處理方式
甘草	hydrocortisone	glycyrrhizin會抑制hydrocortisone代謝，而增加其濃度。	造成納水滯留之水腫，血壓控制不良。	避免併用
甘草	estrogen	中藥具類estrogen作用。	作用加成。	調整劑量
甘草	barbiturates	兩者皆為肝臟酵素誘導劑，使西藥代謝加速。	西藥療效降低。	避免併用或調整劑量
甘草	contraceptives	增加西藥對glycyrrhizin的敏感度，女比男更敏感。	造成水腫，高血壓，低血鉀。	避免併用
甘草	fluitran	中藥會產生低血鉀，並拮抗利尿劑作用。	作用減弱。	避免併用或調整劑量
甘草	prednisolone	glycyrrhizin會降低prednisolone清除率，而增加其濃度。	造成納水滯留之水腫，血壓控制不良。	避免併用
甘草	digoxin	甘草易使鉀離子流失。	西藥在低血鉀下易產生毒性。	避免併用
甘草	Aspirin®	胃酸，胃蛋白酶的分泌增加，刺激胃黏膜。	加重潰瘍，甚至引起上消化道出血。	避免併用

17.3 中、西藥物交互作用機轉

中、西藥物交互作用可能發生在藥物的吸收之前、體內轉運過程中，也可發生在體內生物轉化及排泄過程中，或體外配伍變化等方面。

中藥（或西藥）能使西藥（或中藥）的體內過程（即藥物的吸收、分布、代謝和排泄）一個或多個環節發生變化，從而影響藥物（中藥或西藥）在體內的濃度，因而影響藥效。

中、西藥物在胃腸道吸收速度和吸收過程，均受藥物交互作用的影響，影響因素有胃腸道酸鹼度的變化、胃腸蠕動、胃排空時間的長短及在胃腸內發生螯合、吸附作用等。

1. 胃腸道酸鹼度的變化：藥物在胃腸道是以被動運輸方式吸收，遵循擴散規律，即非解離型易通過細胞膜吸收，解離型則不易吸收，而解離型又受胃腸道酸鹼度的影響。

   弱酸性藥（如 Aspirin®、barbital）容易在胃吸收，因其在胃酸性中非解離型部分多。弱鹼性藥（如 quinine、quinidine、aminophylline）不容易在胃酸性環境中吸收，因其在胃酸性中解離型部分多，需在鹼性的腸道才能吸收。

   此外，胃腸道酸鹼性的改變，亦會影響藥物溶解度，例如，弱酸性藥 Aspirin® 與大黃蘇打片（大黃、碳酸氫鈉）合用，吸收更快，起效速，因碳酸氫鈉可增加 Aspirin® 的溶解速率，促進胃排空和腸吸收。

2. 胃腸蠕動和胃排空時間的變化：胃腸蠕動增加，內容物停留時間縮短，減少某些藥物的吸收；反之，腸蠕動減慢，內容物停留時間延長，增加某些藥物的吸收。例如，digoxin 與人參合用，後者會抑制腸蠕動，增加 digoxin 在腸內停留時間，增加藥物與腸黏膜接觸時間。因此，促進 digoxin 的吸收。反之，與中藥大黃、番瀉葉、大承氣湯、麻子仁丸等瀉藥合用，則由於胃腸蠕動加快，使 digoxin 不能充分溶解，則吸收減少。

   縮短胃排空時間的藥物能使胃內藥物提早進入小腸吸收；反之，則會延緩吸收。

3. 形成螯合物或複合物：四環素類抗生素與含鈣、鎂、鋁及鐵等二、三價金屬離子中藥（如石膏、代赭石、海螵蛸、赤石脂、滑石、磁石、自然銅、明礬、瓦楞子、龍骨、石決明、牡蠣、陽起石等）、方劑（如牛黃解毒丸、明目上清丸、白金丸、白虎湯）等同服，易形成不溶解的螯合物，使吸收減少，並 加對胃腸道的刺激。

   含鞣質的中藥（如大黃、五倍子、訶子、石榴皮、地榆、虎杖、萹蓄等）、方劑（如大承氣湯、養臟湯、側柏湯、八正散等）與四環素類、紅黴素、鐵劑（硫酸亞鐵）、鈣劑（氯化鈣、乳酸鈣、葡萄糖酸鈣）、鈷劑（氯化鈷、維生素 B_{12}）、生物鹼（quinine、strychnine）、類（digitoxin）等同服，可結合生成鞣酸鹽沉澱物，不易被吸收。

中、西藥物合用，可影響相互的體內分布，而使療效增強或減弱，甚至產生毒副作用。如胺基糖 類抗生素（strepmycin、kanamycin、gentamycin、neomycin）與中藥硼砂（鹼性，可鹼化尿液）及含硼砂方劑（行軍散）等合用，能使抗生素排泄減少，抗菌作用增強，並可增加腦中藥物濃度，使耳毒性增強，如長期合用，可產生前庭功能紊亂，形成暫時或永久性耳聾。

中西藥配伍禁忌作用機轉表

中藥成分	中藥	不宜併用之西藥	配伍禁忌作用機轉
酸性	五味子、山楂、青皮、山茱萸、白芍、女貞子、金銀花、烏梅、木瓜 保和丸、六味地黃丸、腎氣丸	制酸劑、氫氧化鋁、碳酸氫鈉 磺胺類藥 aminophylline erythromycin rifampicin	造成酸鹼中和，降低或失去藥效 結晶尿。 加重腎毒性。
鹼性	海螵蛸、龍骨、牡蠣、硼砂 冰硼散	tetracyclines、isoniazid、rifampicin Aspirin® 胃蛋白酶類製劑	造成酸鹼中和，降低或失去藥效 結晶尿。
鈣、鐵、鎂、鋁	石膏、石決明、龍骨、牡蠣、海螵蛸、牛黃解毒丸	tetracyclines macrolides 強心苷類	降低四環素類的抗菌作用。 增強強心苷類作用，甚至中毒。
麻黃	麻黃素	MAOI	頭痛、頭暈、心律不整、血壓升高、腦出血。
		鎮靜安眠藥 降壓藥	產生拮抗，降低藥效。
		aminophylline	毒性增加，噁心、嘔吐、心動過速、頭痛、頭昏、心律失常。
		強心苷類藥物	強心藥作用增強，易導致心律不整、心衰竭。
腎上腺皮質激素	甘草、鹿茸、紫河車	Aspirin® 水楊酸類	噁心、嘔吐、腹痛、腹瀉。 腸胃出血潰瘍。 血壓升高。
		降血糖藥	降低降血糖療效。
		steroids	會抑制Steroids的代謝，造成水腫。
		digoxin	造成低血鉀，使得 Digoxin毒性增加。
鞣質類	地榆、虎杖、五倍子、大黃、訶子、萹蓄	四環素類 巨環類抗生素 enzymes digoxin	產生沉澱物、抑制胃腸道吸收。
槲皮素類	桑葉、槐花、山楂、側柏葉、旋覆花	碳酸鈣 氫氧化鋁	形成螯合物，影響藥物吸收。
	龍膽瀉肝湯、補中益氣湯、逍遙散		
皂苷類	人參、川七、遠志	酸性較強的藥物	使得皂苷水解失效。
	胖大海、甘草	Aspirin®	加重對胃腸道的刺激性。
顛茄類	曼陀羅、洋金花	強心苷類	增強強心苷類作用，甚至中毒。
氰苷類	桃仁、白果、杏仁、枇杷葉	中樞抑制劑 鎮靜安眠藥	增強氰苷類所造成的呼吸抑制作用、損害肝功能。
發汗解表藥	桂枝、麻黃	Aspirin®	汗出過多，耗傷津液。
烏頭鹼類	草烏、附子、馬錢子、川烏、小活絡丹	aminophylline 阿托品(atropine) 氨基　類抗生素(aminoglycosides)	增加毒性，造成藥物中毒。 神經毒性，甚至失去聽覺。
	複方甘草片	強心苷類	易導致心臟對強心苷的敏感，而引起中毒。
鉀離子	夏枯草、白茅根、牛膝、益母草、澤瀉 知柏地黃丸、濟生腎氣丸	保鉀利尿劑	高血鉀。

18.1 中藥為什麼要現代化

過去中藥的使用大多侷限於亞洲地區，由於成分複雜且缺乏科學驗證，一直無法爲歐美國家接受。雖然近代天然物研究的技術與策略已有長足的發展，但就新藥開發的角度來看，其金錢與時間的花費仍然偏高。不論是源至於合成或是天然物而來的單一成分藥物，普遍存在著副作用、價格昂貴等問題，且無法滿足抗老化與慢性病方面的需求。

替代醫學（alternative medicine）在歐美的興起，間接促始使用草藥的熱潮。近十年來，天然物（包含藥物及食品）的市場成長驚人，1990 年全球天然物（含藥物及食品）市場約 100 億美元，至 2000 年植物製品年銷售額高達 300 億美元，其中包含中草藥 200 億美元，這也迫使歐美政府等相關單位，不得不重視這項趨勢。

中醫藥的發展雖經各代嬗遞傳承，自成一套完整的醫藥理論體系，用來治病的中藥材大都來自天然界，因此必須正視目前的處境，如犀牛角、虎骨等動物類藥材因保育而遭禁用；有些植物類藥材因大量採挖而瀕臨絕跡，或誤採誤用而至中毒；中藥重金屬及農藥殘留等。且中醫以四診八綱爲臨床診斷依據，缺乏客觀指標。

未來如何提升中藥的用藥品質、中藥資源的開發與利用及中醫的客觀且科學性的診斷標準，是值得探討的課題。

人類的生存，既需要植物做爲糧食，也需要藥物來保健。所以，在人類發展史上，務農和採藥是同時進行的。唯一不同的是，用作主要食物的植物到現在也不超過三、四十種。而用作一般藥物的植物已遠遠超過一萬多種了。理由很簡單，人類從植物中所攝取的營養主要的不外是澱粉、脂肪和蛋白質等等。而從植物中所攝取有藥效的成分，因爲要治療各種疾病，所以就不止千百種了。

在 200 年以前，當西藥未成氣候的時代，中藥是治病的唯一選擇。自 18 世紀末葉以來，由於抗生素和疫苗的發現，對由細菌所感染的疾病，以及疫苗可以防止的病原，都達到立竿見影，藥到病除的功效。於是乎，這些可以對症下藥的西藥，成爲天之驕子。同時，對具有保健和治病雙項功能的中草藥，由於效果緩慢，而退居次位。

近年來，由於各項疑難雜症以及慢性疾病的蔓延，老年病的驟升，合成藥品的昂貴等等使曾創奇功的西藥束手無策。於是，事實和需求又喚起了人們重新評估中草藥，這是因果循環，當人們不能征服自然的時候，就會回歸自然。

中藥現代化的原因，總而言之，其目的在求樹立中藥的有效性、安全性、可靠性以及通俗性的國際標準，讓它進入國際市場，爲全世界人類造福。

當然，「中藥現代化」不是一件簡單的事，所以要大家同心協力共襄盛舉啦！

臨床有效方劑的創新藥物的發現與研發

各式各樣的替代醫學：中醫藥、靈氣療法、針灸、順勢療法、瑜珈、冥想、整脊、草藥療法、芳香療法、反射療法（由左至右）

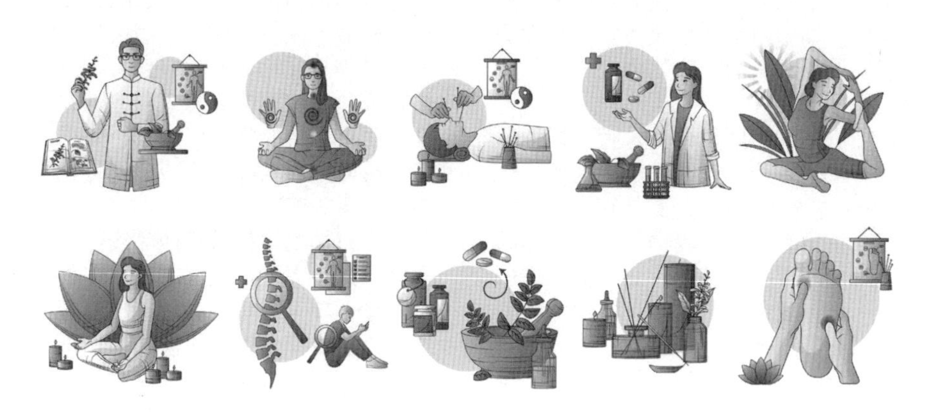

中藥有效部位新藥及其複方製劑的發現

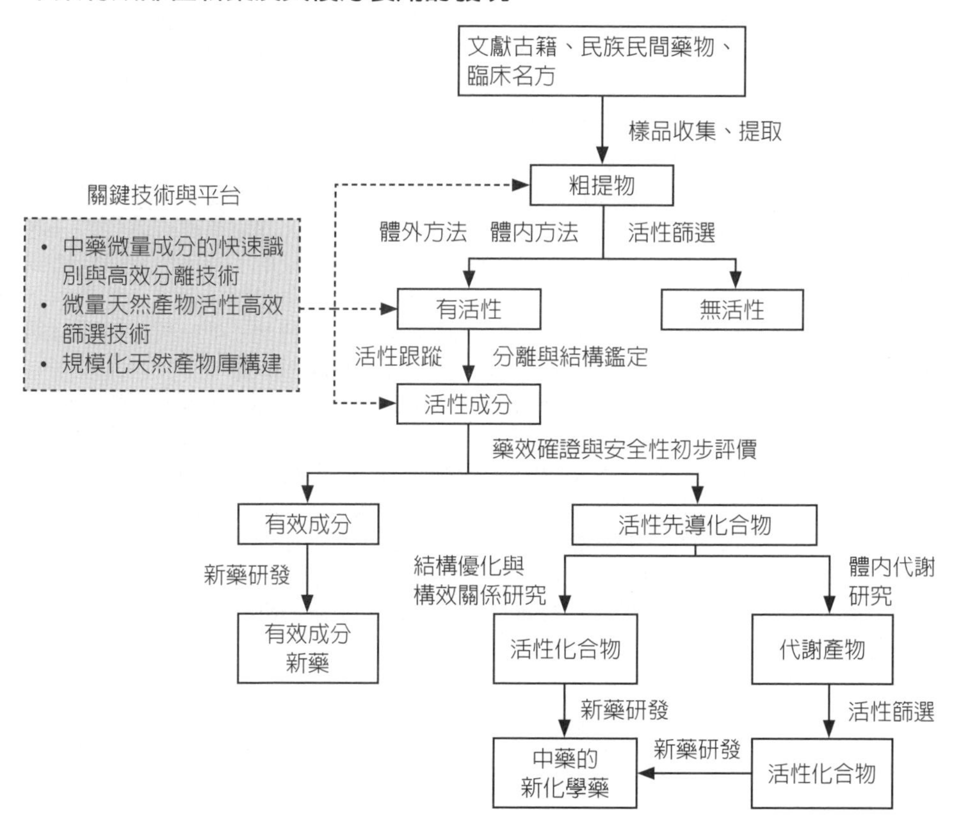

18.2 中藥材的鑑定與品質

藥材鑑定和品質管制關係到中藥成品的藥效，爲中草藥新藥開發中最基礎關鍵的一環，也是與一般化學合成藥品開發最不相同之處。

目前已知的中藥種類包含動、植、礦物共有 12000 種以上，其中藥用植物約占 90% 左右。中藥品種的多基原性由來已久，常有「同名異物」、「異名同物」、「代用品」甚至「僞品」的情形發生，因此藥材品種鑑定是中藥品質管制的首要環節。

經鑑定確認的正品藥材是定性和定量標準建立的前提，在中藥的品質管制中具有重要的地位。

傳統上藥材鑑定是以五官判別，以視、聞、嗅、味和觸覺爲主，靠的是長久經驗的累積和傳承，但此法外人不易明瞭，且不易科學化。

近年利用組織切片法以顯微鏡觀察植物解剖和細胞學的形態特徵來區分，但是此法耗時費力，因爲中藥材往往只取植物部分的器官或組織，沒有全貌，對於加工炮製、破碎或磨粉的材料往往無法明確判斷。

因此，目前開發出數種新方法如：DNA 分子標記、FTIR（傅利葉紅外光譜）、NMR（核磁共振）、SEM（掃描式電子顯微鏡）和高效毛細管電泳法等作爲科學鑑試判別的佐證。DNA 分子標記具有快速、微量、特異性強，且不受生長發育階段和環境條件的影響，在中藥鑑定上有良好的應用前景，且可結合科學化的方法進行藥材鑑別和資料庫的開發。

除了品種鑑定之外，藥材的育種、選種、種植、採收、加工、炮製、有效成分含量等，都和成藥品質息息相關。以往講究「道地藥材」的選擇，其原因即在於生長環境的氣候風土和特殊品系，直接影響藥材內部化學成分的變化，因而產生藥效差異。

爲保持植物性藥材和成品安全良好的品質，以及考慮每批次產品的差異性，法、德、美、日等國對於植物基源、產地、採收時期、炮製方法、藥用部位、性狀鑑別、水分、灰分、微生物、重金屬或農藥殘留的檢測以及指標成分等都要求詳加記載，以備審查。

藥材生產規範化是要有效生產優質、道地、無汙染的藥材，考慮的項目有種植地點的選擇、品種標準化、栽培管理一致化和炮製包裝規格化等。品質標準化分爲兩個方向，一是藥材商品規格化，以標準藥材（地道藥材）爲對照品，以外觀性狀鑑別建立量化的標準規格。另一方面，利用指標或活性成分進行定性定量的分析，利用色層分析法或光譜法等建立化學指紋圖譜，著重內在成分測定，再將此二項結果作爲藥材品質管控的基礎和依據。

由於臺灣 95% 以上的藥材是由大陸進口裁切的乾燥品，其來源多由大盤商採購，有許多藥材在採集地仍是野生或半野生的狀態，或是由不同地點的產品相互混合，不但產地、品種追查困難，對於育種、種植過程、採收、加工乃至炮製有關的資訊和研究，著力點甚少。

中藥品質管制項目

項目	內容
基原鑑定	外觀、顯微鏡檢、組織切片
化學分析	TLC、HPLC、GC
安全評估	重金屬、農藥殘留、黃麴毒素
純度試驗	乾燥減重、灰分、酸不溶性灰分、稀醇抽提、水抽提

中藥正確基原與偽品

中藥名稱	基原	偽品
黃耆	豆科植物蒙古黃耆及莢膜黃耆的乾燥根，又稱白皮耆。	豆科植物多序岩黃耆的乾燥根，又稱晉耆、紅耆。
馬兜鈴	馬兜鈴科植物馬兜鈴或北馬兜鈴的乾燥成熟果實。	百合科植物臺灣百合的種子。
蒲公英	菊科植物蒲公英的乾燥帶根全草。	菊科植物兔兒菜，稱本蒲公英。
五加皮	五加科植物五加的根皮，又稱南五加皮。	蘿藦科植物紅柳的根皮，又稱北五加皮。
青黛	爵床科植物馬蘭、蓼科植物蓼藍或十字花科植物菘藍的葉或莖葉，經加工製造的乾燥粉末或團塊。	藍色色素。
牛膝	莧科植物川牛膝的乾燥根。	爵床科植物腺毛馬蘭的根莖及根。

原料藥材相關的品質議題

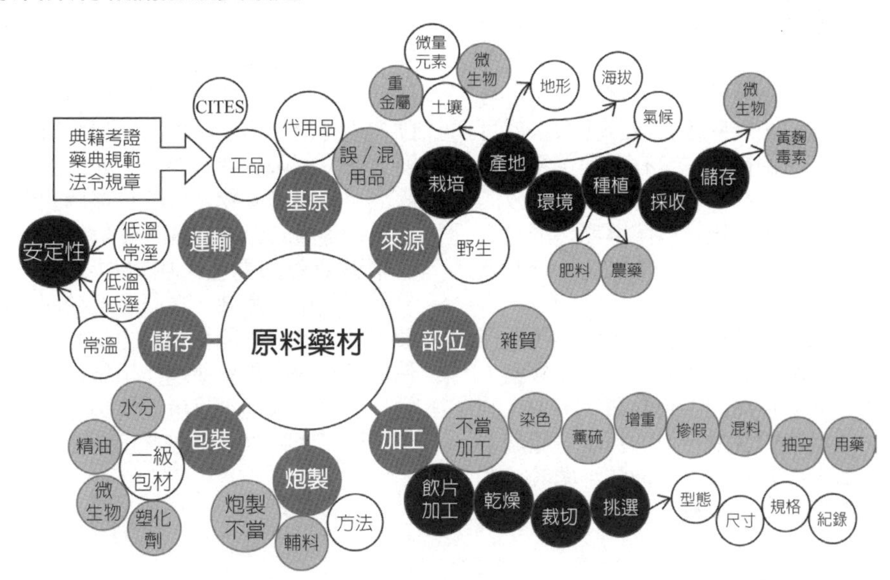

18.3 中藥現代化主題

藥材的規格化：唯有經品質管控規格化與臨床評估確定療效的中藥，才能成為國際化產品。在品質管控方面，正本清源之道為藥材來源之一致化及規格化，也就是每一藥材的品種、下種時間、施肥、除蟲、除草、收割、乾燥、炮製、等級分類、貯存、成分含量等均有一定程序的管控，使每一種藥材均有身分證，如同西藥的仿單規格一般，即具品牌。

如此用藥安全有保障且達國際產品的要求，並提高附加價值，推動中藥的優良農業規範（GAP）即著眼於此，為整體中藥產業的發展，掌握源頭才能達水到渠成的目標。

中藥劑型的現代化：在中藥製劑劑型間的互換方面，如湯劑可製成濃縮劑，而丸劑與散劑互通，這頗符合用藥精神，但參考藥物的安定性，如氧化及物理性質如溶解度、揮發性，就必須進一步研究，以期藥效一致。

中藥口服液的開發：如能將中藥湯劑製成易開罐的口服液不但是技術的大幅提升，也可帶來無限的商機。湯劑內含數種至數十種藥材，每種藥材又可含上百種成分，這些複雜成分在熱水或可溶解但在冷卻後往往會有沉澱現象，而以往在煎煮後都很快服用，並無存放問題，製成口服液後這些溶解度（沉澱）及安定性問題、口感、性味的改善必須解決。

中藥貼布的現代化：一遇跌打損傷時，常會聯想到拳頭師傅及狗皮膏藥。事實上緩解疼痛的中藥貼布與不少人的日常生活不曾脫離，但一提及這種劑型浮在腦海的是黏答答、油膩，尤其是在用後撕下，剎那間拔毛扯皮的刺痛感，及清除皮膚上殘留膏藥的不快回憶，此油膩的感覺是麻油造成，黏答答則與樹脂有關，在儲存上易有油酸敗及失去黏著性之慮。

如何以現代科技改良上述缺點，達到易撕、不殘留、安定、無致敏性的基本要求，為值得戮力以赴。在製程上以適當的溶媒抽取有效成分，避開高溫煎煮而達品質均一、規格化，更藉由客觀的成分管控與改善生活品質的療效評估，使產品達新藥等級的保障與符合國際化的要求。

中藥的臨床驗證：中藥處方的複雜與適應症的廣衆所皆知，而在療效驗證上可明確確認而且作用大於西藥者如鳳毛麟角，但在緩和症狀及身體接受性與須長期療養的疾病，中藥扮演重要的角色，在心血管、心智、免疫調節功能更是中藥的特色。

以目前常用的臨床指標及藥理作用模型運用於中藥的藥效評估往往無法與中藥典籍記載者相符合，原因之一為中西醫症（證）狀的詮釋不一與臨床指標不同，或中醫理論的動物模型有別於目前的藥理模型，因此積極研究中醫體系的動物模型應運而生；依此模型而衍生診斷方法太侷限於特殊族群，如去除甲狀腺老鼠稱陽虛動物，為解決這個問題直接進行嚴謹的臨床試驗為根本之道。

中藥新藥的開發：由於中藥複方已有相當明確的療效，在研發上較西藥新藥單純，值得去開發。不少研究顯示天然中藥成分的體外藥理作用與臨床效果常不一致，因此須思考血清藥理及藥物學，即研究吸收、代謝成分的藥效。

中藥新藥設計流程圖

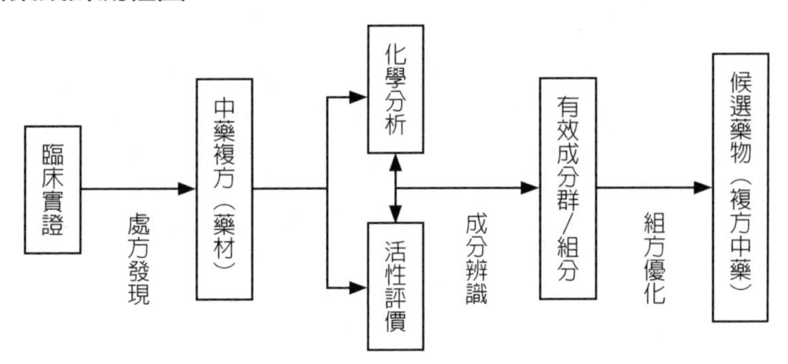

中藥與新藥研究對比流程圖

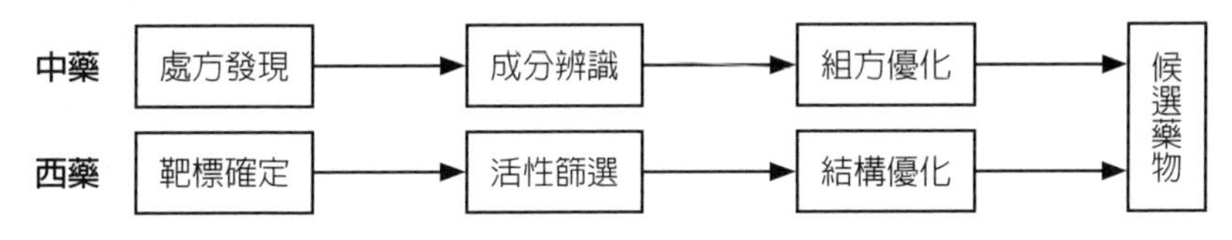

中藥有效成分及其創新藥物的發現

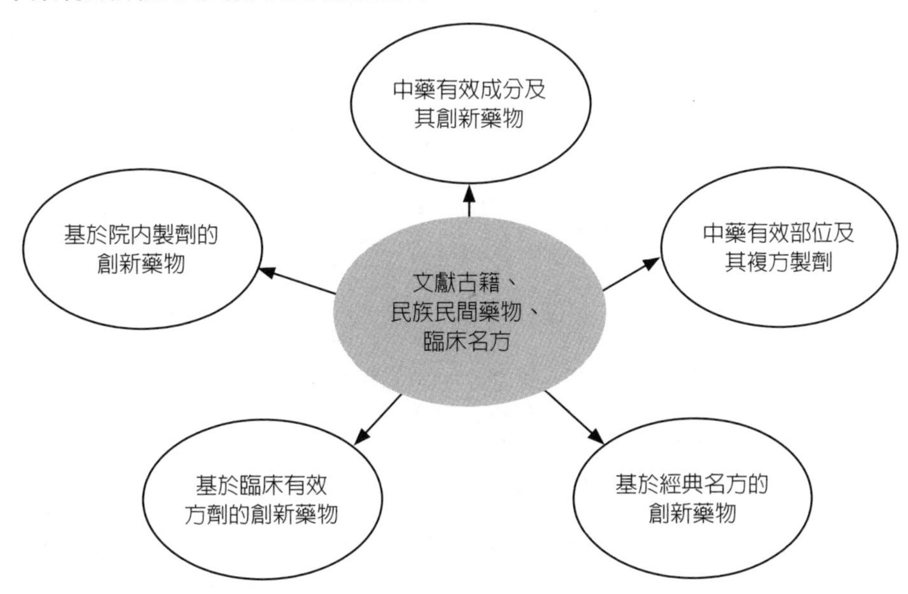

19.1 藥用植物

從原料的角度來看，每一種藥用植物均可將其視爲一個「特殊天然化學品」工廠，它們善於製造使自身能適應生長環境的化合物，以應付逆境或對抗外來的侵襲。

不少的民俗偏方是利用民間祖傳草藥來治療疾病。但隨著分離技術與分析儀器的進步，這些具有生物活性的植物成分，目前大都可以被分離、純化、收集以鑑定其結構，並驗證其生物活性或藥用作用機轉。

近年來，科學家已從各類植物中找到不少抗病及防癌的天然物質，這些物質統稱爲植物化學藥品，目前較著名的，是由太平洋紫杉中分離出來的紫杉醇。

從天然物尋求新藥來防治人類的疾病，已成爲現今醫藥界的研究主流之一。保守估計，地球上約有 25 萬到 40 萬種開花植物，然而到目前爲止，僅有 5000 種植物的可能藥用活性被研究過。另一方面，許多國家至今仍是以藥用植物作爲主要的醫療資源，特別是在開發中國家。

面對疾病，人們學會利用智慧及經驗從各種地球資源，無論是礦物、動物或是植物的成分中尋找治病靈方。

神農氏嚐遍百草，尋找具有對抗病痛的藥用植物以減輕疾病之苦，長久以來中醫引植物入藥已經發展出一種特有的系統。

自古以來，植物就是人類用來醫療疾病主要的材料，如印度，在 5000 年前就開始使用，乃至於印度《阿輪吠陀（Ayurveda）》藥典收錄了 8000 個本草資料，至今仍爲 14000 個藥局所採用。其後 1000 年，亞敘利人列出 250 種，蘇美人 1000 種藥用植物，更後的希臘、羅馬、阿拉伯、歐洲等地也都有所記錄。

就種類而言，目前在亞洲所利用的植物至少 6500 種、亞馬遜西北流域約 1300 種、南美約 1900 種。

李時珍的本草綱目（1593 年）將藥用植物分爲草 449 種、穀 44 種、菜 105 種、果 104 種、木 161 種，其中屬於草的有山草 70 種、芳草 56 種、溼草 126 種、毒草 47 種、水草 23 種、石草 19 種、苔 16 種；屬於穀的有麻稻麥 12 種、稷粟 18 種、菽豆 14 種；屬於菜的有葷辛 32 種、柔滑 41 種、瓜 11 種、水菜 6 種、菌類 15 種；屬於果的有王果 11 種、山果 34 種、夷果 31 種、味果 13 種、其他 15 種；屬於木的有香木 35 種、喬木 52 種、灌木 51 種、寓木 12 種、苞木 4 種、雜木 7 種。

19 世紀末以前，傳統植物藥是直接取用或抽取植物成分來使用；由於有機化學的進展，產生了另一種利用的方式，許多植物藥可以經由純化來減輕粗藥中某些成分的副作用。這些植物性藥物如 digitoxin（毛地黃毒苷）、strophanthin（毒毛旋花子素）、morphine（嗎啡）、atropine（阿托品）等，仍然無可取代。

醣類、蛋白質、脂肪、核酸等生命必需物質屬初級產物，或一次代謝物。生物鹼、配醣體、酚、單寧、固醇等，稱爲二次代謝物，種類相當繁多，這些物質通常對某些生物體具有生理上的作用，在劑量到達某程度以上，更可能導致生物體中毒或甚至死亡，二次代謝物正是有可能成爲藥品的化合物。

植物爲二次代謝物最大的來源，由於環境地形等的長年影響，因此縱然是同一種植物，產地不同所含的物質可能會有量甚至於質的不同，因此可提供爲開發新化合物永無止境的基因庫。

光合作用驅動植物生理代謝，產生二次代謝物

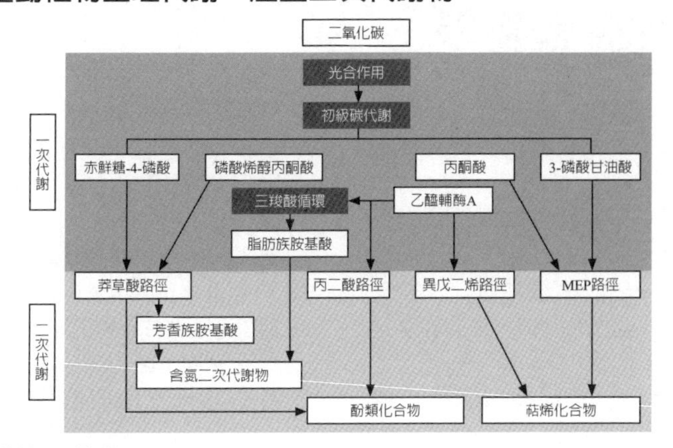

臺灣特有種藥用植物

植物名	學名	功效
臺灣何首烏	*Polygonum multiflorum Thunb. ex Murray var. hypoleucum*	藤：驅風、鎮咳、祛痰、治風溼、咳嗽；葉：治感冒、敷刀傷
桂竹	*Phyllostachys makinoi*	筍利尿、祛痰
愛玉子	*Ficus awkeotsang*	藤：治風溼病；果實：清暑解渴
山黃皮	*Murraya euchrestifolia*	種子治疥癬
臺灣藜蘆	*Veratrum formosanum*	根及根莖劇毒，治高血壓、小兒癲癇、吐劑
臺灣百合	*Lilium formosanum*	鱗莖清涼解毒、止咳；種子鎮咳
巒大杉	*Cunninghamia konishii*	木材治淋病
臺灣杉	*Taiwania cryptomerioides*	葉消炎、利尿、治淋病
臺灣粗榧	*Cephalotaxus wilsoniana*	種子為驅蟲藥

植物二次代謝物分群圖及其舉例化合物。藍底代表含氮化合物，黃底代表含硫化合物(Jamwal .et al., 2018)

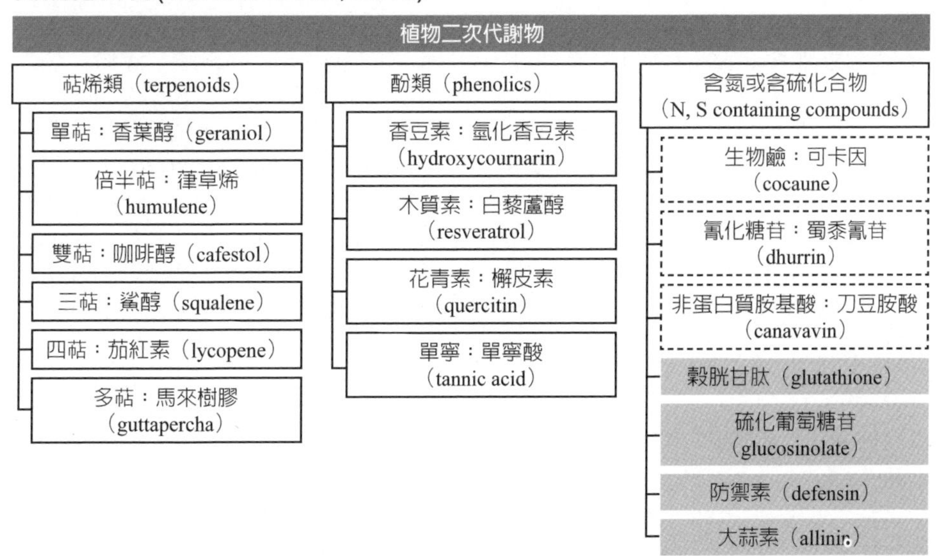

19.2 民族藥物學

早期的醫藥知識，並未隨著科學的進展而遭受揚棄，直到目前仍然占有一席之地。

民族植物學是指原住民族對植物的認知、使用與保育植物的知識，爲一科技整合的學科，涵蓋的領域甚廣，包括植物學、語言學、農學、人類學、藥物化學、地質學等。

植物在傳統藥物中所占比例最大，藥用民族植物學（medical ethnobotany）就是研究傳統醫藥體系中植物藥的一門科學，牽涉到植物藥的種類鑑定、傳統分類、編目及活性成分的分離萃取、藥理學研究。

一些現代西方醫藥學也無法治癒的疾病（如黑熱病等）卻在傳統醫藥中找到了治療措施，許多傳統醫藥在治療慢性病方面的療效更是許多藥物學家對其感興趣的原因之一。

原住民族長久以來在居地生活，其食、衣、住、行、育、樂，以及生、老、病、死等，都與當地環境及其資源，特別是植物，發生密切的關係，因此民族植物學可以說是原住民族生存之所仰賴。

原住民族的傳統知識用於近代醫療者相當多，舉例而言，亞馬遜印地安人傳統上將南美防己屬植物（*Chondrodendron*）與南美箭毒屬植物（*Strychnos*）的樹皮刮下，然後用冷水浸出箭毒，用以打獵，其備製方法密不外洩，直到1800年代才由 Alexander von Humboldt 看到。這個成分（筒箭毒素鹼）現在在進行手術時，可用來鬆弛肌肉。

長春花又名日日春（*Catharanthus roseus*）原產於非洲馬達加斯加島，當地居民傳統用來治療糖尿病的民間藥用植物；1757年法國人引種，用來治喉嚨痛、胸膜炎、赤痢。1950至60年代，美國 National Cancer Institute 開始大量篩選植物抗癌成分，禮來公司，由長春花分離80種以上的生物鹼，結果沒有一個具有治療糖尿病的功能。但其中的 vincristine 後來用來治療血癌，vinblastine 可治睪丸癌，兩種藥物在1985年即賣出1億美元。

聖約翰草（St. John's wort，*Hypericum Perforatum*）很早即被原始民族用以治療感冒、梅毒、結核、痢疾等疾病，西元前二千年前希臘人即以其抽出物治療輕度憂鬱。美、德等科學家發現其除能有效對抗憂鬱外，近來亦發現其中兩種成分（hypericin 及 pseudohypericin）有殺滅 retrovirus 能力，而人類愛滋病毒即爲 retrovirus 一種。

目前在美國十大用量最高的生藥中，由發展中國家所提供者就有六種，包括巴拉圭的 *Ilex paraguariensis*（興奮劑）、中美洲的 *Tabebuia impetiginosa* 或 *T. heptaphylla*（良性攝護腺肥大）與 *Uncaria tomentosa*（腫瘤、癌症與上呼吸道感染）、西非的 *Prunus Africana*（癌症與免疫力促進劑）以及 *Pausinstalia johimbe*（催情劑），以及南太平洋的 *Piper methysticum*（鎮靜劑與抗憂慮劑）等。其中如 Cameron、Madagasca 兩地每年採收約3500公噸的 *Prunus africana* 輸到歐美，其產值約每年2億2千萬美元。

非洲臀果木（Pygeum，*Prunus africana*）

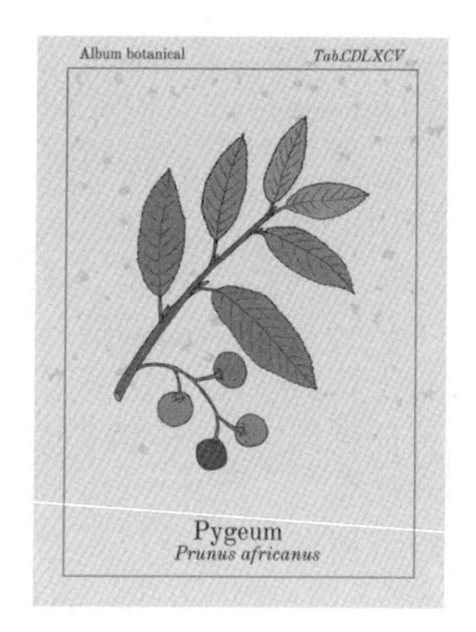

長春花（*Catharanthus roseus*）

夾竹桃科植物，全株具有毒性。其乳汁中所含生物鹼，如長春鹼和長春新鹼，被提煉出來作為多種癌症如白血病、淋巴瘤所用的化學治療藥物。

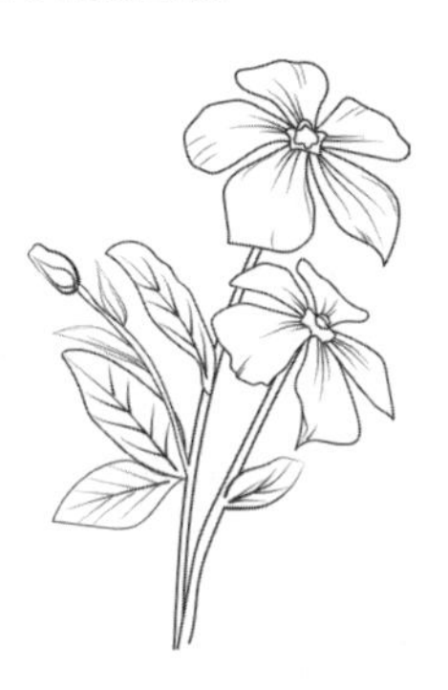

聖約翰草（St. John's wort，*Hypericum perforatum*）

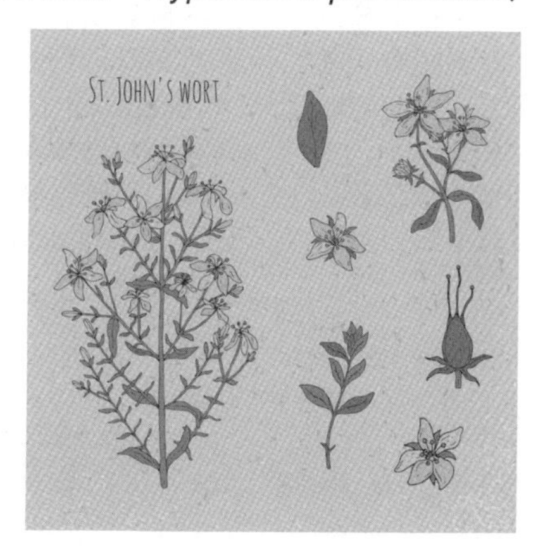

19.3 銀杏

無論是植物性新藥或保健食品的研發，都應具備效用、品質、安全性等三大前提。銀杏可說是最爲人所熟知，看來算是成功的例子。

銀杏（ginkgo）學名 *Ginkgo biloba*，別名公孫樹，被達爾文稱爲「活化石」的銀杏在 2 億 5 千年前廣泛分布在世界各地，由於第 3、4 紀冰川期地球發生劇變而大部分滅絕，僅有一種銀杏樹在中國倖存。

銀杏葉中含有 200 多種化學成分，主要是黃酮、雙黃酮、類黃酮、銀杏萜內酯等天然化合物。主要的有效成分爲 ginkgolide 的 20 碳配糖體（簡稱 EGb），未經加工的新鮮銀杏葉是不宜直接食用的，因其具有高單位的單寧酸質及其他具刺激性的成分，服用過量是很容易中毒。

銀杏由於果實及葉子富有高度經濟及藥用價值，目前中國大陸正以嫁接或扦插方式加速銀杏的繁殖及生長，並提高果、葉的產量，產值相當可觀。

在《本草綱目》中李時珍曾提及：「銀杏原生江南……，葉似鴨掌，因名鴨腳。宋初始入貢，改呼銀杏。因其形似小杏而核色白也，今名白果」。銀杏很早就被用做中藥，其種子、根、葉均可入藥，《本草綱目》中記載銀杏「其性味甘苦而澀，入肺、腎二經，有定喘止咳、止帶濁、縮小便之功效」。《本草品匯精要》中記載銀杏葉「味甘苦、澀、性平，歸肺經，能斂肺平喘、益心止痛、化溼止泄」。

引起醫學界莫大興趣的，是銀杏葉抽取物製劑，似乎對於心、腦、血管病變方面有一定的效用。在已知的藥理作用方面，銀杏葉可促進血流循環、防止血液凝集、增進神經細胞代謝功能及防止自由基所導致的細胞膜傷害；它在德、法等國，名列爲最常用草藥處方。

EGb 具有明顯的抗氧化作用外，同時也是血小板凝集活化因子（platelets active factor, PAF）的拮抗劑，具有明顯的抗血栓形成作用，可有效的預防心肌梗塞及中風的發生。

在西方國家，一般民衆對銀杏製品的使用越來越多，銀杏的相關產品，每年已締造出上億美元的產值，堪稱爲最成功的「草藥產品」。

在西方創造「銀杏傳奇」的過程中，值得我們觀察與學習的是，他們科學化的團隊合作研發精神；經由結合各專長領域的專家，從品系的收集、植物組織的萃取純化、活性及指標成分的解析與確認，再加上從不同角度切入的藥理活性研究等，才能創造出今日的明星保健植物產品。就銀杏而言，歐洲的發展似乎居於先導地位，而政府法規及政策的鼓勵，也是成功主要的原因之一。

多數國家如美國、加拿大、日本，將銀杏葉萃取物歸類爲功能性的健康食品（functional food），但臺灣仍將銀杏葉萃取物當成藥品管理。我國核准含銀杏葉口服處方藥品適應症爲末梢血行障礙，指示藥品適應症爲末梢血行障礙之輔助治療。

銀杏葉和種子(白果)

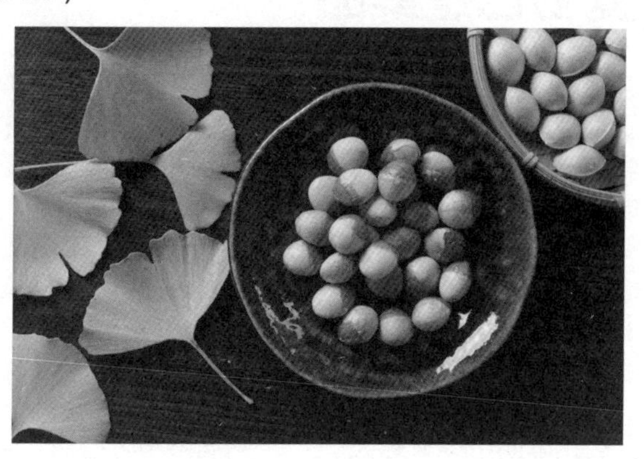

銀杏葉成分

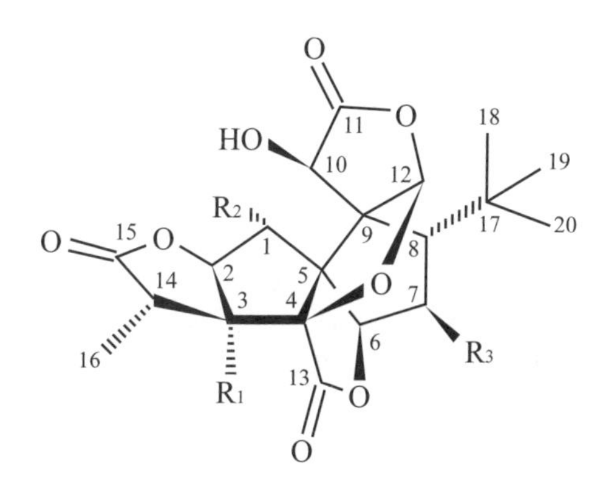

	R1	R2	R3
ginkgolide A,	OH	H	H
ginkgolide B,	OH	OH	H
ginkgolide C,	OH	OH	OH
ginkgolide J,	OH	H	OH
ginkgolide M,	H	OH	OH

白果（銀杏種子）和銀杏葉萃取物比較表

項目	白果（銀杏種子）	銀杏葉萃取物
屬性	中藥、食品	藥品。
成分	4-O-甲基吡哆醇（4-O-methylpyridoxine）、二十六烷酸、棕櫚酸、白果醇、β-谷甾醇、銀杏萜內酯	黃酮類（flavonoids）化合物和萜內酯（terpene lactones）。
用途	抗氧化、抗疲勞、延緩衰老、抗菌、鎮咳	清除自由基與抗脂質過氧化、抗血小板活化因子（PAF）的作用、改善心腦血管循環。
來源	中藥店、雜糧店	須經醫師處方。

20.1 是食物也是藥品

民以食爲天，中醫食療（一稱藥膳）近年來頗受歡迎。中醫食療是運用食物及中藥的性味、功能，用以防病治病及養生保健，以飲食來補養身體、保持健康或使病人儘快恢復健康。

西藥雖可消除很多病痛，但其多爲化學合成，除維生素與補充品外，多數不具備營養價值，沒有養生保健或增強抵抗力的功效，而中醫食療使用一般的食物再加上適當與正確的中藥材等天然物，可以相當長期地服用，不僅可防病治病，還具有抗衰老、養生保健等功能。

自古以來國人對於飲食的價值，除了溫飽外，更重視防病強身的功效，這也是中國飲食文化的一大特色，不分達官顯貴與一般平民百姓，也不分貧富貴賤，都希望能從飲食中獲得身體的健康。

《黃帝內經》所說的：「不治已病治未病」，這是「預防醫學」的根本思想，即是以飲食保健、預防發病，著重無病養生的道理。就如同現在流行的「功能性食品」、「保健食品」。

「藥食同源」的觀念，強調食物是屬於廣義的藥品。中醫認爲食物也具有四性（寒、熱、溫、涼）、五味（酸、苦、甘、辛、鹹）等特性。在調配膳食時應使食物與疾病性質相適應，能使臟腑之氣調和生成津液維持其生命力。

在辨證配膳時應遵照：寒者熱之，熱者寒之；虛則補之，實則瀉之的原則，根據不同體質給予相應的飲食。五臟疾病應當注意宜忌，有所謂的「病在心，忌溫食；病在脾，忌飽食；病在肺，忌寒食；病在腎，忌熱食」。

「肝色青，宜食甘；心色赤，宜食酸；脾色黃，宜食鹹；肺色白，宜食苦；腎色黑，宜食辛」，稱爲「五宜」。「肝病禁辛，心病禁鹹，脾病禁酸，肺病禁苦，腎病禁甘」，稱爲「五禁」。

不同性味的食物藥物搭配得當，可相互加強得到良好的預防疾病和補助治療疾病的作用；反之，性味搭配不當，也可得到反作用而影響藥物的療效。

可同時提供食品使用之中藥材（衛生福利部公告），也就是說這些都是中藥也是食物。例如：

蔬菜類：百合、荷葉、銀耳、山藥、生薑、昆布、蔥、薤等。

水果類、果實：龍眼肉、黑棗、橄欖、枸杞子、秦椒（花椒）、胡椒，芡實、紅棗等。

五穀雜糧類：芝麻、胡桃、綠豆、麥芽、醋、酒、米、蓮子、赤小豆（紅豆）、食鹽、薏仁、黑豆等。

其他類：菊花、蜂蜜、黃精、薄荷、決明子、石斛、陳皮、肉豆蔻、草豆蔻、砂仁、大茴香、人參花。

食物的特性及其飲食宜忌

食物	特性	宜	忌
辛辣類	指薑、蔥、蒜、胡椒、酒等辛辣食品屬，熱性動火類。	寒證疾病，如薑、蔥能辛溫解表，用於風寒感冒。	陽證、熱證、瘡毒、皮膚病。
生冷類	指一切瓜果、生冷拌菜、冷飯等，性涼多寒。	清熱解渴，用於熱證疾病。	脾胃虛寒者少食或忌食。
發物類	各類食品都有誘發過敏性疾病的種類，如蔬菜中的蘑菇、雪菜、芥菜、菠菜，瓜果中的南瓜，水產中的蝦、蟹等。		
硬固類	指油炸煎烤及未煮爛的食物，此類食物較難消化且火性較大日久積熱生痰。	—	脾胃薄弱者。
補養類	各類食物均有一定的補養作用，一般分平補、清補、溫補三種，平補如豬肉、牛肉、蛋類，清補如百合、鱉、鰻魚、海參，溫補如羊肉、雞肉。		

食藥搭配治病的範例

食物	藥物	疾病
羊肉	桂枝	加強溫補之功，可治虛寒性腹痛。
蜂蜜	黃精	補脾潤肺，可治發育遲緩。
梨子	川貝母	肺熱咳嗽，可治呼吸道感染。

蔬菜功效舉例

蔬菜	性味	功效
芹菜	味甘辛性涼	具有利水健胃、平肝清熱的作用。
菠菜	味甘性涼冷滑	能養血、止血、潤燥、利五臟、通腸胃、開胸膈、下氣、調中、止渴。
韭菜	味辛甘性溫	能補腎助陽、調和臟腑、行氣活血、增進食慾、暖胃、下氣、散血、除溼。
高麗菜	味甘性平	具有健胃通絡、清熱散結的作用。
山藥	味甘性平	具有健脾養胃、補肺、固腎、益精的作用。
芋頭	味甘辛性平	具有益胃健脾、解毒消腫、調補中氣、止痛作用。芋頭含有豐富的黏液皂素，能增進食慾、幫助消化。
馬鈴薯	味甘性平	可補氣健脾、和胃調中，適宜於脾虛體弱、神疲乏力、食慾不振、消化不良。
紅蘿蔔	味甘性平	能養血明目、健脾消食、補氣生血、行氣化滯。
南瓜	味甘性平	能補脾利水、解毒殺蟲、退熱、止痢、止痛、安胎。

20.2 食療的意義

「中醫食療」是中醫學的一部分，其在防病治病、滋補強身、抗老延年方面具有獨到之處。中醫食療利用中藥及食物的綜合作用，能供給人體所需的營養，也能調節人體機能。

中醫食療的觀念源於夏朝，至今已有3000年的歷史。周朝設有「食療」的官員，專門負責以食治病。隋唐醫學家孫思邈的《備急千金要方》有一卷特別提到「食治」，認爲「凡欲治療、先以食療，既食不癒，後乃用藥爾」，即最好利用飲食來保健強身，非不得已時才用藥，因爲「藥性剛烈，猶若御兵。兵之猛暴，豈容妄發」。

古人常說「藥食同源」，使用食療的觀念起源很早，最早的醫書《黃帝內經》上說「天食人以五氣，地食人以五味」，又說「五穀爲養，五果爲助，五畜爲益，五蔬爲充，氣味合而服之，以補精氣」，書中有一個方劑——烏賊骨丸，用來治療血枯病，是由茜草、烏賊骨、麻雀蛋等三種藥物及食物製成藥丸，再以鮑魚湯送服，可見先秦時期就已經懂得運用食療來治療疾病了。

此外，我國最早的藥物學《神農本草經》一書，收錄了365種的中藥，其中有將近50種爲一般具有藥性的食物，使後人對藥膳的運用更有所依據，歷經各朝代的發展，也留下許多專門的著述，如魏晉南北朝時葛洪的《肘後方》、崔潔的《食經》、劉修的《食方》、唐宋時期有張鼎的《食療心鏡》、陳士良的《食性本草》、元朝忽思慧的《飲膳正要》等，到了明清時期食療的著作則更爲豐富，應用也更加廣泛和普及，使得食療的運用達到了極高的水準。

根據學者的統計，從漢初至清末，有關食療的專作就有300餘部。現今由於經濟更爲富裕，物質供應充足，經驗及資訊的累積與取得迅速，食療的方式變得多采多姿，甚至有專門的食療餐廳出現，食療成爲流行的時尚，使我們的傳統文化更形璀璨。

許多的慢性疾病，需要長期的服用藥物，如能配合食療，可以縮短病程，也能減少藥物副作用的產生，利用食療來治療疾病更具功效。食療除了能消除飢餓及治療疾病外，它最主要的目的是預防疾病，《內經》上講「邪之所湊，其氣必虛」，可見只要身體抵抗力好，疾病就不容易發生，而食療正是利用中藥材特有滋補保健的功效，一方面提高身體的新陳代謝率和營養價值，另一方面也調整身體的神經和內分泌系統，不但能改善體質還能增強免疫力。根據現代醫學報導，許多的中藥如人參、黃耆等，都能增強吞噬細胞的吞噬能力，所以食療確有防止疾病發生的早期功效。

食療的功效，除可以治療疾病外，對一般人而言則具有保健強身的功效，因爲食療使用的中藥材幾乎都是一些滋補且平和的藥品，它能夠扶正固本，補身體氣血，調臟腑陰陽，增強體質。所以體質弱的人可以恢復健康，而體質強的人則更能發揮所長，這就是保健強身的功效。

因經濟的富裕與自由，也增加許多現代人的文明病，如高血壓、高血脂病、痛風、糖尿病、肥胖病等等，這些都和飲食脫不了關係，如果我們能夠多利用食療來調整，不但能滿足口腹之欲，另一方面還能帶來健康，所謂預防重於治療，藥補不如食補。

重要之歷代中醫食療著作

西元年	朝代	著作	內容
西元前770年-西元前221年	春秋戰國	《皇帝內經》	系統闡述飲食養生及飲食治療。
西元前221年-220年	秦漢	《神農本草經》	記錄多種既是藥物又是食物的品種（上品藥）。
西元618年-1279年	唐宋	《備急千金方食治篇》	最早的中醫食療專書，介紹食治理論及具有食療作用的食物。
西元1271年-1368年	元	《飲膳正要》	藥膳及營養的著作，介紹多種菜餚、湯類、處方。
西元1368年-1911年	明清	《本草綱目》	介紹可治病也可飲食的藥粥、藥酒，多種具有療效的食物。

食物與四性的關係

四氣	作用	適用體質	舉例
寒涼食物	清熱	體質偏熱、熱證病人	螃蟹、蛤蚌、鴨、冬瓜、竹筍、菠菜、海帶、絲瓜、香菇、柿子、橘子、西瓜、椰子、豆腐
熱溫食物	溫陽散寒	體質偏寒、寒證病人	羊肉、鱔魚、蝦、糯米、紅豆、薑、蒜、辣椒、榴槤、山楂、荔枝、龍眼、咖啡、麻油、
平性食物	–	熱證、寒證	豬、牛、羊、鵝、海參、烏賊、鯉魚、粳米、玉米、黑豆、空心菜、馬鈴薯、紅蘿蔔、芋頭、蓮子、葡萄、柳丁、枇杷、蘋果、甘蔗、楊桃

食物與五味的關係

五味	作用	適用體質	舉例
酸味	收斂、固澀	慢性泄瀉、頻尿、盜汗	烏梅、山楂、檸檬、芝麻
苦味	清熱、利水	熱證、溼證	羊肉、苦瓜、百合、白果、
甘味	滋補強身、調和脾胃	體虛、虛證病人	魚、蛋、五穀、水果
辛味	發散、行氣血	寒性體質、受寒引起之感冒	雞、生薑、大蒜、蔥
鹹味	滋陰、補血	虛勞咳嗽、慢性胃炎	豬、黃豆芽、栗子

20.3 食療的特點

中醫食療具有中醫中藥的理論基礎

中醫治病的一大特點，就是特別著重飲食的重要。身體器官若得不到所需的營養，就會變得虛弱，沒精打采，無法正常運作，身體機能因而出現故障。身體各個器官互相連結爲一，互相影響，一個器官虛弱，往往影響其他器官。如果幾個器官同時虛弱，問題更趨複雜，病徵亦更多。

中醫古籍中，就有「醫食同源」的說法，將飲食與防治疾病有密切的關係。許多中藥，在古時候，實際上就是時常吃的食物，例如芡實、蓮子、扁豆、山藥等，能防治疾病、強身健體、延年益壽。

《本草綱目》收集的藥物有 1892 種，其中包括大量的食物，單是穀物、蔬菜、水果就有 300 多種，禽、獸、蟲等也有 400 多種，爲中醫食療學奠定穩固的基礎。

藥物有四性（熱、寒、溫、涼），有五味（酸、苦、甘、辛、鹹），有歸經（入哪一臟腑），所以藥補是要經過辨證論治，依個人不同的體質，運用不同的藥物來達成調理身體的目的，若隨便服用，萬一寒性體質的人，服用了寒涼的藥材，熱性體質的人，服用了溫熱的藥物，本來是用它來保健身體的，現在反而對身體產生了傷害，而食補本身藥理作用不強，就是使用不當，對身體產生傷害也不至於太大，因此藥補對身體會發生較明顯的變化，而食補就顯得較不明顯，此爲食補和藥補的差異。

從中醫學角度而言藥食同源，因爲只要我們吃下適合體質的食物，對身體便有助益，所以廣義而言「藥」泛指所有的食物，而不只是草藥、中藥。

如食米（又稱粳米）即是藥的一種，又如我們日常於湯中或煮糖水所用的花生、蓮子等，都是常吃到的中藥。

凡是對抗性、感染性的藥物如感冒藥、止瀉藥、退燒藥等，皆不宜常吃；反之，調理性的藥物如蓮子、百合等，則可常吃。事實上，許多病痛，都與患者不懂飲食之道、胡亂進食、吃下有害體質的食物有關。而一般過敏症的起因，則是吃下與體質不配合的食物所引致。

中醫所謂「歸經」，即是指某一類食物會影響某一個臟腑的經絡。如：無花果：入肺、胃、大腸經；枸杞子：入肝、腎經；蓮子：入脾經；芡實：入脾經。

在中醫觀點非常注重個人的獨特性，所以，運用食療治病時，必定會配合個人體質。如脾胃虛寒（易泄瀉、消化不良）者，應食溫燥健脾食物，如蓮子、山藥（淮山）、芡實；忌食寒涼食物如西瓜、黃芽白、白菜、花椰菜等。實火實熱（口乾、口苦、有眼屎、睡不安寧）者、切忌再飲補藥、雞湯、骨湯或辛辣食物。

中醫食療是一種特殊的食品

中醫食療是由藥物、食物及調味料組合而成，它是取藥物之性、食物之味，食借藥力、藥助食威，二者相輔相成、相得益彰。如當歸生薑羊肉湯治療血虛有寒的腹痛，係以當歸（甘溫、補血、止痛）及生薑（溫中散寒）二種藥物，配合羊肉，再加以適量的鹽、酒等調味料，而達成其治療的效果。因此，中醫食療不同於一般中藥方劑及普通飲食，它是一種具有藥物功效及美味的特殊食品。

中醫食療具有治病、強身、抗老的作用

中醫食療除了防病治病之外，也多用於中醫扶正固本之用，藉由所用的食物和藥物，滋養強壯身體、補氣血陰陽、增強正氣，治療體虛，這些常用的藥物有人參、黃耆、當歸、枸杞、大棗、山藥、靈芝等。食物則有雞、鴨、豬、羊肉等。

扶正固本藥物及其作用

藥物	作用
人參	促進核酸合成、提高大腦機能的靈活性、減少疲勞感、促進抗體形成。
黃耆	延長細胞壽命、增強吞噬細胞的功能、促進干擾素產生、提高血球數量。
當歸	抗氧化和清除自由基，降血脂，抗血栓作用，促進血紅蛋白和紅血球的生成，抗炎鎮痛及抗損傷作用，興奮子宮和抑制子宮兩種作用（雙向調節）。
枸杞	促進和調節免疫功能、保肝和抗衰老，降血糖和降血脂。
大棗	減輕各化學藥物對肝臟的損害，促進蛋白合成，增加血清總蛋白含量。
靈芝、山藥	增強吞噬細胞的功能、促進干擾素產生、提高血球數量。

從食療的角度看中醫食療的分類

分類	用途	舉例
保健類	針對人體不同狀況，給於不同食療，以維護健康或調理慢性疾病。	視力欠佳者用明目食療、肥胖者用減肥食療。
預防類	預防疾病用。	冬天寒冷可用當歸羊肉以禦寒，增強抵抗力。
調理類	病後或患慢性病者。	患慢性病而致氣血兩虛者，可用豬肚紅棗羹。
治療類	針對某種疾病的辨證施膳，以改善病症或康復。	肺經虛寒咳嗽，用川貝杏仁豆腐清痰鎮咳。

中醫食療所用的材料

分類	範圍
廣義的食療原料	日常飲食所用的食物均屬之。
狹義的食療原料	中草藥類等。
調味料及飲料類原料	糖、酒、鹽、油、醬、醋等，甜味劑（甘草甜素）。

20.4 烹調得當，藥膳加分

藥膳食療利用中藥與食物的綜合作用，既能提供人體所需的營養素又能促進人體機能具有調節作用的功能因子，隨著生活水準不斷提高，藥膳也越來越爲民衆所重視。

藥膳食療選好中藥材與食材後，烹調方式的好壞，就關係著菜餚的美味與健康了。基本烹煮的方式很多，如煎、炒、炸、爆、燒、燴、蒸、泡、川、燻、煮、燜、燉、烤、焗、滷、羹等，考察歷代藥膳食療的食譜發現，各種烹煮方法中以燉、煮、蒸的比例最高，炒、羹、燒次之，而以湯、酒、粥、茶等方式製作的藥膳食療也占有相當的比例。

炸、炒等均用旺火，菜餚特點爲嫩、脆 、酥。燒、燜、燉等均先用大火後用小火烹製，這種方式必須先用大火把材料燒至半熟，使材料上色後再用小火煮熟。蒸等烹調方式所採用的火力，應根據材料而定，一般質嫩易碎者宜用小火，質老而又體大者則用大火。煎係以少量油作爲傳熱的方式，其菜餚特點爲外香酥、裡軟嫩，具有沉厚的油香味，宜用溫火。

注意掌握油溫，材料過油是菜餚在烹飪前一項重要的準備工作，也是製作過程中常用的方式，一道菜餚的好、壞與過油關係非常大，加熱時間掌握不好，那麼菜餚品質就不好。

油炸食品一般都比較開胃，但油炸食物會產生大量脂肪。當油在高溫下長時間加熱時，會形成可致癌的有毒物質。

將食物加入調味料烹炒，和油炸的烹飪方式類似，區別在於，油炸的溫度高而且脂肪多。烹炒可以控制油的分量，還可以改善脂溶性維生素的吸收，是比較健康的一種烹飪方法。

蔬菜是維生素 C 的良好來源，而高溫的烹飪方式，會導致大量的維生素 C 被摧毀。維生素 B 亦是對溫度非常敏感。另外，有些蔬菜中含有水溶性維生素，在水煮的過程中可能會流失。總之，水煮可以保留蔬菜中 80% 的營養價值。

清蒸被認爲是保存食物重要營養物質的最佳烹飪方法，對任何種類的食物都適用。這種烹飪方法的優點是，相較于水煮而言，更容易保留水溶性維生素。

在烹調方面宜注意以下各點，以製作一份色、香、味俱全，又合乎營養觀念的菜餚。

1. 勾芡可使菜餚裡的湯汁（藥汁）具有稠度，增加湯汁（藥汁）對食材的附著力。
2. 不要過度使用油脂。
3. 盡量避免油炸。
4. 油炸時避免高溫。
5. 油炸油避免多次反覆使用。
6. 烹煮時糖、鹽及酒勿過度使用。
7. 餐具碗盤的清洗，使用黃豆粉等，避免使用化學清潔劑。

有些中藥要經過較長時間的煎煮，因此，除了葉類、含揮發油多的藥材，不宜長時間燉煮外，可事先將藥材熬煮成藥液後再使用，這是藥膳食療的一個特色，就是把藥液當作高湯來使用，再者如果藥液使用的量不大，作成藥液儲存再應用，可以省時省事。

藥膳食療烹煮方式的特色

烹煮的方式	特色
燉、煮、蒸	以水作媒介，作成的藥膳食療容易消化。
炸、煎	以油作媒介，作成的藥膳食療則相對的難以消化吸收。
湯、酒、粥、茶	製作方便，易消化吸收，方式與傳統中藥方劑相似。

不同烹調方式的營養流失率

項目	焓菜	快炒	隔水蒸
維生素A	4%	0~15%*	20%*
胡蘿蔔素	40~45%	20~35%	15%
維生素C	45~70%	20~45%	0~0.5%
葉酸	50%	30~60%（綠葉類）； 100%（非綠葉類）	無顯著的流失

* 以肉類中的維生素作量度

飲食生活的原則

原則	說明
選擇食物的原則	• 儘量選擇新鮮的食物。 • 儘量用生吃。 • 儘量選擇刺激性少的食物。 • 儘量選擇離居住地點近的食物。 • 儘量選擇幼嫩的食物。 • 儘量選擇組織細密的食物。 • 儘量選擇接近天然的食物。
烹煮的原則	• 不要失去天然的味道。 • 味、香、色、形、器等五味兼具。 • 適合消化與排泄的烹煮方法。
飲食的原則	• 不要餓得太久，吃得太多。 • 要細嚼慢嚥。 • 攝食天然的食物。

參考資料

1. 衛生福利部網站，https://www.mohw.gov.tw/mp-1.html。
2. 衛生福利部食品藥物管理署網站，https://www.fda.gov.tw/TC/index.aspx。
3. 常用中藥藥材及方劑學，顧祐瑞，五南圖書出版股份有限公司，2022。
4. 藥學的第一堂課，顧祐瑞，書泉出版社，2007。
5. 老人用藥安全，顧祐瑞，揚智文化事業股份有限公司，2014。
6. 胰島素發現 100 年的明爭暗鬥，曾凱元等，臺灣醫界，2022。
7. 胰島素產能保障影響因素和擴產週期評估研究報告，中國藥科大學國家藥物政策與醫藥產業經濟研究中心，2021。
8. 中華藥典第八版，衛生福利部食品藥物管理署，2016。
9. 臺灣中藥典第三版，衛生福利部，2018。
10. 簡明中藥鑑別手冊，張永勳等，衛生福利部，2017。
11. 昆蟲的蛹裡竟然長出植物，謝雅惠等，科學發展，2010。
12. 寧夏枸杞的道地性研究，高業新等，地球學報，2003。
13. 枸杞屬中枸杞紅素類成分研究進展，肖佳等，科學通報，2017。
14. 人工智慧在新藥發現中的應用進展，黃芳等，藥學進展，2021。
15. 淺談同源不同部位藥材 - 枸杞子與地骨皮（下），邱勇嘉，勝昌藥誌，2023。
16. 生物合成稀有人參皂苷的研究進展，李冰等，中國生物工程杂志，2021。
17. 110 年底每萬人口執業醫事人員數 119.3 人，行政院主計總處綜合統計處，國情統計通報，2023。
18. 蛋白質藥品轉譯後修飾之重要性與考量，王穗華等，當代醫藥法規月刊，2018。
19. 藥品廣告法令及審查原則，衛生福利部食品藥物管理署，2021。
20. 3D 列印有那麼神奇嗎，劉浩志，科學發展，2016。
21. 不同年分新會陳皮的 HPLC 指紋，王晴晴等，藥物化學，2023。
22. 中藥湯劑煎煮技術規範，中華中醫藥學會，2020。
23. AI 的美麗新世界，郭耀煌，科學發展，2019。
24. 藥物引發之肝毒性反應：臺灣藥害救濟案件分析，Drug Safety Newsletter，2023。
25. 聞癌再也不色變——癌症的標靶藥物治療，潘思樺，科學發展，2019。
26. 談百年來人類癌症治療發展史，張金堅，臺灣醫界，2013。
27. 腫瘤靶向藥物的分類與研究進展，葉佳丹等，藥學進展，2018。
28. 人工智慧在藥物靶點的篩選及驗證方面的應用進展，王超等，中國藥科大學學報，2023。
29. 嵌合抗原受體（Chimeric Antigen Receptor, CAR）T 細胞製劑研發策略基準（草案），衛生福利部食品藥物管理署，2023。
30. 分子拓印高分子感測器的製作與應用，李世惠等，科儀新知，2006。
31. 分子印跡技術在藥學中的應用，吳正紅，中國藥科大學學報，2005。

32. 老藥新用研究策略與應用 (1)——基於臨床治療需求的老藥新用研究，杜立達等，醫藥導報，2023。
33. 化學製藥與生物製藥產業，蕭世裕，科學發展，2004。
34. 藥物基因體學之臨床應用，陳柏璋，臺北榮總藥訊，2018。
35. 藥品量身立體印製，鄭匡善，科學發展，2017。
36. 代謝體學在植物次級代謝物之分析與運用，鄭貽生，林業研究專訊，2021。
37. 麻黃屬植物化學成分及臨床應用的研究進展，孫興姣等，中國藥事，2018。
38. 從細菌的抗藥性談抗生素管理的重要性，林明鋒，感染控制雜誌，2012。
39. 不用打針經皮輸藥，方嘉佑，科學發展，2006。
40. 用藥安全大探索，林子傑，科學發展，2015。
41. 藥物分子設計，郭宗儒，科學出版社，2005。
42. 天然藥物化學史話：天然產物化學研究的魅力，郭瑞霞，中草藥，2015。
43. 天然藥物化學發展的歷史性變遷，楊秀偉，北京大學學報，2004。
44. 口服持續釋放製劑之化學製造管制審查考量，白書睿等，當代醫藥法規月刊，2022。
45. 藥用民族植物學及其研究進展，淮虎銀等，植物學通報，2002。
46. 立體印藥，鄭匡善，科學發展，2016。
47. 心臟疾病致死率的兩性差異——對發展新藥的啓示，蔡美玲，科學發展，2018。
48. 預防性疫苗和治療性疫苗，蔡國珍，科學發展，2020。
49. 疫苗的原理及最新發展，陳建甫等，基層醫學，2008。
50. 疫苗的發展與創新：從天花疫苗到新型冠狀病毒疫苗，許麗麗等，醫藥導報，2021。
51. 蓮子心化學成分及其提取、藥理作用的研究進展，趙秀玲等，食品科學，2018。
52. 我國藥品專利保護之現況與未來——從專利連結制度之研擬談起，李素華，智慧財產權月刊，2016。
53. 臺灣民族藥學知識及其保護，郭華仁等，科技法學評論，2005。
54. 現行中藥濃縮製劑品質管控之介紹，楊榮季，藥學雜誌，2010。
55. 檢驗機構實驗室品質系統基本規範，衛生福利部食品藥物管理署，2019。
56. 定量檢驗品管指引，范秀琴等，社團法人臺灣醫事檢驗學會，2019。
57. 另一類新興濫用物質——類大麻活性物質簡介，謝侑霖等，刑事科學，2012。
58. 藥物在體內的 PK 攻防，周辰熹等，科學發展，2015。
59. 藥物傳輸系統，溫裕瀚等，科學發展，2019。
60. 量身打造個人化用藥，張惠華，科學發展，2015。
61. 生物鹼與藥物開發，何子樂，科學發展，2004。
62. 靶向藥物的研究進展與開發前沿，楊鵬，藥學進展，2020。
63. 過敏藥物之藥物基因體學與藥物基因檢測，楊麗珍，長庚醫訊，2011。
64. FDA 對藥品說明書中藥物基因組學資料的要求，黃芳華等，藥物評價研究，2014。
65. 基於藥物基因組學的抗血小板藥物個體化藥學服務指引（2020 年版），廣東省藥學會，2020。

66. 長效蛋白和多肽類藥物的研發現狀，黃寶斌，國際生物製品學雜誌，2008。
67. 基於血腦屏障藥物滲透機制的建模與分析，王瑜等，重慶理工大學學報（自然科學），2017。
68. 血腦屏障及其體外模型研究進展，周俊傑等，藥學進展，2020。
69. 利用基因體資訊預測最佳用藥，張培均，科學發展，2019。
70. 納米技術在中藥研究中的應用，徐輝碧等，中國藥科大學學報，2001。
71. 長效重組蛋白藥物發展動態，魏瑩等，生物工程學報，2018。
72. 蛋白質藥物長效化技術的現狀和進展，邊蕾等，中國生物工程雜誌，2009。
73. 血腦屏障體外細胞模型的建立與比較，蘇鈺雯等，基礎醫學與臨床，2022。

國家圖書館出版品預行編目資料

圖解藥學/顧祐瑞著. -- 初版. -- 臺北市 :
五南圖書出版股份有限公司, 2024.11
面 ; 公分
ISBN 978-626-393-834-2(平裝)

1.CST: 藥學

418 113014951

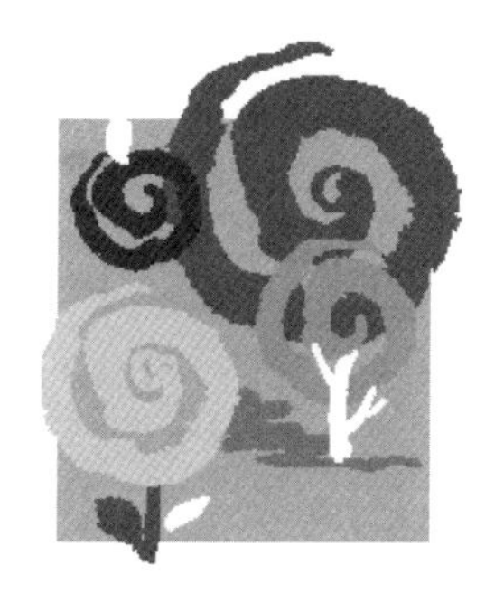

5L0J

圖解藥學

作　　者 — 顧祐瑞（423.2）
企劃主編 — 王俐文
責任編輯 — 金明芬
封面設計 — 姚孝慈
出 版 者 — 五南圖書出版股份有限公司
發 行 人 — 楊榮川
總 經 理 — 楊士清
總 編 輯 — 楊秀麗
地　　址 ： 106台北市大安區和平東路二段339號4樓
電　　話 ： (02)2705-5066　傳　　真 ： (02)2706-6100
網　　址 ： https://www.wunan.com.tw
電子郵件 ： wunan@wunan.com.tw
劃撥帳號 ： 01068953
戶　　名 ： 五南圖書出版股份有限公司
法律顧問 ： 林勝安律師
出版日期 ： 2024年11月初版一刷
定　　價 ： 新臺幣450元整

經典永恆·名著常在

五十週年的獻禮——經典名著文庫

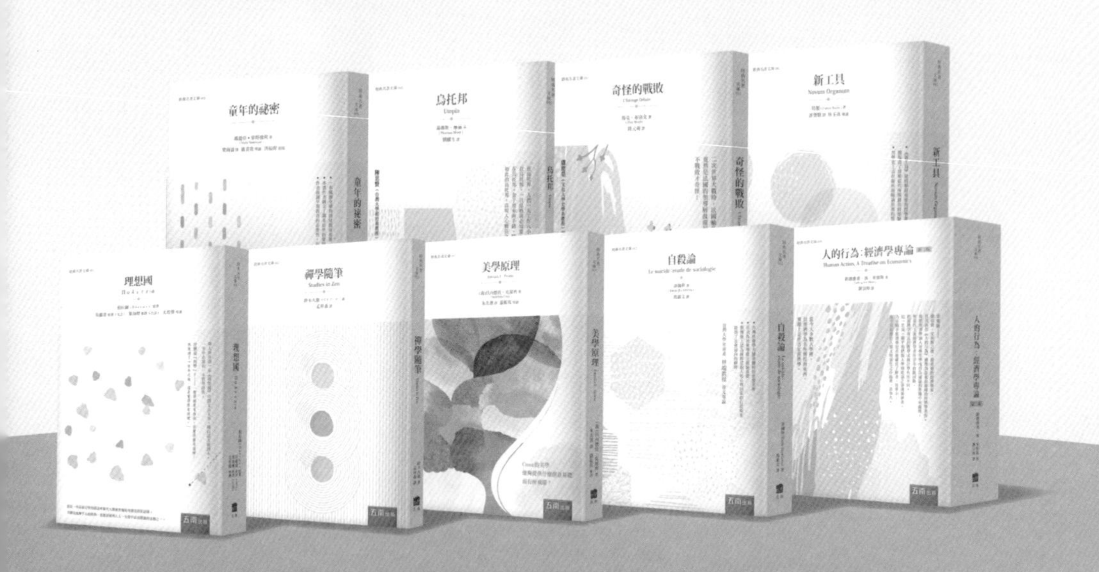

五南，五十年了，半個世紀，人生旅程的一大半，走過來了。
思索著，邁向百年的未來歷程，能為知識界、文化學術界作些什麼？
在速食文化的生態下，有什麼值得讓人雋永品味的？

歷代經典·當今名著，經過時間的洗禮，千錘百鍊，流傳至今，光芒耀人；
不僅使我們能領悟前人的智慧，同時也增深加廣我們思考的深度與視野。
我們決心投入巨資，有計畫的系統梳選，成立「經典名著文庫」，
希望收入古今中外思想性的、充滿睿智與獨見的經典、名著。
這是一項理想性的、永續性的巨大出版工程。
不在意讀者的眾寡，只考慮它的學術價值，力求完整展現先哲思想的軌跡；
為知識界開啟一片智慧之窗，營造一座百花綻放的世界文明公園，
任君遨遊、取菁吸蜜、嘉惠學子！